妇科圣手杨宗孟临床56年经验集

凌 霞 主编

中国中医药出版社
·北京·

图书在版编目（CIP）数据

妇科圣手杨宗孟临床 56 年经验集 / 凌霞主编 .—北京：中国中医药出版社，2016.9（2021.2 重印）

ISBN 978-7-5132-3585-3

Ⅰ.①妇… Ⅱ.①凌… Ⅲ.①中医妇科学—中医临床—经验—中国—现代 Ⅳ.① R271.1

中国版本图书馆 CIP 数据核字（2016）第 207921 号

*

中国中医药出版社出版
北京经济技术开发区科创十三街 31 号院二区 8 号楼
邮政编码　100176
传真　010-64405721
廊坊市晶艺印务有限公司印刷
各地新华书店经销

*

开本 710×1000　1/16　印张 16.5　彩插 1　字数 274 千字
2016 年 9 月第 1 版　2021 年 2 月第 3 次印刷
书号　ISBN 978-7-5132-3585-3

*

定价　59.00 元
网址　www.cptcm.com

如有印装质量问题请与本社出版部调换（010-64405510）
版权专有　侵权必究

社长热线　010 64405720
购书热线　010 64065415　010 64065413
微信服务号　zgzyycbs
书店网址　csln.net/qksd/
官方微博　http://e.weibo.com/cptcm
淘宝天猫网址　http://zgzyycbs.tmall.com

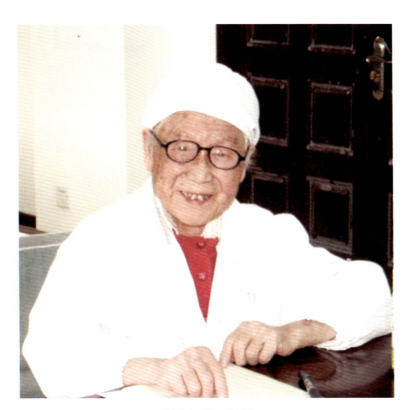

杨宗孟教授近照

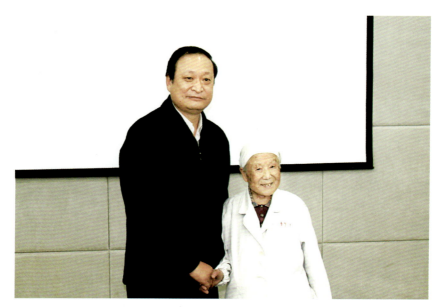

2011年，卫生部副部长、国家中医药管理局局长王国强看望杨宗孟教授

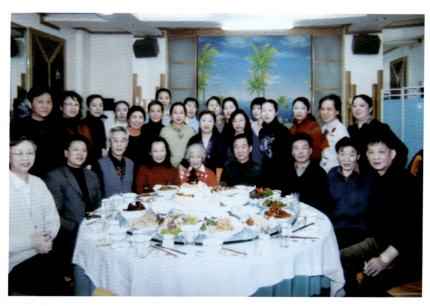

2006年12月26日，吉林省中医药管理局领导、长春中医药大学附属医院领导、杨宗孟教授爱徒们及妇科同事们，为杨宗孟教授八十大寿庆生

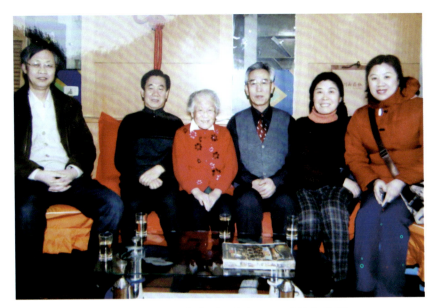

杨宗孟教授八十大寿时,与领导及爱徒们合影

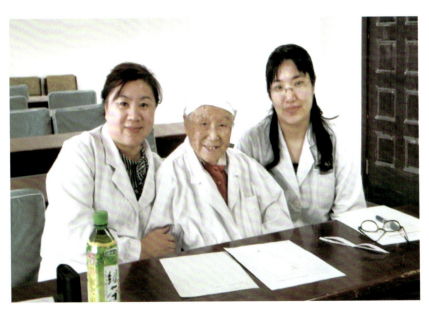

2008年杨宗孟教授和爱徒们参加硕士论文答辩

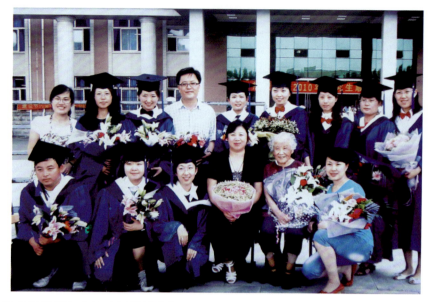

杨宗孟教授和高徒凌霞教授参加 2010 年硕士生毕业典礼,与同学们合影留念

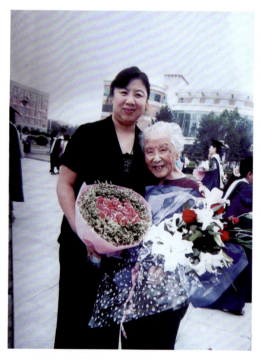

2010 年硕士毕业生典礼上杨宗孟教授和爱徒凌霞教授合影

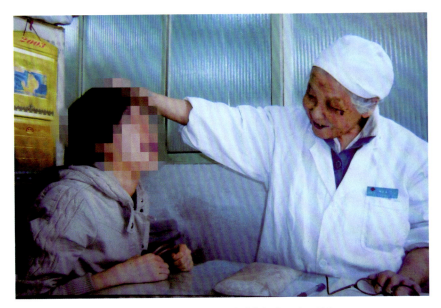

2003年9月,杨宗孟教授出诊,望舌诊

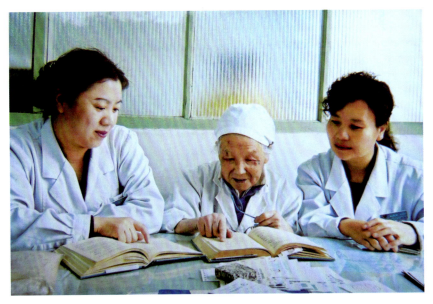

2003年9月,杨宗孟教授与爱徒们探讨经典医籍

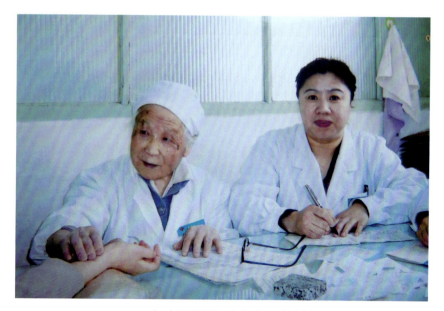

2005年凌霞教授跟师杨宗孟教授出诊

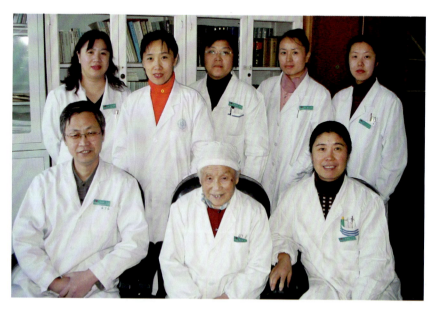

2005年,杨宗孟教授与长春中医药大学妇科教研室全体成员合影

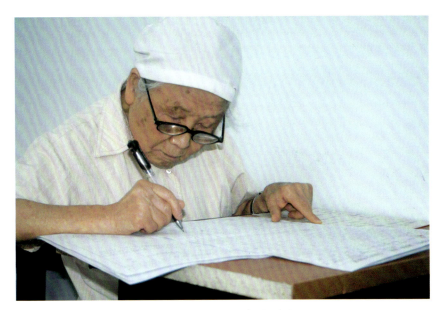

杨宗孟教授批阅研究生试卷

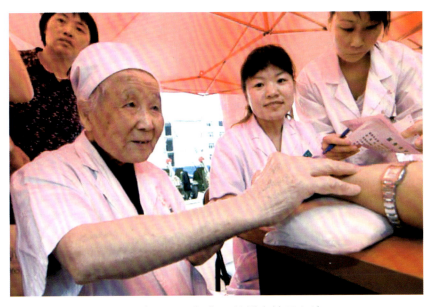

2007年7月,杨宗孟教授在社区义诊

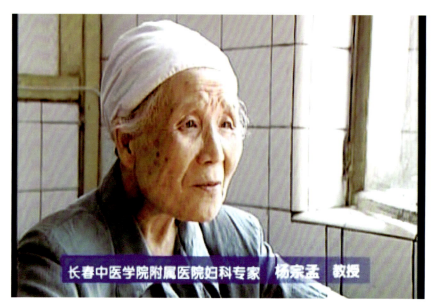

2007年杨宗孟教授接受吉林省电视台采访

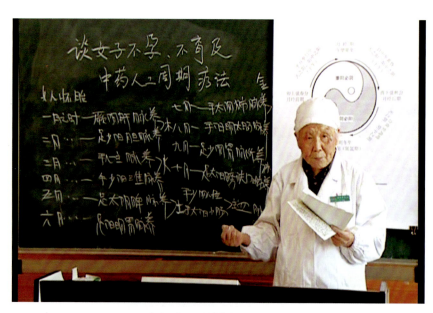

2007年杨宗孟教授为硕士研究生讲课

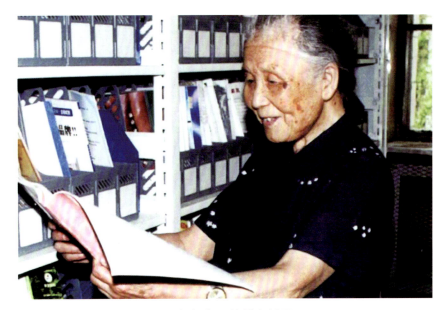

2008年杨宗孟教授生活照

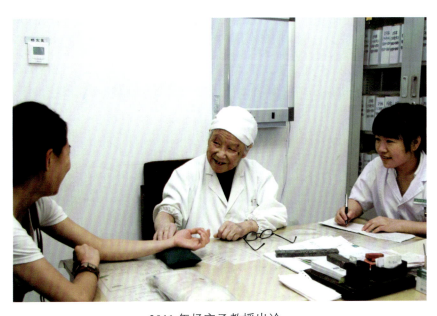

2011年杨宗孟教授出诊

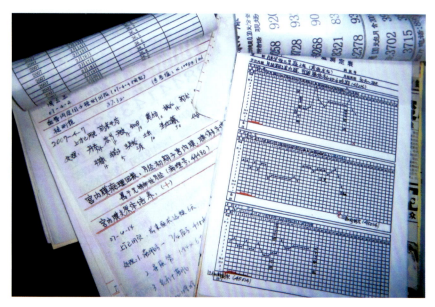

杨宗孟教授书写病历手迹之一

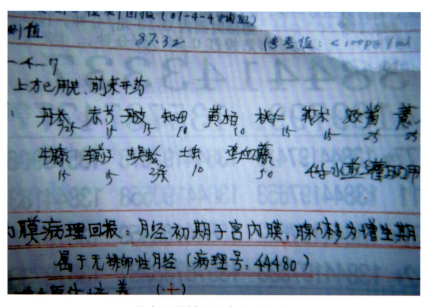

杨宗孟教授书写病历手迹之二

《妇科圣手杨宗孟临床 56 年经验集》
编 委 会

主 编：凌 霞

副主编：魏鞍钢　陈立怀

编 委：张海莹　陈丽文　陈 欣　王 慧　王艳萍
　　　　　王 晶　崔明华　徐 丽　张雪松　刘俊波
　　　　　丁瑰玲　祁玮姣　于 婧　卢佳南　王 莉
　　　　　王 旭　胡晶国　高一人　凌 伟　潘书程

自 序

吾师杨宗孟教授，以至精至微之学，著声医林，垂八十四年。

恩师一生，勤于学术，慎于术实，精于术博，其善采众长、严于律己、开拓进取、学无止境、锐意创新的精神，影响着后世学子，堪称医林之楷模。

著书贵适于用，读书贵取其精，将恩师之医术总结呈出，以垂教后者，为医林翘盼。是在善学者神思而明之，变通而用之，用之以活人。

究心医术，鞭策吾辈悟先师之思，习先师之术，传先师之经，承先师之验。

古云：世无难治之病，有不善之医；药无难代之品，有不善代之人，此之谓也。督促吾辈"读经典，做临床，当明医"，除众之疾苦，解众之困忧。

编 者
2016 年 3 月 1 日

编写说明

杨宗孟（1927—2011），女，江西省泰和人，中国共产党党员。长春中医药大学附属医院妇科终身教授；博士生导师；国务院津贴获得者；全国500名名老中医之一；国家第一、二、三、四批继承老中医药专家学术经验指导教师；吉林英才奖章获得者。

为了传承名老中医的学术思想及诊疗经验，2005年吉林省中医药管理局建立了名老中医传承工作室。笔者作为杨老的硕士研究生、国家级师承高徒，被杨老钦点为学术继承人。吉林省中医药管理局举办了传承人和继承人传承仪式，笔者被确定为传承工作室负责人。

杨老在长期的临床诊疗中存留了大量的纸质病历，我们对这些纸质病历进行电脑录入，形成电子文档，并分病种归类等，做了大量细致的整理工作。至2010年，国家中医药管理局主持在全国建设了首批名老中医学术经验传承工作室，杨老又被确定为首批全国名老中医传承人，由国家投资进一步完善了工作室的设备及工作条件。在国家、省级中医药管理局的领导下，在长春中医药大学附属医院各级领导的大力支持下，工作室顺利开展工作。不幸的是杨老在工作室建设期间，疾病复发，直到最后卧床前，杨老仍在工作，上午出诊，下午治疗，直至病故。杨老一生潜心于中医药事业，呕心沥血，任劳任怨，无欲无求，生活简朴，恪尽职守。杨老病故后，工作室工作的重点转移到加强病历的整理、归纳、提炼，总结杨老56年的学术思想及临诊经验，既是为了将名老中医的宝贵经验传承发扬，也为慰藉杨老的在天之灵。经过工作室成员及广大弟子的共同努力，我们将杨老毕生的经验著书呈世，为后人学习及行医提供有效参考。

  本书分4个部分。第一部分，杨老小传简略记录了杨老生平以及笔者二十余年跟师学习、生活中耳闻目濡的获益。杨宗孟学术思想，是笔者归纳众弟子跟师杨老学习的体会而总结的，若尚有未纳入者，今后将进一步探讨整理。第二部分为验案选粹，选摘杨老典型病例56例，并加按语，进一步阐明杨老对不同疾病的诊疗特点、独到的诊病思维及用药的规律性和灵活性。第三部分诊余漫话是展示杨老的文笔风采，通过笔者的简要介绍，学习研读杨老的文章、论述，体会杨老的学术观点及学习方法，为后学学习中医妇科缩短了路径。第四部分为年谱。

  由于编者的水平有限，书中可能存在这样那样的不足，恳请读者和同道提出宝贵意见，以便再版时修订完善。

编　者
2016年3月1日

目 录

走近妇科圣手杨宗孟

杨宗孟小传 ··· 3
杨宗孟学术思想 ·· 7

验案选粹

一、月经病 ··· 29
  （一）月经先期 ··· 29
  （二）月经后期 ··· 34
  （三）经期延长 ··· 41
  （四）月经量多 ··· 46
  （五）月经量少 ··· 53
  （六）经间期出血 ·· 60
  （七）闭经 ·· 62
  （八）痛经 ·· 76
  （九）崩漏 ·· 90
  （十）月经前后诸症 ··· 106
  （十一）绝经前后诸症 ·· 113
二、带下病 ·· 120
三、妊娠病 ·· 127
  （一）妊娠恶阻 ··· 127
  （二）胎漏、胎动不安 ·· 132

（三）滑胎 …………………………………… 142
　（四）妊娠肿胀 ……………………………… 148
　（五）妊娠合并疾病 ………………………… 150
四、产后病 …………………………………………… 153
　（一）产后身痛 ……………………………… 153
　（二）产后恶露不绝 ………………………… 157
　（三）产后缺乳 ……………………………… 159
　（四）产后发热 ……………………………… 162
五、杂　病 …………………………………………… 165
　（一）妇人腹痛 ……………………………… 165
　（二）不孕症 ………………………………… 173

诊余漫话

《傅青主女科》治疗妇科急性出血性疾病的用药规律 …… 197
谈学习脉诊的体会 …………………………………… 199
漫谈月经机制 ………………………………………… 211
中药治疗功能性子宫出血的初步小结 ……………… 216
清补化瘀皆治崩 ……………………………………… 227
中医对多囊卵巢综合征的认识与治疗 ……………… 230
内外结合治疗女子肾虚不孕症150例体会 ………… 234
自然流产的基因调控与阴阳调节 …………………… 237
舌诊在妇科临床的应用 ……………………………… 239
介类潜阳与轻灵透达 ………………………………… 241
分经养胎法在妊娠调理和疾病治疗中的作用 ……… 243
女子不孕不育与中药人工周期疗法 ………………… 247

年　谱

杨宗孟年谱 …………………………………………… 257

走近妇科圣手杨宗孟

杨宗孟小传

杨宗孟（1927—2011），女，江西省泰和人，中国共产党党员。长春中医药大学附属医院妇科终身教授；博士生导师；国务院津贴获得者；全国500名名老中医之一；国家第一、二、三、四批师承指导教师；吉林英才奖章获得者。曾任吉林省中医药学会妇科专业委员会名誉主任委员，中华中医药学会妇科专业委员会、吉林省中医药学会及长春市中医学会理事，吉林省中医妇科专业委员会主任委员，长春市人大代表，受聘为中国名医疑难病研究所特约研究员。她的名字及业绩被收录在《华夏女名人录》《中国高级医师咨询辞典》《中国实用科技成果大辞典》《中国当代中西名医大辞典》等书中。

杨老于1927年12月26日出生在江西省泰和县马家洲一个中产家庭。母亲生产12个子女，但由于当时的条件所限，只存活了3女2男。杨老在家排行老大，自幼天资聪敏，勤学好问，故被送入学校学习，并顺利地完成了小学、中学、大学的学业。

1945年，正值抗日战争末期，由于战乱纷飞，生灵涂炭，使杨老目睹了战争的残酷及民众的悲怆，让她坚定了学医信念，立志于报效祖国，希望可以借此救百姓于水火。1951年，她以优异的成绩毕业于江西医学院医疗系，放弃了留校任教的机会，毅然决然地报名参加了中国人民志愿军，奔赴朝鲜战场。在朝鲜战场，初始在志愿军总后勤部做行政工作，1年后转为战地防疫工作，检查老鼠、蚊子等是否带有细菌（预防敌人的细菌战），以及广大官兵的卫生防疫（如督促洗澡）。她热爱工作，关心战友，不惧艰苦，不畏牺牲，受到部队指战员的好评和尊敬。在朝鲜战场服役3年，抗美援朝结束后回国并复员，转入辽宁省沈阳市第二人民医院工作。

1956年，全国开办首批西医学习中医班，沈阳市卫生局只有2个名额，因杨老当时是从朝鲜战场归来的有功人员，且工作、学习一向认真、踏实，故有幸被组织选派为第一批"西学中"人员。学习班的老师均为全国著名的中医专家，杨老非常珍惜这次学习机会，学习期间十分勤奋和努力。毕业时她撰写的《中医对麻疹合并肺炎的认识和治疗》一文，是依据在南京中医学院实习时临床实践的所得所感而作，深得老师与同学们的赞赏，全文发表于《中医杂志》1959年第11期，也使杨宗孟这个名字在中医界崭露头角。杨老在天津脱产学习中医3年，获得优秀学员的光荣称号，毕业后转入辽宁中医学院工作。不长时间后（大约几个月），作为军人家属随丈夫的工作调动前往黑龙江中医学院工作。1961年又随军调动转入长春中医学院工作。

1963年，受组织派遣，杨老离职到长春市铁南医院，拜长春四大名医之一中医妇科专家马志教授为师，随师学习3年，尽得其传。在马老的悉心指导下，杨老广涉诸家，博览群书，如《难经》《易经》《孙子兵法》《文心雕龙》等，通贯古今之学，融会中西医理。受马老学术思想的影响，她善于将中医理论与辩证法相结合，更在为患者诊治中摸索出一条中西医相结合的道路，潜心钻研，勇于创新，至死不渝，赢得了广大患者的信任和爱戴。

杨老从事中医临床、教学、科研56年，从未歇息，直至过世，取得了卓越的成就。她一生对学问孜孜不倦，一丝不苟；对工作兢兢业业，踏实认真；处同道谦虚平和，低调做人，是一位医德高尚、医术精湛、医品望重的教授。

杨老在临床工作中，其敬业精神有目共睹。杨老的诊室总是挤满了来自各地的求医者，面对求子心切、情绪焦躁的患者，杨老总能以热心接待，细心问病，耐心宽慰，专心诊病，使患者重燃治疗疾病的信心，积极配合治疗。杨老在诊疗过程中还非常幽默，对于患者所提的问题常以比喻的话语解答，使患者放松了紧张的情绪，如患者对所用药物是否有效存在疑问时，杨老就说："毛主席说，要知道梨子的滋味，就得亲口尝一尝。"对每一个患者，杨老都能视患如亲，不分贵贱，不论亲疏；对任何疾病都一丝不苟，自始至终；对用药方法、注意事项、复诊时间等细节，不厌其烦地叮嘱病人。杨老二十余年来潜心研究不孕不育症，治疗不孕症患者7000余例，疗效颇佳。对于不孕症患者，杨老还专门为其建立了门诊病历档案，反复研究病情，既便于掌握患者病情变化，又利于长期观察疗效，为治疗不孕症积累了丰富的经验。由于妇科某些检查的特殊性，如子宫内膜诊断性刮宫需要病人在月经来潮的6～24小时内就诊，常有外地的患者不能在上班时间赶到，杨老都会牺牲自己的休息时间在诊室等候，为其认真检查，不会因是休息时间而敷衍任何患者。

一些不孕症的患者需要每天来医院进行中药保留灌肠治疗，为使病人不耽误工作，杨老急病人之所急，想病人之所想，多年来一直坚持早来晚走，甚至常常早6点上班，晚6点下班，每天工作12小时，受到病人的好评和感谢。杨老对每个患者的病案都认真记载并保留存档，在病案的重要内容上，她都亲自书写和勾画，如嘱病人自测的基础体温，杨老都亲自画基础体温表格，非常令弟子及同行们钦佩。数十年来，杨老总是全院最早来上班又是最晚离开医院的医生，日复一日，年复一年，甚至没有因节假日而停止过，这样的事天天都在发生。杨老从不无故旷工，甚至有病了也不休息，最后病重期间还在上午出诊，下午进行治疗，直到卧病不起时才停止工作。

在教学工作中，杨老更是全校教员及弟子们的楷模。在过去没有电脑多媒体教学手段时，授课时板书的书写和布局体现了一个优秀教员的基本功。大家都熟知杨老是一个"小巧玲珑"身材的教员，杨老每次去讲课时都自己或由助教拎一个板凳，写板书时站到凳子上，讲课时再下来，一节课下来，要不厌其烦地反反复复上下多次，说起来感觉似乎有些可笑，但这正是杨老对教学工作认真负责的最好体现。杨老学识渊博、谙熟医理、学贯中西，积极投身临床教学工作。杨老认为，学习中医不应有门户之见，应广学博取，要提倡"知识的杂交"，向各地历代医家学习经验。在四十余年的执教生涯中，时刻以毛主席的"十大教学法"要求自己。授课形式活泼多样，内容通俗易懂；旁征博引，引经据典，举一反三；真正做到学以致用，不但要"知其然"，更要"知其所以然"，喻之为"不与人鱼，而授之以渔"，特别注重培养学生独立思考、独立解决问题的能力，得到师生的一致好评。杨老培养出硕士、博士、高徒等中医后继人才近百人，真可谓"桃李芬芳满天下"，多次获得学校及省级优秀教师、三八红旗手等光荣称号。

杨老在生活中非常简朴，对吃、穿都不计较。医院发的白大衣，她都是穿得补了又补之后再去更换新的。对医院的公共物品也是从节俭的态度出发，绝不浪费一张纸、一个尿杯等。杨老为了不浪费纸张，将废报纸作为粘贴化验单的纸张夹入收录的病案当中，再把病历装入编织的提筐中，每天晚上都要把白天出诊记录的病例带回家去整理，第二天再带回来。有一次一个起早挂号的小伙子竟然把杨老当作了卖报纸的老太太，这也成为杨老厉行节约的一则趣闻。大家都知道杨老对医学孜孜不倦、精益求精，都说杨老除了学习就是看书，大概没有生活的乐趣吧？其实不然，杨老在闲暇之余，也看小说，但大家可能猜不到的是，杨老竟然喜欢看的是福尔摩斯侦探小说和金庸的武侠小说。我曾问过恩师为什么喜欢这类的书籍，杨老说"读这些书可以训练判断和分析问题的思维、思路，对临床分析病情有帮助"，这也从一个侧面说明杨老时刻都在为提高自己的业务水平和素质而努力。

杨老擅长应用中医药治疗不孕不育症、崩漏等妇科疑难病症，临证治疗，处方用药，在考虑是否针对病情的同时，又尽量为患者减轻经济负担。她结合现代药理研究，经反复进行药物筛选和调整，于1984年研制出治疗月经不调、不孕症的新药"女宝"，畅销全国各地及东南亚各国，成为妇科临床常用药品之一，获得吉林省科技进步三等奖，于1986年获长春市发明与革新奖，并于1987年获得第36届国际尤里卡银奖。杨老参加止痛化癥胶囊的研究，获吉林省中医药管理局中医药科技进步一等奖，同时，也取得了巨大的经济效益和社会效益，产值已超过数亿元人民币。目前应用于临床的长春毓麟丹、壮阳生精散、康乐宁等中成药制剂仍在进一步临床研究中。

五十多年来，杨老治愈几千位不孕不育症患者，被吉林人民称为"送子观音"。2011年7月2日，杨老因病与世长辞。虽然她离开了我们，但留给我们的财富却让我们受益无穷。她严于律己、开拓进取、学无止境、锐意创新的精神，影响着后世学子，堪称医林之楷模。

杨宗孟学术思想

杨老依据《易经》《难经》《内经》《分经养胎》等中医典籍中的理论，同时受马志教授学术思想的影响，在自己多年临床实践积累的基础上，创造性地提出"妇女疾患皆赖肾虚"，尤其不孕不育症"肾中阴阳失调"为病机关键，创立了"诸证皆从肾治"的治疗原则，并予以"调整肾中阴阳"兼顾"健脾益气，养血疏肝"的具体治疗方法。组方用药时杨老善用味薄质轻的药物以宣通气机，即用"轻灵透达法"；疑难顽疾，善用虫类，飞灵走窜，搜剔脉络以治疗妇科疾病。临证用药多责之肝肾二脏，不落前人窠臼，敢于创新与变通，师古法而不拘成方，如：治疗血证时重视调理奇经，自创调经汤，治疗妇科出血性疾病，可弹无虚发，药到血止；习岐黄之术，理《河图》学说，对妊娠养胎理论有独到见解，尤善将"十月分经养胎法"与临床实际相结合，应用该理论治疗早期妊娠流产取得满意疗效；首创中药灌肠加灸疗神阙穴治疗带下病及输卵管不全梗阻引起的不孕症，疗效显著。

一、师古溯源，博学求精，采古与纳今相结合

杨老认为读书是学习中医理论的基本方法，只有广学，才能博取。她很赞赏古人的一句话："不知《易》便不足以言太医""《易》具医之理，医得易之用"。

杨老潜心研究《易经》《内经》《金匮要略》，以及毛主席著作和《孙子兵法》，她主张学医必溯本求源，中医之本在于《易》。如《易·爻辞》曰："一阴一阳之谓道。"《庄子·天下》曰："《易》以道阴阳。"阴阳学说是《易经》思想的核心。《素问·阴阳应象大论》曰："阴阳者，天地之道也，万物之纲纪，变化之父母，生杀之本始，神明之府也。"《素问·上古天真论》曰："法于阴阳，和于术数。"杨老认为：《易经》学说乃《黄帝内经》中阴阳

五行学说的基础，学《易经》能帮助我们加深理解阴阳五行学说。《易经》《内经》是一脉相承的，医理源于易理，又发展了易理，如《易经》将阴分为"太阴""少阴"，将阳分为"太阳""少阳"；而《内经》则将阴阳各分为三，即阴分为"太阴""少阴""厥阴"；阳分为"太阳""阳明""少阳"。所以，杨老指导我们学习研究《内经》，更要懂得《易经》，因为《内经》渊源于《易经》。

杨老在学术上宗《内经》《金匮要略》辨证论治体系，治妇科疾病博采陈自明、张景岳、傅青主等诸家学说，无门派偏见，取长补短。

杨老认为：求学问，就要博学求精，体验于实。"博"者，广学博取，由博返约。自古医之为道，非精不能明其理，非博不能至其约，业精者无以言其博，而学不博者，又无以返其约，二者相辅相成，辩证统一。古人云："读书之法，当循序而渐进，致一而不懈，从容乎句读文义之间，而体验乎操存践履之实，然后心静理明，渐见意味，不然，虽则广求博取，口诵五车，而又奚于学哉。"杨老一生孜孜以求，学习不辍，在多读书的基础上，领会经典精神实质，取其精华，指导临床、科研及教学。即使是花甲之年，对《内经》条文仍背诵如流。如《素问·脏气法时论》中说："肝苦急，急食甘以缓之""肝欲散，急食辛以散之，用辛补之，酸泻之"。肝藏血、主疏泄，其性喜条达，顺其性为补，逆其性为泻，故以辛散为补，以酸敛为泻。杨老治疗妊娠恶阻，常用桑叶、竹茹、丝瓜络养血柔肝而息风，用乌梅酸收以泻肝，乌梅收敛逆肝之性，则为泻。杨老又常用芍药甘草配伍治疗妇人腹中疼痛，每获良效。即根据"甘以缓之，酸以泻之"的组方原则，酸能敛肝阴，泻肝阳，甘能养肝阴，缓肝急，达到酸甘化阴、缓急止痛的目的。

杨老对现代医家的经验也能海纳百川、博取其精华。如刘奉五、岳美中等与杨老为同时代的医家，杨老喜用刘奉五先生的"瓜石汤"为基础方加减，临床治疗闭经-溢乳综合征、高泌乳素血症，取得良好疗效。瓜石汤滋阴清热、宽胸和胃、活血通经，主治由于胃热灼伤津液所引起的月经稀发、错后，以及精血枯竭所引起的闭经。瓜石汤药物组成为：瓜蒌25g，石斛20g，玄参15g，麦冬15g，生地黄20g，瞿麦20g，车前子15g，益母草20g，马尾连10g，牛膝20g。以瓜蒌、石斛为主药，瓜蒌甘寒润燥、宽胸利气、石斛甘淡微寒、益胃生津、滋阴除热，二者共奏宽胸润肠、利气和胃之效。刘老应用此方，是认为此类病人平素多有阳气过盛，肝热上逆，导致胃中燥热，灼伤津液而致月经稀发乃至闭经。阳明本为多气多血之经，下隶冲任二脉，若阳明津液充实，则冲任旺盛以行经。杨老在此基础上，加麦芽50g，牛膝用量增至50g，益母草用量增至50g，以此抑乳回乳、活血通经，用治闭经－溢乳综合征阴虚血热证。杨老认为，闭经－溢乳综合征乃西医学的垂体促性腺激素分泌异常，泌乳素增高，对抗促卵泡激素及黄体生成激素，使卵巢激素不足而致闭经－溢乳综合征。女属阴，阴精不足，常表现为女性激素水平低落而发生月经异常，故杨老常告诫我们，临证时一定要辨病与辨证相结合，要熟知疾病发生的现代医学机理，而以中医辨证用药即可获得满意疗效。

二、五脏定位，诊脉定法，脉象与河图相结合

杨老承师马志教授的教诲，重视对脉学的研究，她博览群书，吸收精华，变为己长，以利临证。

杨老切脉常用的几种指法是：举按寻推法、单持总按法、俯仰指法、初持久按法、操纵指法、移指法、直压指法、辗转指法、挽指法，其中尤以前五种为常见。杨老推崇周学海诊脉八法。"位数形势，微甚兼独"。如《重订诊家直诀》曰："盖求明脉理者，须先将位数形势，讲得真切，便于百脉无所不赅，不必立二十八脉之名可也。"

位数形势为正脉之提纲也。位：即浮中沉、寸关尺，以诊病变之部位及脏腑所主。《重订诊家直诀》曰："浮沉，以诊气之升降。阳不能降，则脉见于浮，阴不能升，则脉见于沉。"数：包括脉搏之频率、节律，如迟数、滑涩、促结代等，以诊病之寒热及气血通畅与否。形：即脉之形状，如长短、宽窄、粗细、刚柔、厚薄等。势：即脉之动势，如敛舒、伸缩、进退起伏之有盛衰也。

于位数形势之中，更察脉之微甚兼独。微甚兼独为变脉之提纲，即体察形势之权衡也。因为微甚有因兼独而分，兼独每因微甚而见，如宽而兼厚，以实兼实，是甚实也；薄而兼窄，以虚兼虚，是甚虚也。厚而兼窄，是微实也；薄而兼宽，是微虚也。并且相反之脉，可以同见，如粗而兼细，滑而兼

涩也……是指一微一甚，一见于形，一见于势中。

河图学说是《黄帝内经》中阴阳五行学说的主要组成部分。河图就是阴阳五行图，古人把天地、阴阳、奇偶、生成的自然现象，巧妙地用五奇数、五偶数以河图形式配成木火土金水五对矛盾，每对矛盾都有一定的时间、地点、条件的要求和限度。

杨老在诊脉时将脉象与河图学说结合，其诊脉方法不完全同于古人的寸口诊脉法。杨老认为，脉象即机体内脏腑、气血、阴阳随一元之气（大气、宗气）升降出入，运动变化，反映在寸口部的一种迹象，再通过切诊，反映在手指下的一种感觉。目前大多根据王叔和的脏腑分配法，将脏腑分别定位在左右两手的寸关尺，即将心、肝、肾配在左手，肺、脾、命门配在右手。而张仲景、扁鹊、滑伯仁等医家则主张"浮沉轻重脏腑配位法"，并以皮、脉、肌、筋、骨五部分主五脏。如《难经·五难》中说："脉有轻重，何谓也？然，初持脉，如3菽之重，与皮毛相得者，肺部也。如6菽之重，与血脉相得者，心部也。如九菽之重，与肌肉相得者，脾部也。如12菽之重，与筋平者，肝部也。按之至骨（即15菽之重），举指来疾者，肾部也。"而杨老承师马志教授多年来沿用的五脏定位法，即根据《素问·脉要精微论》中"尺内两旁则季胁也。尺外以候肾，尺里以候腹。中附上，左外以候肝，内以候膈；右外以候胃，内以候脾。上附上，右外以候肺，内以候胸中；左外以候心，内以候膻中。前以候前，后以候后。上竟上者，胸喉中事也；下竟下者，少腹腰股膝胫足中事也"，将脉在原有浮、中、沉三部的基础上，又区分为五部，而分主五脏，如下所示：

上——右外——肺……右内——胸中——3菽

附——左外——心……左内——膻中——6菽

上——右外——胃……右内——脾——9菽

附——左外——肝……左内——膈——12菽

（尺）中——尺外——肾……尺里——腹——15菽

（注：菽，即豆类。是指按脉时所用力度的重量）

这里提到的左右、内外、上下，不是指左右两手，而是指脏腑阴阳气血升降出入运行的道路、方向，是血脉波动时从一条圆形的脉管上划分的左右、上下、内外。这种定位方法是以阴阳五行学说为理论指导，把人身脏腑气血的运行类比于天地阴阳的运转，类比于四时气候的变化。正如《内经》所云："脉合阴阳""与天地如一"。因此，通过五脏定位法，将脉象与五脏阴阳、四时、五行联系在一起，形成一个统一的理论体系，总结五脏平脉、四时平脉的特点为：

皮——三菽——浮而短涩——肺——阳中之阴——秋——西——金

脉——六菽——洪而大散——心——阳中之阳——夏——南——火

肌——九菽——缓而大——脾——阴中之至阴——长夏——中——土

筋——十二菽——弦而长——肝——阴中之阳——春——东——木

骨——十五菽——沉而濡滑——肾——阴中之阴——冬——北——水

此法强调了脉与阴阳、五脏、四时、五行之间的密切联系，虽各有所主，却不能截然分开，既有矛盾，又有统一，是变化无穷的。

古人依据次序先后、部位深浅及指力轻重之不同，结合皮脉肌筋骨五部而分主五脏，五脏各有其正常脉象。正如《难经·四难》云："脉有阴阳之法，何谓也？……心肺俱浮……浮而大散者，心也；浮而短涩者，肺也；肾肝俱沉……牢而长者，肝也；按之濡，举指来疾者，肾也。脾者中州，故其脉在中，是阴阳之法也。"滑伯仁《诊家枢要》中对此谈得更具体。他说："心脉浮大而散，肺脉浮涩而短，肝脉弦而长，脾脉缓而大，肾脉沉而濡滑。"

阴阳是一对矛盾，是代表两种对立的特定属性，用以说明事物运动变化的规律。木、火、土、金、水五行，是用以说明阴阳运动变化的5个不同阶段，亦用以说明物质运动变化中"生长壮老已（生长化收藏）"的全过程。

杨老认为正常脉象不是"不浮不沉"，而是既浮又沉，有浮有沉，沉中有浮，浮中有沉，浮中还有浮，沉中还有沉，矛盾中还有矛盾，矛盾是错综复杂的，是变化无穷的。

浮沉是脉之升降，长短是脉之盈缩，弦洪是脉之敛舒，滑涩是脉之通滞，濡散缓是脉之进退有力无力。在正常情况下，人体表现的这些现象，体现了机体内营卫气血的正常运行规律存在着升降、盈缩、敛舒、通滞、进退等各种表现。如果这些表现有了太过、不及的异常变化，是为病态，即为病脉，故要知病脉，必先知常脉。

杨老认为：理解五脏平脉应从阴阳五行学说入手，应通过宇宙间的自然

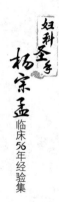

现象来理解。而四时平脉是以自然界的春温、夏热、秋凉、冬寒的阴阳消长盈亏来形象地说明肝木、心火、肺金、肾水等五脏平脉的迹象。

三、强调望诊，重视舌诊，诊病内与外相结合

人体是个有机的整体，体内各脏腑之间，以及体内脏腑与体表各组织器官之间，既互相制约，又互相依存，不可分割，通过经络的联系，使人体在生理功能、病理变化上，保持着内外相关的整体性。通过局部的变化，可以了解全身的功能状况，即"有诸内必形诸外"，某一脏器的生理活动和病理变化都不仅在人体体表相应的部位有所反映，同时也必然要直接或间接地影响其他脏器。

杨老在妇科临床中，强调望诊。她常说：一脏一腑有病，必有形色外露，体表组织器官与内脏相关，通过五官、形体、色脉等处的变化，可以了解经、带、胎、产、杂病的病位所在。

杨老特别推崇《望诊遵经》，其曰："尝谓气色之于症候也，有有定者，有无定者。主病条目，有定之言也……夫千变万化之病，形于外者，固有无定之证，而千变万化之证，由于中者，实有有定之义。故以病为有定，而病则因人而无定；以病为无定，而病则因证而有定。证也者，病之著于形色，发于声音，显于症候，应于脉息者也。证定焉，法斯定矣。"

一个人的面色可以反映机体生理病理的变化。《素问·阴阳应象大论》曰："天有四时五行，以生寒、暑、燥、湿、风，人有五脏化五气，以生喜、怒、悲、忧、恐。"七情的变化对人体脏腑影响甚大。杨老强调通过面部的神色可以了解患者的病位，如肝郁不孕症患者，常表现为神情抑郁；贫血的病人，常面色苍白；多囊卵巢综合征的病人面部有痤疮，面色青黯。《望诊遵经》曰："妇人面色青者，肝强脾弱，或多怒少食，或经脉不调也""妇人面色如熏黄者，经脉不调也"。

《灵枢·五色》篇有"面王以下者，膀胱子处也"。面王即鼻端，面王以下指人中部位，古人认为此处可作为膀胱、子宫的望诊部位。杨老根据多年的临床经验观察到肾虚不孕尤其是原发性不孕的患者，人中沟浅平或狭窄，患者常月经初潮晚，且伴有子宫发育不良，月经稀少，或卵巢功能障碍。又眼周围

有青晕者，常是肝郁不孕的表现；眼颤常是肝阳上亢、肝风内动的表现；两眼间距宽，常是先天愚型，生殖器发育畸形的表现等。发为血之余，其根在肾，毛发稀疏、早白、脱落等，均为肾虚表现；而体毛多，伴有月经失调，常为多囊卵巢综合征表现，如唇周围、颏下、鬓部、乳晕旁、胸中线、脐下、四肢多毛及有菱形阴毛，现代医学多认为与雄激素升高有关，杨老认为以中医角度而言仍以肾虚为主，女性功能不足，并常伴肝郁血瘀病机。《望诊遵经》曰："刚强者，形气有余；柔弱者，形气不足；肥者常多血少气，瘦者常多气少血。"杨老在月经病辨证中，又注重对形体的观察，如肥胖、月经稀少、闭经，用补肾化痰调经法；如瘦人手足发热，月经量多或少，色鲜红，多为阴虚有热，宜清热养阴调经。

舌诊广泛应用于临床各科，而在妇科又有其特殊意义。正如《临证验舌法》说："妇女幼稚之病，往往闻之无息，问之无声，而惟有舌可验。"《临证验舌法》又云："危急疑难之顷，往往无证可参，脉无可按，而惟以舌为凭。"均说明舌诊在临诊中的重要性。

《望诊遵经》曰："舌者心之外候也，是以望舌，而可测其脏腑、经络、寒热、虚实也，约而言之，大纲有五，一曰形容、二曰气色、三曰胎垢、四曰津液、五曰部位。"故杨老认为："舌诊的重要性不亚于脉诊，因舌诊望之可见，直观性强，较易掌握，又由于五脏六腑均直接或间接与舌相联系，故五脏六腑之精气可上营于舌，而五脏六腑之病变也可上应于舌，故舌诊对临床有指导意义。"正如《望诊遵经》曰："手少阴通舌本，足少阴夹舌本，足厥阴络舌本，足太阴连舌本，散舌下。"可见五脏都与舌息息相通。通过望舌可以测知气血之盛衰、病变之寒热、病位之深浅、病势之进退、预后之良恶，有时甚至可以作为诊断疾病的重要依据。正如曹炳章《辨舌指南》曰："辨舌较脉诊为确。因脉夹皮内，而舌则亲切显露，且脉随寒热变化，真假无定，而苔则不乱丝毫。"故舌诊对诊断妇科疾病的重要性不容忽视。

中医望舌，将舌分为舌质与舌苔两部分。舌质包括舌色和舌体。正常舌质呈淡红色，不深不浅十分润泽。舌体包括舌体的神气、舌体的形态以及舌面的变化3个方面：望舌体的神气，主要从舌体的荣枯老嫩来诊察；望舌体的形态：包括舌体的肿胀、瘦瘪、痿软、强硬、偏歪、颤动、伸缩；望舌面的变化，包括舌面的点刺、裂纹、光滑等。

舌苔，即舌面上所成之苔。杨老认为，舌苔之形成，是由于胃中生气所致。正如《伤寒论本旨·辨舌苔》曰："舌苔由胃中生气所现，而胃气由心脾发生，故无病之人常有薄苔，是胃中之生气，如地上之微草也，若不毛之地，则土无生气矣。"杨老认为，所谓胃中生气，"即胃的生理功能，如果脾胃的生理功能发生了改变，种种病变的苔亦由之而生"。因此在诊舌时，不仅要察舌质，还要看舌苔。《形色外诊简摩舌质舌苔辨》曰："苔乃胃气之熏蒸，五脏皆禀气于胃，故可借以诊五脏之寒热虚实也。"《望诊遵经》曰："夫苔因病生，病以苔著，察色而不观苔，究难辨其虚实，观苔而不察色，安能测其盛衰。"杨老对舌淡苔白而厚腻，月经淋沥不断夹有水泻的患者，常用升阳除湿法而获效。如舌红、少苔，伴有腹痛的胎动不安，多为阴虚有热，治宜养阴清热安胎。

杨老在舌的望诊中，还特别注意舌下络脉的变化，认为舌下络脉粗大、青紫，是诊断血瘀的重要指标。古人认为气病察苔，血病察质。杨老经过长期的临床实践认为：经病重在辨舌质。因为月经的主要成分是血，故月经病多可反映在舌质。尤其崩漏时，若舌色鲜红，当是病程未久，热迫血妄行，治当凉血止血；若舌质淡红胖嫩，舌尖见红刺或瘀点，则为久漏，气血两虚，血瘀脉络，治当益气养荣，化瘀止血；若舌淡无华，舌体胖嫩或边有齿痕者，属崩漏日久，多为气血两虚及脾肾阳虚，冲任不固，治宜温阳益气止血；若舌质淡青或紫暗，或有瘀斑、瘀点，多为久漏血瘀，宜行血化瘀止血，切忌固涩收敛；若舌尖红赤，多为心火偏旺，可见经血量多，治宜兼以泻心火。此乃崩漏的常辨之理，但临证时应考虑到疾病有特殊性，以常测变，以变诊常。杨老曾以舌诊为主辨证，采用《内经》"通因通用"法，治疗一月经不调10余年、婚后6年未孕者，以活血化瘀止血达到经调孕子目的。崩漏以出血为主证，众医家多考虑止血，但舌有瘀象者，必以活血化瘀为大法，忌用固涩收敛之品，免增其壅塞之弊，方可见效。又如一妇人经行浮肿二年余，曾经多方诊治未效，杨老认真询问病情，仔细诊察后，发现该患者舌隐青，舌下脉络粗大，认为其病因是血瘀，影响气机的运行，造成水湿停留，投以活血化瘀行气之药数剂，诸症悉除。

基础体温监测是妇科常见的临床测定卵巢功能的方法之一。基础体温是机体处于静息状态下的体温。由于卵巢排卵后黄体生成并逐渐发育成熟，分泌的孕激素有调节体温中枢的作用，使基础体温能够升高 0.3℃～0.5℃。临床测定基础体温可作为有排卵的标志。杨老临诊时就特别重视监测基础体温变化，对每一个患者的基础体温图都亲自描绘，不论是月经病，或是不孕不育症，常依据基础体温的变化而用药，并以此指导患者的性生活时间，增加受孕的概率。

四、辨证求因，因人而异，辨证与辨病相结合

杨老在临诊中特别强调辨证。辨证是中医诊病的精髓，辨证的准确与否，直接影响治法的确立及方药的选择、疗效的优劣。辨证的方法有很多，如八纲辨证、病因辨证、经络辨证、气血津液辨证、脏腑辨证、六经辨证、卫气营血辨证、三焦辨证等，但八纲辨证是各种辨证的基本纲领，病因病性辨证是辨证的基础与关键。辨证或以证候为准，或以舌脉为标，或以四诊为法，均须灵活掌握，有时可将证候舍，或将舌脉弃，也均须因人、因证而异。

杨老在诊断疾病时，特别推崇《望诊遵经》之"主病条目附识"。其曰："尝谓气色之于症候也，有有定者，有无定者。主病条目，有定之言也；诊法提纲，无定之论也。知主病之有定，而不通乎法，其失也胶；知诊法之无定，而不究其病，其失也泛。且主病之言虽有定，而合之于法则无定；诊法之论虽无定，而合之于病则有定。病同者，其法同，病异者，其法异。法者有物有则，无体无方，有定而无定，无定而有定者也。是故以千变万化之法，察千变万化之病。病无定，法亦无定，以千变万化之法，察千变万化之证；证有定，法亦有定，夫千变万化之病，形于外者，固有无定之证，而千变万化之证，由于中者，实有有定之义。故以病为有定，而病则因人而无定；以病为无定，而病则因证而有定。证也者，病之著于形色，发于声音，显于症候，应于脉息者也。证定焉，法斯定矣。后之学者，勿执有定之条目，以测无定之病情。当知无定之病情，必见有定之气色。斯有病即有证，有证即有定矣。由是化而裁之，推而行之，则夫主病之条目，增之可也，删之可也，因而损益之，亦无不可也。虽然，病之有色，病之已形者也，色之有象，色之已见者也。已形已见者，可以言定；未形未见者，不可以言定。"

即指出同一疾病可出现不同的症候，不同的疾病可出现同一证型；同一疾病因不同的人而症候不同，不同的疾病因人而症候相同；同一疾病治疗方法有一定的定例，但可因人而不同；不同的疾病，不同的人可选择同一治法论治。杨老指出，临诊时应灵活运用辨证方法，不拘泥于"有定之病、证"，根据疾病之千变万化的特点，认清其主要矛盾、次要矛盾的关系，方可准确地对疾病进行诊断，有效地选择方药，达到治疗目的。

杨老认为辨证就是分析矛盾，找出矛盾中的主要矛盾、次要矛盾以及矛盾中的主要方面、次要方面；而施治就是解决矛盾。杨老经常以毛主席的"矛盾论"和《孙子兵法》的理论来分析病情，告诫我们用什么战略战术来解决问题，学习解决问题的方法。

临床上有些医生，简单地将中西医疾病病名进行一一对应治疗，而不究其病因、病机、病位、病性之不同，往往收不到满意疗效。杨老指出：中西医病名虽有相似之处，但疾病并不能绝对对应，如痛经，功能性痛经与器质性痛经的治疗方案不尽相同，中医中药对功能性痛经疗效满意，优于西药治疗；而器质性痛经（子宫内膜异位症等）中药虽可改善症状，但完全治愈有一定的难度，不如西医的手术治疗。在临床实践中，杨老主张先行西医诊查再做中医辨证诊断，强调辨病与辨证相结合，以避免有所遗漏，延误病情。杨老认为辨病有利于从整体观念出发，全面分析疾病的病位、性质和邪正盛衰情况，使诊断更确切，更有针对性。她常说："治病如用兵，应知己知彼，因人因时因地制宜，灵活运用。"

五、种子调经，必先治肾，补虚与祛瘀相结合

正常生理月经的产生，是女子逐渐发育成熟后，脏腑、经络、天癸、气血协调作用于胞宫的生理现象。月经的正常与否，是反映了女子生理、病理变化的具体体现。在月经的产生过程中，肾起主导作用，通过多渠道、多层次、多位点发挥肾为"天癸之源""冲任之本""气血之根""五脏阴阳之本"及"与胞络相系""与脑髓相通"的作用。正如《傅青主女科》谓"经水出诸肾""经本于肾"。

"肾主生殖"，为五脏之本，肾不可虚，虚则五脏受累皆衰；肾为先天

之本，脾为后天之本，肾阳不足不能温煦脾阳；肾阴不足，水不济火；肾水不足，不能涵养肝木；肾虚则肺失宣降；反之，四脏相移，穷必及肾，故肾中阴阳必须平衡，否则不仅影响生殖功能，其生理的经、带、胎、产、乳均受其累。月经正常是女子受孕的先决条件，《素问·上古天真论》明确指出："女子七岁，肾气盛，齿更发长；二七而天癸至，任脉通，太冲脉盛，月事以时下，故有子"，只有月经正常，气血充和，两精血相和，方能有子。万全在《万氏妇人科》中指出："女子无子，多因经候不调……此调经为女子种子紧要也。"血是月经的物质基础，也是孕育必备的条件之一，肾所主宰的月经正常，方可有机会孕育，故"种子先调经"是治疗不孕的大法之一。不孕症是临床疑难病证，以肾虚为本，累及肝脾、气血，故可见肾虚、肝郁、痰湿、血瘀，使冲任、胞宫功能失调所致。杨老注重肾的状态、功能，认为治肾是治疗妇科疾病的基础，故补肾为大法，兼顾他脏，根据五行的生克关系、脏腑之间的相互影响，在补肾、调肾的同时，又重视调节肝和脾的功能。肾和脾为先后天之本，肝和肾又同居下焦、乙癸同源，女子的生理特点经、带、胎、产、乳又决定了女性的体质为"血不足，气有余"，气即指肝气偏旺，故治疗时应注意疏肝养肝。

　　杨老认为，女性不孕主要与肾虚有关。虽临证也有肝郁、血瘀、痰湿等证，但总以肾虚为本。"肾主生殖"理论是中医脏象学说对人体生殖功能生理病理的基本认识。肾藏精是"肾主生殖"的基础。从胎元的形成而言，《医学六要》指出："男精壮而女经调，有子之道也。"胎孕之形成，在于"两精相搏，合而成形"，精藏于肾，生殖之精在于肾气充盛。《医学衷中参西录》曰："男女生育，皆赖肾气作强，肾旺自能荫胎也。"肾为先天之本，元气之根，主藏精气，既藏先天之精，又藏后天水谷之精，为生殖发育之本源。肾精壮盛、充足则生殖能力强，肾精虚衰、不足则生殖能力弱。受孕之前，有赖于父母肾精之旺盛、强壮而结合成形；受精之后，又借助母体肾气充盛的支持、滋养而生长发育。《素问·六节脏象论》说："肾者主蛰，封藏之本，精之处也。"胎孕形成后，肾主封藏、主蛰的作用表现在对胞胎及冲任的固涩作用。肾藏精，精化血，胚胎及胎儿的发育主要靠气血滋养，气载胎、血养胎，肾气盛，肾精旺，故能系胎载胎，即"胞胎由肾所系"。故杨老治疗不孕症，不论是输卵管性不孕，还是排卵障碍性不孕，中医治疗始终以补肾为大法。杨老认为女子一生的发育过程可以归纳为下列两种情况：肾气盛→天癸至→任通冲盛→经调、孕子；肾气衰→天癸竭→任虚冲少→经绝、无子。肾气－天癸－冲任间亦构成了一个轴，相当于现代医学中的丘脑－垂体－卵巢轴。丘脑－垂体－卵巢轴以反馈、负反馈的相互依存、相互制约关系，成为性周期调节的核心，而肾气－天癸－冲任轴则以肾中的阴阳消长盈亏，生克制化关系，成为其间的调节核心。肾的阴阳消长盈亏，生克制化规律表现为如月廓空、月廓满的周期性变化。《素问·八正神明论》曰："月始生则血气始精，卫气始行，月廓满则血气实，肌肉坚；月廓空，则肌肉减，经络虚，卫气去，形独居。"由此作用于天癸、冲任，进而影响胞宫，使胞宫蓄藏之精气亦不断地表现出有规律的"三旬一见"，以象"月盈则亏"的周期性来潮。杨老据此总结为：肾藏精，主生殖，"肾气盛，天癸至，任脉通，太冲脉盛，月事以时下"是有子的先决条件。肾气不足，则天癸匮乏，冲任亏损，血海欠盈，故月经不调而难以摄精成孕。故杨老强调，种子之法，莫先调经；调经之法，必先补肾。杨老遵"天人合一""人身一小天地"的原理，按太极阴阳运转规律，将一月经周期划分为月经后期、氤氲期、月经前期、行经期四期。治疗用药，杨老在补肾的基础上，根据月经周期的生理改变分别予以不同的治疗，以调整"肾－天癸－冲任－胞宫"之间的动态平衡，改善神经内分泌调节机能，诱发排卵或健全黄体，名为中药人工周期疗法，从而达到调经种子目的。

现代医学认为女性不孕的两大常见类型，一是排卵障碍性不孕，表现为无排卵或黄体功能不全的月经失调，如崩漏、闭经、多囊卵巢综合征等，故治疗多以补法为主，补益肾气，平衡肾阴阳，调整肾－天癸－冲任－胞宫生殖轴以促排卵；二是输卵管性不孕，表现为炎症所导致的输卵管通而不畅或不通，或输卵管功能障碍，中医常见的证型为气滞血瘀证、湿热瘀阻证、肾虚血瘀证、寒凝瘀滞证。治疗多以祛瘀、疏肝理气、化瘀通络为主，内服外治（中药保留灌肠或外敷下腹部）；配合导管扩通（介入治疗）可提高疗效。

另外，在女子不孕症中，继发性不孕多属于不育症，即能够受孕，但不能使胚胎或胎儿孕育成活，无活婴存在。尤其是反复性自然流产（过去称习惯性流产），属于中医的滑胎范畴，但滑胎的临床经过，早期多表现为胎漏、胎动不安，即现代医学的先兆流产。只有先兆流产阶段才有治疗的可能和希望，才有可能使胚胎继续发育至足月分娩。因此，杨老特别重视此阶段的治疗，也以补肾为主，补肾益气，养血安胎，临证时多以寿胎丸合胶艾汤加减，获得满意疗效。

六、轻灵透达，介类潜阳，古方与经验相结合

杨老遣方用药，深得大师古圣先贤之法，旨于《内经》，法于仲景，方搜后世诸家。杨老常说：临诊如临战，治法如兵法，用药如用兵，配伍如兵器。用之不可随之任之，战时将、法、兵、器有机结合，战能取胜；诊病理、法、方、药配伍得当，疗则有效。有故无殒，亦无殒也。《灵枢·五音五味》篇中说："妇人之生，有余于气，不足于血，以其数脱于血也。"妇女的生理、病理与血与气关系密切，妇人以血为主、以血为用，而气为之帅行，血方正常运行于脉道之中，故杨老临床治疗依据妇女的生理特点取古方之长，补自己之验，加减化裁，独创新意。她常说"不泥古方、不恃古方、活用古方、众采古方"，临床常用经方治疗妇科疾病，如一贯煎、吴茱萸汤、橘皮竹茹汤、桂枝茯苓丸、当归芍药散、大黄牡丹皮汤、活络效灵丹、逐瘀汤等。

药物选择更重视权衡利弊，她指出药物为补偏救弊之用，故当中病即止，要知药物可以治病，亦可以致病，有病则病受之，无病则体受之。如"水能浮舟，亦能覆舟"。正如《素问·阴阳应象大论》曰："味厚者为阴，薄为阴之阳；气厚者为阳，薄为阳之阴，味厚则泄，薄则通；气薄则发泄，厚则发热。"《素问·至真要大论》云："辛甘发散为阳，酸苦涌泄为阴，咸味涌泄为阴，淡味渗泄为阳。六者或收，或散，或缓，或急，或燥，或润，或濡，以所利而行之，调其气，使其平也。"杨老用药特点如下。

1. 轻灵透达，宣通气机

杨老据上述之理，用药以轻取胜，其"轻"字，法宗《温病条辨》，吴鞠通曰："治上焦如羽，非轻不举"。北齐徐之才《药对》根据药味的功用，归纳为宣、通、补、泄、轻、重、滑、涩、燥、湿十种。宋代成无己《伤寒明理论》则称为十剂，即宣可去壅，通可行滞，补可扶弱，泄可去闭，轻可去实，重可镇怯，滑可去著，涩可固脱，燥可去湿，湿可润燥。杨老善用味

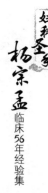

薄质轻的药物来宣通气机，治疗妇科疾病，即所谓的"轻灵透达法"。常用药物：桑叶、橘叶、佛手、陈皮、紫苏、茵陈、竹茹、茯苓、扁豆、木瓜、猪苓、泽泻、丝瓜络等气味俱薄之品。

2. 介类潜阳，养阴镇摄

杨老根据"重可镇怯"的理论，用介石类镇肝以潜阳，抑其太过之亢阳。介类药物具有息风潜阳的功能，主要用于真阴不足，相火偏亢，风阳妄动之证。正如张山雷说："潜阳息风之药，亦即摄肝之药，潜阳之法，莫如介类为第一良药，此珍珠母、石决明、玳瑁、牡蛎、贝齿、龟板、鳖甲数者，所以为潜阳之无上妙剂。"

王旭高选用石决明、牡蛎、龙骨、龙齿、金铂、青铅、代赭石、磁石之类镇肝。张山雷从镇肝药中析出介类及磁石等作为摄肝药，并云："若金石类之黑铅、铁落、赭石、辰砂等，惟以镇坠见长，而不能吸引者次之，然惟痰火上壅，体质犹实者为宜，而虚脱者又当知所顾忌。其余如石英、浮石、玄精石、寒水石等力量较薄，可以辅佐，非专阃材矣。"

杨老认为肝属厥阴，为风木之脏，内寄相火，体阴而用阳。主要功能是温煦升发，疏泄条达。肝脏与各脏的关系是肾水以涵之，心血以濡之，肺金清肃之气以承之，中宫稼穑之气以培之。

肝经风阳火热偏盛，可耗伤肝阴，造成肾水不足，而肾水不足，必血亏耗，或肺经清肃之令不足，亦可导致肝经风阳火热偏亢，故介类潜阳药物又常与育阴药合用，所谓"育阴潜阳"法。常用药物：珍珠母、石决明、玳瑁、牡蛎、紫贝齿、龟板、鳖甲。具有重镇潜阳、平息肝风之功，抑少阳之太过，具有"阳明所至为介化"之性。杨老善用清热化湿加介类药治疗产后湿热痹证，屡屡获效。

3. 对药配伍，相得益彰

杨老临床治疗用药喜用对药配伍，以增强方剂的功效、完善方剂的功能、变生新的疗效、减少毒副反应等。

如在治疗慢性盆腔炎的方药中，往往多用牛膝、车前子配伍。牛膝、车前子均出自《神农本草经》，牛膝苦、酸、平，入肝、肾经，生用活血、行瘀、消肿，酒制补肝肾、强筋骨。车前甘、酸，入肾、膀胱经，利水、清热、明目、祛痰。二药配伍，取牛膝之活血行瘀、车前子之清热利湿作用，尤其慢性盆腔炎，以湿热瘀结证多见，故用牛膝、车前子酸甘相合，苦寒相宜，达到活血行瘀、清热除湿之目的。

杨老在治疗慢性盆腔炎时常用活血药桃仁、莪术配伍，活血、消瘀、散结。桃仁，《本草经集注》中言其味苦、甘，性平，有小毒，归心、肝、大肠经，活血化瘀，润肠通便；其药理实验证实，桃仁能延长试验动物的出血时间，抑制血小板凝集及血栓形成，改善微循环。莪术出自唐代侯宁极《药谱》，辛、苦，温，归肝、脾经，行气破血，消积止痛；药理研究显示本品能明显增加股动脉血流量，抑制血小板凝集和抗血栓作用，莪术油抗早孕作用最明显；莪术油制剂在体外对多种肿瘤瘤株的生长有明显抑制和破坏作用。在《医学衷中参西录》中张锡纯之"理冲汤"以三棱、莪术配伍，活血消癥，行气散结，张锡纯云："化血之力三棱优于莪术，理气之力莪术优于三棱。"但杨老使用此方治疗慢性盆腔炎、附件炎时，考虑三棱消癥破瘀之力较强，易伤正气，且慢性盆腔炎、附件炎大多并未形成癥瘕包块，故用桃仁、莪术配伍，增加其活血的作用，使补气药借助桃仁、莪术的活血散结之力而流通，补而不滞。

而盆腔炎症形成包块时，杨老又喜用桂枝、茯苓配伍。桂枝出自《新修本草》，为樟科植物肉桂的嫩枝，辛、甘，温，入肺、心、膀胱经，发汗解肌、散寒止痛、温经通阳、平冲降逆。茯苓出自《神农本草经》，味甘、淡，性平，入心、肺、脾、肾经，利水渗湿，健脾和中。盆腔炎性包块，往往为中医所述之水液代谢失常，肾之气化失常、脾之运化失力，水湿之邪凝滞于下焦小腹，加之瘀血阻滞，血行不畅，故形成癥瘕包块，如输卵管卵巢囊肿，或输卵管积水等病证。杨老主要用桂枝以温经散寒，活血调经，散结消癥，用茯苓健脾渗水利湿，二药合用，针对盆腔炎性包块，疗效显著。

另盆腔炎症形成包块时，杨老也喜用土鳖虫、蜈蚣配伍。土鳖虫出自《神农本草经》，味咸，性寒、有小毒，入肝经，活血散瘀、通经止痛。蜈蚣出自《神农本草经》，味辛，性温、有毒，入肝经，祛风止痉、通络止痛、解毒散结。盆腔炎性包块，往往为瘀血阻滞，血行不畅，日久形成癥瘕包块，杨老主要用二药伍用，二者均入肝经，以活血散结消癥为要，针对盆腔炎性包块，疗效可靠。

山药、山茱萸也是杨老常用的对药，山药出自《药谱》，味甘，性平，归脾、肺、肾经。既补脾肺之气，又益肺肾之阴，并能固涩肾精。"滋补药中诚为无上之品"。药理研究显示山药含薯蓣皂苷、薯蓣皂苷元、胆碱、植酸、维生素、甘露聚糖等，具有滋补、助消化、止咳、祛痰、脱敏和降血糖等作用。山茱萸出自《神农本草经》，味酸涩，性微温，归肝、肾经。其性温而不燥，补而不峻，既能补肾益精，又能温肾助阳，为补益肝肾之要药。吴茱萸还能固精止遗，固涩冲任，敛汗固脱。药理研究提示对非特异性免疫功能有增强作用，水提取物或醇提取物均可增强体液免疫功能；其注射液能抑制血小板聚集，降低血液黏度，改善血流状态；并能增强动物心肌收缩力，提高心脏效率，扩张外周血管，明显增强泵血功能，使血压升高。二药配伍，山茱萸补肝敛肾，封固肾关，且敛肝气之脱；山药峻补真阴，固下焦气化；敛补建功，增强滋阴补虚、补脾固肾、敛肝固脱之力。临床多用于阴阳两虚之月经后期、量少、血枯经闭，崩漏下血、月经量多，绝经前后诸症等，不论是出血性月经病或是迟发性月经病，只要是虚损不足者，调理时期杨老均喜用二药配伍。

在治疗气虚崩漏下血时，杨老喜用升麻、荆芥穗配伍。升麻出自《神农本草经》，味甘、辛、微苦，性凉，归肺、脾、胃经，发表透疹，清热解毒，升阳举陷。荆芥穗出自《吴普本草》，味辛，性温，入肺、肝经，解表散风，透疹，止血，一般以炭入药。二药伍用，以升麻升举脾胃清阳之气，以荆芥穗炭散瘀止血，既可补气摄血，又止血不留瘀，尤其荆芥穗以炭入药，入血分，出气分，使补而不滞。

治疗瘀热性妇人腹痛时杨老常用丹皮、丹参配伍。丹皮出自《珍珠囊》，味辛、苦，性寒，入心、肝、肾经，清热凉血，活血化瘀。丹参出自《神农本草经》，味苦，性微寒质润，归心、肝经，活血祛瘀，调经止痛，养血安神。丹皮功似赤芍，善于除血中伏热而凉血和血，丹参一味，功同四物，活血化瘀而不伤气血。二药配伍，养血活血，凉血止痛。

鸡血藤是杨老临证使用频率最高的饮片之一，治疗月经不调时，常与益母草配伍。鸡血藤出自《本草纲目拾遗》，味苦、甘，性温，入肝、肾经，补血行血，祛瘀通经，舒筋活络，走经络，入血分，补虚化瘀。益母草出自《本草图经》，味辛、微苦，性微寒，入心、肝、肾经，活血调经，利尿消肿，为经产要药。二药配伍，一温一寒，补虚不留瘀，化瘀不伤正，"祛瘀生新"，尤其月经病血虚有瘀者，皆可随证加减。

在治疗绝经综合征时，杨老喜用酸枣仁、柏子仁配伍。酸枣仁出自《雷公炮炙论》，味甘、酸，性平，入心、肝经，宁心安神，养肝，敛汗。药理作用：有中枢抑制镇静催眠作用；有抗心律失常、降压、降脂等作用；对子宫有兴奋作用。柏子仁出自《新修本草》，味甘，性平，归心、肾、大肠经，养心安神，润肠通便。药理作用：对记忆障碍有明显的改善作用。二药配伍，酸枣仁养心阴，益肝血，清肝胆虚热而安神；柏子仁助心气，补益五脏，二者共用相得益彰，治疗失眠较好。

败酱草、薏苡仁均为清热解毒利湿之品，均出自《神农本草经》。败酱草味辛、苦，性微寒，归胃、大肠、肝经，清热解毒，活血排脓；薏苡仁味甘、淡，性微寒，归脾、胃、肺经，利水渗湿，健脾益胃，除痹舒筋，排脓消肿。二药配伍侧重不同，各有所长。二者均可清热解毒，但败酱草偏于活血，薏苡仁偏于除湿，慢性盆腔炎、附件炎湿热蕴久可致瘀血阻滞，故二药合用既有健脾益胃、补足正气、代谢水湿之力，又有活血解毒、祛除病邪、改善微循环之功。药理研究证明，败酱草有明显的中枢镇静作用，并对多种病菌有抑制作用；薏苡仁有较好的抗癌、降血糖作用，可增强机体体液免疫，有诱发排卵及镇痛、解热、抗炎作用。

在治疗闭经-溢乳综合征时，杨老多用牛膝、麦芽配伍。牛膝出自《神农本草经》，苦、酸，平，入肝、肾经，生用活血、行瘀、消肿；酒制补肝肾、强筋骨。麦芽出自《本草纲目》，味甘，性微温，归脾、胃经，消食开胃，回乳。中医认为，月经与乳汁均由血所化生，闭经-溢乳综合征时气血不能下注血海行经而上行为乳汁，麦芽可开胃消食，下气回乳，大剂量麦芽可抑制溢乳之症状，而用大剂量牛膝取其引血下行之意，二药的用量均用到50g，达到抑乳行经之作用。

杨老在使用疏肝理气之品时，喜用香附、郁金配伍，香附出自《本草纲目》，辛、微苦、甘，平，入肝经，疏肝理气，调经止痛，含挥发油，流浸膏对动物的离体子宫能抑制收缩，弛缓子宫肌的紧张，尚能健胃和脾及驱除消化道积气；郁金出自《药性论》，辛、苦，寒，入心、肝、肺经，行气活血，疏肝利胆，清心凉血，其挥发油有促进胆汁分泌的作用。杨老指出，女性为"气有余，血不足"之体，易致肝气郁结，疏泄失常，而肝郁又常常克脾，肝郁气滞又可导致不同程度的血瘀，故用香附、郁金配伍，既可理气，又可活血，尤其是对肝郁克脾者，疏肝理脾，活血理气，虽为理气之品，却兼调气血，使药效提高。

杨老还喜用瞿麦、甲珠配伍。瞿麦出自《雷公炮炙论》，为石竹科石竹属植物瞿麦的干燥地上部分，治淋要药。瞿麦苦、寒，归心、小肠、膀胱经，利尿通淋、破血通经，主治热淋及瘀滞经闭。甲珠出自《本草图经》，为鲮鲤科动物鲮鲤的鳞甲，咸、微寒，入肝、胃经，活血散结，通经下乳，主治血瘀经闭、癥瘕、乳汁不通及痈疽疮肿。植物药与动物药配伍，取瞿麦之清热行瘀、甲珠之活血散结之作用，尤其适用于慢性盆腔炎湿热瘀结证，并使输卵管粘连欠通或不通者，用此二药配伍，咸苦寒相助，达到清热行瘀除湿、活血散结之目的。尤其甲珠原为疡科要药，托里透脓，杨老将其应用于临床治疗慢性输卵管炎及其所致的不孕症，收到满意疗效。

在治疗因前列腺炎所致男性不育症时，杨老用得最多的对药是土茯苓、白茅根配伍。土茯苓出自《滇南本草》，味甘、淡，性平，归肝、肾、脾、胃经，具有清热解毒、利湿消肿之功效。白茅根出自《本草经集注》，甘、寒，入肺、胃、膀胱经，具有清热生津、凉血利尿之功效。其水煎剂能显著提高小鼠腹腔巨噬细胞的吞噬功能，明显增加吞噬率和吞噬指数、辅助性T细胞数目，并促进白细胞介素-2的产生，而对小鼠体液免疫功能及抑制性T细胞数目无明显影响。二者合用，清热解毒、利湿生津，对于前列腺炎尤其湿热证者效果显著。

在治疗胎漏、胎动不安妊娠下血肾虚证时，杨老又常以艾炭、阿胶配伍。艾叶出自《本草经集注》，味辛、苦，性温，入肝、脾、肾经，辛散苦泄，性温祛寒，温经散寒暖宫，调经止血安胎，常用于虚寒之月经过多、崩漏、痛经、胎漏等，炒炭后温经止血作用加强；药理研究表明，艾叶有抗纤维蛋白溶解作用，能降低毛细血管通透性而止血。阿胶出自《神农本草经》，味甘，性平，归肝、肺、肾经，补血、止血、滋阴、润燥，可用于血虚诸证。《本草纲目》言阿胶"疗吐血、衄血、血淋、尿血、肠风下血，女人血痛血枯，经水不调，无子，崩中带下，胎前产后诸疾"。二药合用一补一温，温肾养血安胎，如《本经》所言治疗"女子下血，安胎"。药理研究证实，阿胶能促进血中红细胞和血红蛋白的生成，作用优于铁剂，可改善动物体内钙平衡，促进钙的吸收和在体内的存留；阿胶又可使总外周血管阻力增高，血黏度上升，改善微循环，同时伴有代偿性扩容作用及血小板计数明显增加，对病理性血管通透性增加有防治作用。而且阿胶具有促进健康人淋巴细胞转化作用及提高小鼠耐缺氧、耐寒冷、耐疲劳和抗辐射能力，目前作为临床治未病及提高免疫力的常用药物广泛应用。

杨老在治疗产后痹证时善用黄芪、防风配伍。黄芪出自《神农本草经》，味甘，性微温，归脾、肺经，补气升阳，固表止汗，利水消肿，托疮生肌。防风出自《神农本草经》，味辛、甘，性温，归膀胱、肺、脾经，祛风发表，胜湿止痛，止痉。其药理研究提示本品有明显的解热与降温作用；并有镇痛、镇静、抗惊厥、抗炎及抗菌作用。二药配伍，一攻一补，防风得黄芪之扶正而不散泄，黄芪得防风之疏散而不恋邪；散中寓补，补中兼疏，增加固卫疏表之力。正如王晋三《古方选注》曰："黄芪性钝，防风性利。钝者受利者之制耳。惟其受制，乃随防风周卫于身，而固护表气耳。"现代药理研究也表明：黄芪可显著提高机体免疫力（非特异性、体液、细胞）；能增加红细胞、血红蛋白，促进白细胞、血小板减少者的恢复；有抗衰老、抗病毒、抗癌及利尿作用。

4. 虫药祛瘀，中病即止

虫类药在临床各科应用不少，而妇女疾病血瘀证甚多。《金匮要略》以大黄䗪虫丸缓消瘀血，治疗闭经血瘀之痼疾。其方内有水蛭、䗪虫、蛴螬、虻虫等虫类药。因女性生理特点经、孕、产、乳均以血为主，以血为用，血与邪相搏结而成血瘀之证，且女性"血不足，气有余"之体，也常情志不疏而致气滞血瘀证。轻者瘀血阻络，重者形成癥块，常可见妇科经、产、杂病等。杨老使用虫类药是受《医学衷中参西录》的影响，临床治疗妇科血证，除用大剂活血化瘀药外，杨老常配合虫类药以化瘀消癥，获得良效。虫类药具有飞灵走窜、搜剔络中瘀血的作用，以其蠕动之性，通幽消积而达到化瘀消癥的作用。杨老在治疗盆腔炎症包块、输卵管阻塞性不孕、盆腔子宫内膜异位症、产后痹证、血瘀闭经等症时，常用蜈蚣、土鳖虫、水蛭、全蝎、僵蚕、地龙、穿山甲等。尤其是蜈蚣、土鳖虫、全蝎三味药，已在我院制成中药散剂——三虫散应用于临床。张锡纯在《医学衷中参西录》"蜈蚣解"中曰："蜈蚣，味微辛，性微温，走窜之力最速，内而脏腑，外而经络，凡气血凝聚之处皆能开之。性有微毒，而专善解毒，凡一切疮疡诸毒皆能消之。"又在"蝎子解"中曰："蝎子，色青、味咸，性微温。善入肝经，搜风发汗，治痉痫抽掣，中风口眼歪斜，或周身麻痹，其性虽毒，专善解毒，消除一切疮疡，为蜈蚣之伍药，其力相得益彰也。"杨老还善用穿山甲配王不留行、漏芦治疗产后缺乳；用穿山甲配柴胡、郁金、香附治疗输卵管阻塞性不孕；用穿山甲配三棱、莪术治疗癥瘕及盆腔炎症包块；用水蛭、僵蚕、蜈蚣、全蝎、土鳖虫，消癥止痛，治疗子宫内膜异位症等。张锡纯在"水蛭解"中曰："水蛭，味咸、色黑、气腐性平。为其味咸，故善入血分，为其原为噬血之物，故善破血；为其气腐，其气味与瘀血相感召，不与新血相感召，故但破瘀血而不伤新血。且其色黑下趋，又善破冲任中之瘀，盖其破瘀血者乃此物之良能，非其性之猛烈也……凡破血之药，多伤气分，惟水蛭味咸专入血分，于气分丝毫无损。"在"穿山甲解"中曰："穿山甲，味淡性平。气腥而窜，其走窜之性无微不至，故能宣通脏腑，贯彻经络，透达关窍，凡血凝、血聚为病能开之。"

　　杨老指出：应用虫类药应注意的是，动物药多归肝经，故肝功能有异常者最好不用，并在使用药物前检验肝功能，以防误药。另外，动物药多质重、性黏滞、味难闻、有碍脾胃，所以要注意顾护中焦，加陈皮、砂仁以防滋腻。再有，动物药气味腥臭，煎汤口服患者不易接受，可做成胶囊制剂以利服用，或改用煎汤灌肠给药。总之，使用虫类药应随证随人，中病即止，防止损伤正气。

　　总之，杨老用药加减有则，灵活而不失其法，药味少而不失其方，制方严谨，有的放矢。她常说："治病如下棋，应着着有法，知彼知己，用药要精，犹如有制之兵，而非乌合之众。"药量要适中，不宜过大，中病即止，对症下药，才是治病之良策。

验案选粹

一、月经病

（一）月经先期

病案一　肝郁血热证

张某，女，20岁，未婚，学生。

初诊：2004年3月23日。

主诉：月经不调3⁺年，加重1个月。

病史：患者13岁月经初潮，初始月经尚正常。3⁺年前因恰逢经期考试紧张，经期延长8、9天方净。后月经不规律，周期或前或后，经量中等，经色紫黯有血块，虽经期偶有延长，但可自行停止，伴经行腹痛、腹泻。曾用中药治疗，但未坚持系统，病情时有反复，并月经周期逐渐缩短，甚至一月二至。此次月经3月21日来潮，现为周期第3天，量多，色鲜红，有小血块，无明显腰腹痛，但觉倦怠乏力，口苦口渴，头痛，小便黄，大便正常。

查体：舌质红，少苔薄黄，脉沉弦细略数。

理化检查：

1. 血常规：血红蛋白100g/L。
2. 超声检查：子宫前位，大小为5.8cm×3.7cm×3.0cm，子宫内膜厚0.8cm，左侧附件大小2.8cm×2.7cm，右侧卵巢大小3.0cm×2.7cm。

诊断：中医诊断：月经先期（肝郁血热证）。

西医诊断：月经失调。

辨证：肝郁有热，疏泄太过，下扰胞宫、血海，迫血妄行，先期而至。

治法：疏肝泻热，止血调经。

处理：

1. 方药：焦山栀 15g，生地黄 25g，白芍 25g，柴胡 10g，黄芩 15g，丹皮 10g，侧柏叶 20g，地榆 25g，乌梅 10g，白僵蚕 10g，茜草 10g，薄荷 10g，甘草 10g。6 剂，水煎服。

2. 维生素 C、B_1、E，常规口服。

3. 测 BBT。

二诊：2004 年 4 月 5 日。

用药后月经量明显减少，经期 6 天，头痛缓解，倦怠乏力症状减轻，但仍觉口苦。现为月经周期第 15 天，查看 BBT 上升 2 天。

查体：舌质暗红，苔薄黄，脉弦滑细数。

处理：

1. 方药：焦山栀 15g，生地黄 25g，白芍 25g，当归 10g，党参 15g，柴胡 10g，黄芩 15g，丹皮 10g，知母 10g，乌梅 10g，白僵蚕 10g，薄荷 10g，甘草 10g。6 剂，水煎服。

2. 维生素 C、B_1、E，继服。

3. 测 BBT。

三诊：2004 年 4 月 20 日。

用药后自觉症状均较前减轻或缓解。月经于 4 月 13 日来潮，周期 22 天，经量中等，色暗红，有血块，经行腹痛，但不甚严重，经期 5 天。查看 BBT，基础体温高温相维持 10 天后下降。

查体：舌质淡红，苔薄，脉弦滑。

处理：守前方，再次调理一个月经周期。

经随诊，5 月月经恢复正常，BBT 高温相可持续 12 天以上，连续 3 个月经周期未复发。血常规检查：血红蛋白 114g/L。

★ **按 语**

月经先期，是指月经周期提前 7 天以上，甚至 10 余日一行，连续两个月经周期以上者，《景岳全书》称其为"经早"。对其记载最早的是《金匮要略·妇人杂病脉证并治》，其云："带下经水不利，少腹满痛，经一月再见者，土瓜根散主之。"后世医家多崇"先期多热"之机。月经先期为月经周期异常的疾病，临证常伴有经量过多，若治疗不及时或治不效验，则可发展为崩漏，应加以重视。现代医学的功血及盆腔炎性疾病所致的月经先期可按本病辨证论治。

本病的主要机理是气虚和血热，气虚则统摄无权，冲任不固；血热则热扰冲任，伤及胞宫，血海不宁。该患者恰逢经期考试，精神紧张致情志不舒，气郁日久而化火，疏泄太过，疏泄于下，血海不宁而月经先期；郁热上扰则头痛、口干口苦，热郁下焦则小便短黄。

杨老指出，从土瓜根散的药物组成及功效看，仲景以"瘀血内阻"为病机，但目前临床月经先期"瘀血内阻"并不多见，故应因人而异详尽辨证，而且力主"先期者血热者多见，实热者以肝郁化热者居多"，正如《万氏妇人科》说："如性急躁，多怒多妒者，责其气血俱热，且有郁也""如性急多怒气者，责其伤肝，以动冲任之脉，用四物加柴胡汤主之"。故选用清肝达郁汤为主方加减。

清肝达郁汤出自《重订通俗伤寒论》，其药物组成为丹栀逍遥散加橘叶、菊花、橘白，减白术而成。原方主治肝气郁结化火胁痛、月经不调，以胁痛、胸满、脉数为辨证要点，是调经的常用方剂。本方以丹栀逍遥散疏肝达郁，清热泻火，加菊花增加清热解毒作用，以免郁火上亢；以橘叶、橘白行气健脾；加乌梅、白僵蚕以升达肠气以泄肝；黄芩配丹皮滋阴清热；白僵蚕配菊花疏风清热止痛。全方共奏疏肝泻火、清热调经之功。患者初诊时恰逢经期，以清肝达郁汤疏肝泻热的同时，加清热凉血止血药，以减少出血量和缩短出血时间，二诊时乃非经期且为经前期，侧重疏泄肝火，调理肝气，"气有余便是火也"，故月经周期异常的疾病重在非经期的调理，以使周期恢复正常。

杨老临床也将此方用于慢性输卵管炎肝郁血热证，亦可收到满意疗效。

病案二　阴虚血热证

于某，女，31岁，已婚，已产，无环。

初诊：2003年2月13日。

主诉：月经一月两次4个月。

病史：该患者既往月经规律，周期26～32天，量色正常，经期7天。于28岁生产后，月经量少，周期尚正常。近4个月开始，月经周期提前，甚至一月二至，量不多，色鲜红，有小血块。末次月经2003年1月25日，

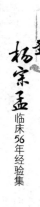

7天净。近两天腰部酸痛,小腹、乳房胀痛,伴口干口苦,晨起明显,手足心热,胸闷心烦,饮食正常,夜眠尚可,二便和。

查体: 舌红,苔微黄而薄,脉弦滑细数。

妇科检查: 外阴、阴道正常,分泌物少量淡褐色;宫颈光滑;子宫、附件(-)。

理化检查:

1. 超声检查:子宫前位,大小为 6.5cm×3.9cm×3.3cm;内膜回声杂乱,厚 0.73mm;左侧卵巢大小为 3.7cm×2.7cm,右侧卵巢大小为 3.5cm×2.5cm;子宫直肠陷窝可见少量液性暗区。

2. 血常规:血红蛋白 104g/L。

3. 凝血常规:未见明显异常。

4. 尿妊娠试验:阴性。

诊断: 中医诊断:月经先期(阴虚血热证)。

西医诊断:月经失调(有排卵型)。

继发性轻度贫血。

辨证: 素体虚弱,加之产时失血伤阴,精血亏虚,冲任不足,经来量少;阴虚生热,热扰冲任,迫血妄行,经来前期。

治法: 滋阴清热,养血调经。

处理:

1. 方药:女贞子 50g,旱莲草 25g,茜草 10g,生地黄 25g,熟地黄 25g,白芍 15g,补骨脂 15g,续断 15g,荆芥穗 15g,黄芩 15g,丹皮 10g,杜仲 15g,甘草 10g。6 剂,水煎服。

2. 测 BBT。

二诊: 2003 年 2 月 27 日。

用药后月经于 2 月 18 日来潮,周期 24 天,经血量较前稍多,色鲜红,有血块,伴小腹隐痛,口干口苦减轻,仍觉口渴,腰背不适。持续 6 天净,现净后 3 天。

查体: 舌质红,苔薄,脉弦滑。

处理:

1. 方药:女贞子 50g,旱莲草 25g,熟地黄 25g,生地黄 25g,白芍

15g, 栀子 15g, 菟丝子 20g, 紫石英 15g, 黄芩 15g, 丹皮 10g, 郁金 10g, 鸡血藤 25g, 甘草 10g。6 剂, 水煎服。

2. 测 BBT。

三诊: 2003 年 3 月 26 日。

月经于 3 月 16 日来潮, 周期 26 天, 经量改善, 经色暗红, 质黏稠, 伴腹胀腰酸, 余证缓解, 持续 6 天净, 现净后 4 天。查看 BBT 有排卵迹象, 但黄体期仍短, 约 12～13 天。

查体: 舌质淡红, 苔薄, 脉弦滑细。

复查血常规: 血红蛋白 111.6g/L。

处理: 六味地黄丸 3 盒, 女宝 5 盒, 按说明口服。

经随访, 患者月经恢复正常。

★ **按　语**

月经先期是妇科常见的月经病, 相当于西医学的有排卵功血的黄体功能不足。

西医学中的月经频发, 即黄体功能不足, 一般表现为月经周期缩短, 常为二月三次行经, 甚或一月两次行经, 主要是因为虽有排卵但排卵后的黄体发育不健或功能不足, 致使月经周期提前。

本病以月经周期异常为主, 故治疗的重点在平时, 重视平时调整。杨老治疗本病, 注重月经节律中肾的阴阳转化机能。杨老指出, 在正常月经周期中, 月经按着肾气的阴阳消长、气血盈亏的变化规律而呈现出月经期、经后期、经间期、经前期的不同变化。黄体功能不足, 是表现在经前期, 但究其原因则责之经后期的肾阴亏虚, 至经间期阴阳转化时, 使阳气升腾转化不利, "阳气乘阴则血流散溢……故令乍多而在月前", 用药在大剂补阴药的基础上加入补阳之品, 以求"阳中求阴", 亦重视阳气的生长。

本患者肝肾阴虚, 虚热上扰, 采用杨老自创的调经汤加减, 在非经期以滋阴养血为主, 在经期若经血量多或经期延长, 可配合清热止血药, 即可达到满意疗效。

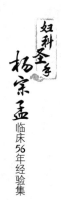

（二）月经后期

病案一　血热经迟

朱某，女，36岁，已婚，工人。

初诊：2003年5月25日。

主诉：月经错后13天。

病史：患者既往月经正常。3个月前患肾病，经治疗将愈。末次月经2003年4月12日，于5月10日时因与家人吵架郁怒不解而月经未潮，现为月经周期的第43天，心烦不安，手足心热，胸闷不舒，乳房胀痛，夜眠欠安。

查体：舌质红，少苔薄黄，脉弦细而数，舌下络脉粗大青紫。

妇科检查：外阴已婚已产型；阴道通畅，黏膜充血，分泌物少量，白、黏；宫颈光滑呈紫蓝色；宫体常大、普硬，活动可，压痛（－）；双侧附件轻度增厚，压痛（－）。

理化检查：

1. 妊娠试验检查：阴性。

2. 超声检查：子宫前位，大小为6.2cm×4.7cm×3.1cm，子宫内膜厚0.8cm，左侧卵巢大小2.9cm×2.9cm，右侧卵巢大小3.0cm×2.3cm。

诊断：中医诊断：月经后期（肾虚肝郁证）。

　　　　西医诊断：月经失调。

辨证：肾病日久，耗伤肾阴，精亏血少，燥涩内瘀；加之怒动肝火，郁热瘀滞，经血不得下通。

治法：滋阴清热，养血调经。

处理：

方药：调经汤加减。

女贞子50g，熟地黄25g，生地黄25g，枸杞15g，当归15g，白芍15g，黄柏10g，知母10g，川芎10g，香附15g，丹皮10g，郁金15g，甘草10g。8剂，水煎服。

二诊：2003年6月10日。

用药后月经于6月5日来潮，现为月经周期第6天，量色正常，自觉症状缓解，经血将净。

查体：舌质淡红，苔薄，脉弦细。

处理：

1.逍遥丸，1丸，2次/日，口服。

2.六味地黄丸，1丸，2次/日，口服。

以上两药，经净3天后开始服用，连服3周。

三诊：2003年7月15日。

月经于7月4日来潮，周期29天，量色正常，持续6天净。经前乳房胀痛，经行缓解，余无不适。

查体：舌质淡红，苔薄，脉弦。

处理：药物治疗暂停，观察病情变化。

经随访患者，病情未再复发。

★ **按 语**

经迟，即指月经后期，是指月经错后7天以上，甚至3～5个月一行。中医古籍及现代教科书中论述经迟，多以邪实阻隔或源虚不足而致，但《景岳全书·妇人规》却提出"血热经迟"，认为"其有阴火内燥血本热而亦每过期者，此乃水亏血少燥涩而然，治宜清火滋阴，以加味四物汤、加减一阴煎、滋阴八味丸之类主之"。此观点与众医家不同。血热经迟在临证并不多见，杨老指出，该患者由于肾病日久，耗伤肾阴，精亏血少，冲任不足，胞宫血海不能按时满盈，又阴虚内热，本应迫血妄行，但因血少燥涩却不能行经；且加情志内伤，肝郁化火，郁热瘀滞，经血亦不得下通，故至期不来。故治疗以杨老创立之调经汤为主方加减，填精养血，滋补肝肾之不足，将止血药去之，再加以清肝、理气、活血之品，使血旺气通，经血自调。方中女贞子、熟地黄、当归、白芍、枸杞填精养血；知母、黄柏清热泻火；当归、白芍养血柔肝；川芎、香附、郁金活血理气；生地黄、丹皮滋阴凉血；甘草调和诸药。全方共奏滋阴清热、养血调经之功。

西医学认为，月经推迟，主要是卵巢功能不足，卵泡发育不良，致使卵泡发育成熟至排卵的时间延长而导致月经错后。中药滋肾养肾，可促进卵泡发育，如女贞子可以调节女性内分泌系统，其含有雌激素和雄激素样物质，

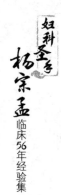

可双相调节内分泌激素，能使家兔卵巢的大卵泡数明显增多、雌激素升高；枸杞子能提高造血功能，增加垂体及卵巢的重量，具有促进排卵的作用；熟地黄有补虚作用，其水煎剂可促进贫血动物红细胞、血红蛋白恢复，加快多能造血干细胞、骨髓红系造血祖细胞的增殖、分化作用。女贞子、熟地黄、枸杞三药亦为杨老使用频率较高的药物。

病案二　血虚经迟

高某，女，36岁，已婚，营业员。

初诊：2001年11月14日。

主诉：月经错后6个月。

病史：患者既往月经正常。半年前开始周期错后，40～50天一行，经量较前逐渐减少，经期较前缩短，甚至2天即净，色黯，偶有血块。末次月经2001年11月10日，周期43天，色淡黯，量少，经期4天，伴小腹隐痛不适，腰酸；平素头晕眼花，经期加重，倦怠乏力，纳呆，夜眠欠佳，二便可。

查体：舌质淡，苔薄，脉沉细。

妇科检查：外阴已婚已产型；阴道通畅，黏膜略充血，分泌物少量，淡褐色；宫体、附件未见异常。

理化检查：

1. 女性激素六项检查：E：103（50～240pg/mL）；FSH：3.3（1.7～7.1mIU/mL）；LH：10.7（1.0～11mIU/mL）；P：0.87（0.035～59ng/mL）；T：0.8（0.22～2.9nmol/mL）；PRL：11.9（3.4～24.1ng/mL）。虽各项指标尚在正常范围内，但LH/FSH仍大于2，提示仍有卵泡发育影响。

2. 超声检查：子宫水平位，大小5.2cm×4.5cm×3.8cm，内膜线清晰，厚0.4cm，左侧卵巢大小2.8cm×2.0cm，右侧卵巢大小3.1cm×2.0cm。

3. 血常规检查：血红蛋白110g/L。

诊断：中医诊断：月经后期（血虚证）。

　　　　西医诊断：月经失调。

辨证：素本血虚，精亏血少，冲任、胞宫不能按时满盈，故经血至期不来。

治法：滋阴养血，活血调经。

处理：

1. 方药：二至丸合四物汤加减。

女贞子 50g，旱莲草 25g，熟地黄 25g，生地黄 25g，枸杞 15g，当归 15g，白芍 15g，黄芪 30g，知母 10g，川芎 10g，香附 15g，丹皮 10g，菟丝子 15g，合欢皮 15g，鸡血藤 50g，甘草 10g。6 剂，水煎服。

2. 维生素 C、B_1、E，常规口服。

3. 测 BBT。

二诊：2001 年 11 月 22 日。

月经周期第 12 天，查看 BBT 无排卵迹象。用药后头晕乏力较前减轻。

查体：舌质淡，苔薄，脉沉弦细。

处理：

1. 方药：现为月经中期，以滋阴助阳活血为主，以促排卵。

女贞子 50g，薏苡仁 25g，菟丝子 15g，茺蔚子 15g，丹参 15g，赤芍 15g，仙灵脾 10g，川芎 10g，香附 15g，丹皮 10g，合欢皮 15g，鸡血藤 50g，甘草 10g。6 剂，水煎服。

2. 维生素 C、B_1、E，常规口服。

3. 测 BBT。

三诊：2001 年 11 月 28 日。

月经周期第 18 天，基础体温升高 2 天。自觉症状减轻，但仍觉倦怠，夜眠多梦，大便秘结。

查体：舌质淡红，苔薄，脉弦细略滑。

处理：

1. 方药：现为月经前期，以温经助阳、活血通经为主，以促经血如期而至。

女贞子 50g，仙茅 10g，车前子 15g，川牛膝 15g，丹参 15g，柏子仁 15g，肉苁蓉 15g，仙灵脾 10g，川芎 10g，香附 15g，丹皮 10g，合欢皮 15g，鸡血藤 50g，甘草 10g。6 剂，水煎服。

2. 维生素 C、B_1、E，常规口服。

3. 测 BBT。

四诊：2001 年 12 月 5 日。

月经周期第 25 天，BBT 上升 9 天。自觉乳房微胀，余无明显不适。

查体：舌质暗红，苔薄，脉弦滑细数。

理化检查：复查超声回报：子宫水平位，大小 5.5cm×4.4cm×3.8cm，内膜线清晰，厚 0.9cm；左侧卵巢大小 2.9cm×2.0cm，右侧卵巢大小 3.0cm×2.1cm。

处理：

1. 方药：女贞子 50g，仙茅 10g，仙灵脾 10g，车前子 15g，川牛膝 15g，桃仁 15g，柏子仁 15g，川楝子 10g，川芎 10g，香附 15g，丹皮 10g，鸡血藤 50g，甘草 10g。6 剂，水煎服。

2. 测 BBT。

五诊：2001 年 12 月 15 日。

月经于 12 月 11 日来潮，周期 31 天，量中等，色暗红，有小血块，腹痛轻微，现为月经周期第 5 天，经血将净。

查体：舌质淡红，苔薄，脉弦细。

处理：药物治疗暂停，观察下次月经情况，病变随诊。

★ **按　语**

月经后期，是指月经周期异常错后，而经量、经期正常，若伴经量过少，进一步可发展为闭经。月经后期属迟发性月经失调，临床以虚证为多见，精亏血少，源泉不足，血海不能按时满盈而经来后期。正如《丹溪心法·卷五》说："妇人经水过期，血少也……宜补血，用四物加黄芪、陈皮、升麻。"《万氏妇人科·卷一》也认为："经过期后行，如德行温和，素无疾者，责其血虚少也，八物汤主之。"月经之本在血，月经之行赖气，血不足经则少且延后，气不足则运血无力而延迟。现代医学认为，月经后期可见于促性腺功能低下、雌激素水平失调等因素导致的卵泡发育不良、成熟时间过长而月经周期延迟，正常月经周期调节中，足够的促卵泡激素是卵泡发育成熟至正常排卵的必需物质，雌激素的正常反馈调节又是影响卵泡发育的因素，因此一个月经周期中从原始卵泡发育至成熟而排卵的时间决定了该月经周期的长短，故治疗的重点是在卵泡期促进卵泡的发育及缩短其成熟的时间而使月经周期正常。

该患者因体弱血虚月经错后，故予以滋补精血为主，二至丸合四物汤加减，滋补先天肾精，经足血充经水如期而至。杨老指出，血虚证月经病不论是月经后期、月经量少乃至闭经，均应以养血为主，同时兼顾益气，注重肾、脾先后二天，因血是月经的物质基础，并使血流畅行，气行血行，月经正常。方中补血益气的同时，加入知母、丹皮滋阴清热，使补而不燥；加入香附理气；加入鸡血藤养血活血，使血足而不滞。杨老临诊最常用的药物之一是鸡血藤，鸡血藤味苦、微甘，性温，归肝、肾经，补血活血，舒筋活络，临床常用于贫血、白细胞减少症及月经不调，也常用于手足痿痹、风湿痹痛及跌打损伤。杨老不但月经病常用，妇科杂病也常用，因女性的生理特点是"以血为主，以血为用"，鸡血藤补血活血即补而不滞，现代药理研究也证实鸡血藤有扩血管作用、抗肿瘤作用、镇静催眠作用及对金黄色葡萄球菌有抑制作用。

病案三　血虚血瘀经迟

秦某，女，33岁，已婚，职员。

初诊：1999年5月15日。

主诉：月经错后4个月。

病史：患者既往月经正常。4个月前因行人流术后，调养不适感寒，开始月经周期错后，40～70天一行，经量较前逐渐减少，经期较前缩短，甚至2天即净，经色淡黯，偶有血块。末次月经1999年4月10日，周期46天，色淡黯，量可，经期5天，伴小腹疼痛不适，得热减轻，腰酸；平素倦怠乏力，头晕眼花，经期加重，纳呆，夜眠欠佳，小便可，大便秘结。

查体：舌质淡黯，苔薄，脉沉弦细。

妇科检查：外阴已婚未产型；阴道通畅，黏膜略充血，分泌物少量，淡黄色；宫体、附件未见异常。

理化检查：

1. 女性激素六项检查：E：113pg/mL；FSH：5.6mIU/mL；LH：9.3mIU/mL；P：26.3ng/mL；T：1.8nmol/mL；PRL：12.2ng/mL。

2. 超声检查：子宫前位，大小6.2cm×4.3cm×3.6cm，内膜线清晰，厚0.8cm；左侧卵巢大小3.1cm×2.3cm，右侧卵巢大小3.3cm×1.9cm。

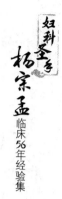

3.血常规检查：血红蛋白119g/L。

诊断：中医诊断：月经后期（血虚血瘀证）。

西医诊断：月经失调。

辨证：素本血虚，人流术后损伤肾气，精亏血少，冲任、胞宫不能按时满盈；且产后调摄不慎感寒致寒凝血瘀，故经血至期不来。

治法：温经祛瘀，活血调经。

处理：

1.方药：二至丸合脱花煎加减。

女贞子50g，旱莲草25g，当归15g，川芎10g，肉桂10g，肉苁蓉15g，川牛膝15g，车前子15g，红花10g，泽兰15g，白芍15g，香附15g，鸡血藤50g，甘草10g。6剂，水煎服。

2.维生素C、B_1、E，常规口服。

3.测BBT。

二诊：1999年5月25日。

月经于5月19日来潮，周期39天，经量较前增多，色黯红转暗红，有小血块，小腹疼痛较前减轻，经期5天。现为月经周期第7天，经净后2天，查看BBT无排卵迹象。

查体：舌质淡红，苔薄，脉沉弦细。

处理：

1.方药：上方去川牛膝、车前子，加丹参15g、茺蔚子15g，以促排卵。8剂，继服。

2.维生素C、B_1、E，常规口服。

3.测BBT。

三诊：1999年6月6日。

月经周期第18天，基础体温升高3天。自觉症状减轻，无明显不适。

查体：舌质淡红，苔薄，脉弦细略滑。

处理：

1.方药：现为月经前期，以温经化瘀、活血通经为主，以促经血如期而至。

女贞子50g，仙灵脾15g，当归15g，川芎10g，肉桂10g，肉苁蓉15g，川牛膝15g，车前子15g，红花10g，泽兰15g，白芍15g，香附15g，鸡血藤50g，甘草10g。8剂，水煎服。

2. 维生素 C、B_1、E，常规口服。

3. 测 BBT。

四诊：1999年6月25日。

月经于6月17日来潮，周期28天，量中等，色暗红，无血块，腹痛轻微，腰酸不适，持续6天净。无明显自觉症状。

查体：舌质淡红，苔薄，脉弦滑略细。

理化检查：复查超声回报：子宫前位，大小6.0cm×4.2cm×3.5cm，内膜线清晰，厚0.3cm，左侧卵巢大小2.9cm×2.3cm，右侧卵巢大小3.0cm×2.3cm。

处理：继服5月25日方，巩固疗效。

★ **按　语**

月经后期临床以虚证多见，精亏血少，源泉不足，血海不能按时满盈而经来后期。但该患者因人流术后虚损同时感寒致瘀而月经错后，故予以滋补精血为主，同时需温经化瘀。杨老选用《景岳全书》脱花煎合二至丸加减，既滋补先天肾精，又温经化瘀通脉，使经足血充、经脉通畅而经水如期而至。

张介宾创立的脱花煎，以其临产催生，或产难经日，或死胎不下，药用当归、川芎、肉桂、车前子、牛膝、红花。杨老常用其温经行气、养血祛瘀、引血催经之功而治疗月经稀发、闭经。方中当归、川芎活血养血，川芎又能行血中之气，肉桂温通血脉，红花活血祛瘀，牛膝引血下行，治疗血虚血瘀经闭不行，每获良效。

（三）经期延长

病案一　肝肾阴虚证（置环后）

马某，女，33岁，已婚，教师。

初诊：2004年7月9日。

主诉：上环后经期延长3个月。

病史：患者既往月经正常。于2003年10月因孕足月剖宫产一女性活婴，产后恶露8天净。2004年4月月经恢复后行节育术，宫内放置节育器，

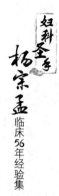

后经期较以往延长,每次行经8、9日方净,但周期、经量尚正常,已连续3个月经周期。末次月经2004年6月30日,持续至今未净。经血色鲜红,量少质稠,有小血块;伴心烦口渴,手足心热,食纳可,二便和。

查体：舌质红,苔少,脉弦细略数。形体中等,面色潮红,自动体位,查体合作。

妇科检查：阴道少量血性分泌物,月经样,余未见异常。

理化检查：

1. 血、尿常规：未见异常。

2. 实验室检查：凝血常规正常。

3. B超检查提示：子宫大小正常,宫内节育器回声,位置正常；附件（-）。

诊断：中医诊断：经期延长（肝肾阴虚证）。

西医诊断：月经失调（带环后）。

辨证：肝肾阴虚,虚火下扰胞宫、血海,迫血妄行,经期延长。

治法：滋阴清热,止血调经。

处理：

1. 方药：女贞子25g,旱莲草25g,生地黄25g,黄芩15g,黄柏10g,荆芥炭15g,侧柏叶20g,地榆25g,茜草10g,甘草10g。6剂,水煎服。

2. 罗红霉素片,常规口服,预防感染。

二诊：2004年7月15日。

服药后阴道流血已净2天,仍觉手足心热,余无不适。

查体：舌质红,苔少,脉沉细略数。

处理：

1. 上方去茜草、地榆、侧柏叶,加熟地黄25g、菟丝子20g、枸杞子20g、当归15g、白芍15g、山药25g、茯苓15g、陈皮15g,滋肾养肝。6剂,水煎服。

2. 抗生素治疗停药。

三诊：2004年7月24日。

月经周期第24天,阴道流血已净11天。服药后口渴、手足心热等症状缓解,无明显不适。

查体：舌质淡红，少苔，脉沉细。

处理：现为经前期，上方加仙灵脾15g、鸡血藤50g，以求"阳中求阴"，养血活血。再6剂，水煎服。

四诊：2004年8月3日。

月经于8月1日来潮，量中等，色鲜红，质稠，有小血块；现为月经周期第3天，目前无明显不适。

查体：舌质淡红，苔薄，脉弦滑细。

处理：继服初诊方4剂。

五诊：2004年8月9日。

月经于8月6日干净，本次经期6天，无其他异常。

患者经过治疗1个月经周期，经期恢复正常。停药随诊3个月经周期未复发。

★ **按 语**

古代医籍关于经期延长的论述，早在隋代《诸病源候论·妇人杂病诸候》即有"月水不断"的记载，指出其病是由劳伤经脉，冲任之气虚损，不能制约经血所致。经期延长的发生主要的病因病机是气虚无力收摄、血热迫血妄行及血瘀血不归经所致。本案患者乃阴虚血热，热扰冲任，血海不宁，迫血妄行而经期延长。正如《女科证治约旨·经候门》认为本病乃因"气虚血热妄行不摄"所致。

经期延长多见于西医学有排卵型月经失调之子宫内膜不规则脱落（黄体萎缩不全）。但因宫内放置节育器所造成的副反应常常表现为经期延长。杨老指出，放置节育器后所致的经期延长，从中医而言乃属于是金刃所伤，伤及阴血，阴血虚，虚热生，热伏冲任，冲任不固而出血。尤其临床上环时间为月经干净后3～7天，正是中医理论所述之经后期，此时胞宫已完成了"泻而不藏"的月经期，胞宫空虚，阴血不足，进入"藏而不泻"的经后期。且在月经周期中，经后期亦为阴长期，即阴已不足，又开始下一个周期的生长。此时置环干扰了阴长的秩序，加重了阴虚血亏，阴虚生内热，至经前期冲任血海旺盛，虚热加重了冲任之沸、之瘀，故再次行经时，热迫血妄行而难以自行停止，经期延长。因此，本病临证时以血热证为多见。中医学虽没有置环的记载，但根据症状、舌脉辨证用药，往往收到较好疗效。胞宫血海空虚、阴血不足之时，应以滋补肾阴精血为主，并清热止血，方选杨老据多年经验自拟的调经汤加减。调经汤中女贞子、旱莲草滋肾养阴；生地黄清热凉血；黄芩、黄柏清热泻火；侧柏叶、地榆、茜草凉血止血；荆芥穗清气分之热；甘草调和诸药。全方共奏滋阴清热、养血止血之功，缩短经期，使之达于正常。二诊阴道流血已净，故去止血药，增加滋阴补肾、理气活血的熟地黄、菟丝子、枸杞子、当归、白芍、山药、茯苓、陈皮。三诊时已是月经前期，阳长阶段加仙灵脾、鸡血藤温肾活血。至四诊经期仍以清热止血为主。现代医学认为，置环后环与宫壁接触，引起子宫收缩，导致宫内膜发生局部的微血管内弥散性凝血，或慢性子宫内膜炎，可使阴道流血不止。临床单纯用止血药止血，效果不甚理想，而采用中药辨证治疗，既局部止血，又可调整全身机能，使之恢复常态，达到治疗的目的。杨老创立的调经汤针对此类月经不调均有较好疗效。

病案二　血瘀证

高某，女，37岁，已婚，工人。

初诊：2009年5月19日。

主诉：经期延长2个月。

病史：患者既往月经正常。3个月前因经期郁怒而行经时间延长，近2个月每次行经需11、12日方净，但周期、经量尚正常，已连续2个月经周期。末次月经2009年5月8日，持续至今未净，初始经量正常，色暗红，至6、7天开始量少淋沥，色黯或深褐色，偶有小血块；伴小腹隐痛，口渴，食纳可，二便和。

查体：舌质紫暗，苔少，脉弦细略滑。

妇科检查：外阴、阴道正常，阴道少量血性分泌物，月经样；宫颈光滑，呈紫蓝色；宫体、附件压痛（+/−）。

理化检查：

1. 血、尿常规：未见异常。

2. 实验室检查：凝血常规未见异常。

3. 妇科彩超：子宫前位，大小为6.2cm×4.5cm×3.4cm，子宫内膜线清晰，厚0.4cm，双侧附件（−）。

诊断：中医诊断：经期延长（血瘀证）。

西医诊断：功血（有排卵型）。

辨证：素性抑郁，加之经期情志所伤，气滞血瘀，瘀阻冲任、胞宫，瘀血不去，新血难安，故经期延长。

治法：活血祛瘀，止血调经。

处理：

1. 方药：熟地黄25g，生地黄25g，当归15g，白芍15g，川芎10g，益母草15g，丹皮10g，地榆25g，桃仁10g，甘草10g。6剂，水煎服。

2. 罗红霉素片，常规口服，预防感染。

二诊：2009年5月28日。

服药后阴道流血于5月23日停止，经期15天，现已净5天，自觉气短乏力，余无不适。

查体：舌质暗红，苔少，脉沉弦细。

处理：

1. 上方去地榆、益母草，加丹参15g、菟丝子20g、枸杞子20g、柴胡10g、香附10g，疏肝养血，活血调经。8剂，水煎服。

2. 抗生素治疗停药。

三诊：2009年6月8日。

月经于6月6日来潮，量色正常，经期乳房胀痛，经行缓解。现为月经周期第3天，无明显不适。

查体：舌质淡红，少苔，脉弦滑细。

处理：现为月经期，上方加益母草15g、三七3g（冲服）、蒲黄10g（冲服），4剂，于经期第4天开始服用，以活血止血。

四诊：2009年6月15日。

用药后月经于6月13日停止，经期缩短为7天，恢复正常。

查体：舌质淡红，苔薄，脉弦滑细。

处理：停药观察病情变化。

★**按 语**

经期延长为出血性月经失调，一般周期、经量正常，只表现为出血时间延长，其不同于经漏的特点是，虽经期延长但却可自行停止。故多见于西医

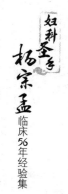

学有排卵型月经失调之子宫内膜不规则脱落（黄体萎缩不全），治疗的重点在月经期，缩短出血时间，使之恢复到正常范围内即达到治愈的目的。

杨老指出，本案患者因经期郁怒而致肝气郁结，气滞血瘀，使新血难以归经，治疗以桃红四物汤为主方加减，再配以疏肝理气之品，使经期"泻而不藏"有度，至期截止，瘀祛血安。故非经期时调气养血疏肝，经期加化瘀理气止血之品，收到较好疗效。

（四）月经量多

病案一 气虚证

曹某，女，45岁，已婚，已产，无环。

初诊：2001年4月20日。

主诉：月经量多4个月，加重3天。

病史：该患者既往周期规律，经期3～7天，量中，色暗红，痛经（+）。患者3个月前无明显诱因出现月经量多，曾就诊于长春市妇产医院，给予宫血宁胶囊（剂量不详），疗效不显，血量仍未减少，但经期正常，7天内能够自行停止。末次月经2001年4月14日，月经量多，色淡红略暗，质稀无块，无明显腹痛，但觉腰酸不适，持续今日将净，为求中医药治疗来我院门诊。现阴道流血点滴，伴疲倦无力，气短懒言，心慌，睡眠差，饮食欠佳，二便和。

查体：舌淡，苔薄，脉弦细而沉。形体中等，面色淡白，自动体位，查体合作。眼睑结膜及甲床血色稍淡。

妇科检查：阴道流血量少，色淡，未见器质性病变。

理化检查：

1. 血常规：血红蛋白88g/L。

2. 凝血常规：未见明显异常。

3. 妇科彩超：子宫前位，大小为6.8cm×4.7cm×4.0cm，子宫内膜厚0.6cm，双侧附件（－）。

诊断：中医诊断：月经量多（气虚证）。

虚劳。

西医诊断：有排卵功血（子宫内膜增殖症）。

继发性贫血。

辨证：脾虚气不摄血，冲任不固而致月经量多；失血过多，心神失养，气血虚衰而致虚劳。

治法：补气健脾，固冲摄血调经。

处理：

1. 方药：党参 25g，白术 15g，山药 25g，黄芪 30g，丹参 15g，麦冬 15g，升麻 10g，熟地黄 25g，补骨脂 15g，肉苁蓉 15g，陈皮 15g，郁金 10g，鸡血藤 25g，炒枣仁 15g，甘草 10g，远志 15g。6 剂，水煎服。嘱患者经净后 3 天开始服用。

2. 铁剂，自备，常规服。

3. 维生素 C、B_1、B_6、E，常规口服。

4. 测 BBT。

二诊：2001 年 4 月 27 日。

患者用药后自觉症状减轻，偶尔心烦，睡眠改善不显。现为月经周期的第 13 天，查看 BBT，无排卵迹象。

查体：舌红，苔薄，脉弦细。

理化检查：复查超声报告：子宫前位，大小为 6.9cm×4.8cm×4.0cm，子宫内膜厚 0.8cm；左侧卵巢大小为 3.9cm×2.8cm×2.0cm，其内可见 4~5 个无回声光团，最大者直径 2.0cm；右侧卵巢大小为 3.0cm×2.8cm×2.2cm；子宫直肠陷凹少量积液。

处理：

1. 主证未变，续用前方，但此时为经间期，酌增加活血药以促排卵，并加合欢皮养血安神。

方药：党参 25g，白术 15g，山药 25g，黄芪 30g，丹参 15g，川芎 10g，升麻 10g，熟地黄 25g，赤芍 15g，肉苁蓉 15g，陈皮 15g，郁金 10g，鸡血藤 25g，炒枣仁 15g，甘草 10g，远志 15g，合欢皮 15g。6 剂，水煎服。

2. 铁剂，自备，常规服。

3. 维生素 C、B_1、B_6、E，常规口服。

4. 继测 BBT。

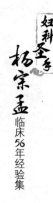

三诊：2001年5月8日。

患者服药后睡眠明显好转，乏力减轻，食纳尚可，现为月经周期第24天，乳胀，便秘，矢气多。

查体：舌质淡红，苔薄，脉弦细。查看BBT升高第12天。

理化检查：

1.血常规：血红蛋白92g/L。

2.妇科彩超：子宫前位，大小为6.9cm×4.6cm×3.7cm，子宫内膜厚1.0cm，双侧附件（−）。

处理：

方药：党参15g，白术15g，黄芪30g，桃仁10g，丹皮10g，川牛膝15g，车前子15g，玄胡10g，巴戟天15g，益母草15g，川楝子6g，蒲黄10g，木香10g，鸡血藤25g，甘草10g。4剂，水煎服。

补骨脂15g，艾炭10g，杜仲15g，乌贼骨40g，茜草10g。2剂，月经来潮，经行量多时加入汤药同煎口服。

四诊：2001年5月25日。

患者于5月16日月经来潮，经血量较前减少，色暗红，血块（+/−），腹部轻微疼痛，腰酸减轻，持续6天净。睡眠、乏力明显好转，食纳可，二便和。

处理：同法再周期性调理一个月经周期。

患者月经于6月13日来潮，经血量较前明显减少，余证缓解。复查血常规：血红蛋白98g/L。

★ **按　语**

月经过多一病早在《金匮要略·妇人杂病脉证并治》中已有记载，而金代刘河间在《素问病机气宜保命集·妇人胎产论》中首先提出"经水过多"的病名。

月经量多，是出血性月经不调之一，是指月经的周期、经期正常，经量明显多于既往，或经量超过100mL。月经量多的主要病机是冲任不固，经血失于制约。病因有气虚、血热、血瘀，其中以气虚最为多见。正如隋代巢元方《诸病源候论·月水不断候》中记载："妇人月水不断者，由损伤经血，冲脉、任脉虚损故也。冲任之脉，为经脉之海；手太阳小肠之经也，手少阴心之经也，此二经为表里，主下为月水。劳伤经脉，冲任之气虚损，故不能制其经血，故令月水不断也。"患者多由于思虑过度，或因饥饱劳倦而伤脾，脾虚不能统血，致使营血外溢而妄行；脾虚而健运失司，化生之源不足，故气血亦虚。月经过多，相当于西医学的子宫内膜增殖症、子宫肥大、子宫腺肌病等引起的月经过多，虽月经量多，但经期正常，可自行停止，故不同于崩漏的量多及淋沥不断，这也是二者的最主要鉴别点。但崩漏出血量多、属于气虚证者，可参照月经过多辨证治疗。

该患者气虚中阳不振，故疲倦无力，气短懒言；血虚不能濡养心脉，故心慌；血虚不能养神，故睡眠差；舌淡、苔薄、脉弦细而沉均为气虚之征。方选经典古方举元煎为主方加减。方中重用黄芪补中益气，补气而摄血，同时配伍健脾益气的党参、白术、山药，使脾气健运，统血有权，冲任调畅，经量自能正常。陈皮理气调中，使补气而不滞气。升麻升提下陷之中气而止血。熟地黄为补血要药，与麦冬、枣仁同用以养阴清心，除烦安神。郁金以行气解郁。补骨脂"暖水脏，补火以生土"。杜仲入肾经、肝经，主腰脊痛，补中益精气，虽温而不助火。甘草调和诸药。杨老治疗本病是按月经病的治疗原则，"急则治其标，缓则治其本"，顺应月经周期中阴阳转化和气血盈亏的变化规律。在经后期血海空虚，宜予调补，故一、二诊以调补为主。二诊患者自觉症状减轻，说明主证未变，故守原方，因患者偶尔心烦，故增加合欢皮，以疏肝解郁，悦心养神，能使五脏安和，心志欢悦，同时亦遵循生育期女性和中年女性重在治肝的原则。三诊为经前期，血海充盈，宜予疏导，即经前勿滥补。患者服药后睡眠心烦明显好转，乏力减轻，食纳尚可，现乳胀、便秘、矢气多，故药物以行气活血为主。同时经期加乌贼骨、茜草、艾炭等药，目的为经期出血量多时固冲止血，减少出血量以防气随血脱，达到引血归经的治疗目的。杨老治疗出血性月经不调气虚证时，喜用举元煎、补中益气汤、归脾汤等方为主加减，以升提、固摄气机，使血循常道，血随气远离胞宫、胞脉，回流至全身十二经脉及奇经八脉，发挥正常生理作用。若单纯以止血药止血，则犹如"抽刀断水水更流"。杨老应用止血药物善用炭类药，一是炭类药可增加止血的效果，因为中医理论认为，炭为黑色，黑可以制红，"血见黑必止"，且炭类有收敛之性；二是气虚证出血量多，气虚之甚则阳不足，炭类药还可增加药物的温热之性，温阳化气，使补而不滞，达到止血的目的。杨老指出，临床对现代医学诊断为子宫内膜增生、增生过长、息肉样增生者，其中如素本劳倦伤脾，或思虑饥饱伤脾，或肝肾阴虚日久不愈，血下量多，致血脱气陷，阳气郁遏内闭，又可转为脾肾气虚，气虚不摄，则血走如崩，此时又当益气升阳，大补奇经，以大剂参芪益气健脾，固脱止血。故可以补中益气汤为基本方，用以益气升提，加熟地黄、山药、白芍配当归以养血滋阴，固护阴精，更可增入大剂血肉有情之品，如阿胶、鹿角胶、龟板胶，以大补奇经，固冲任，或少佐以棕炭、艾炭，龙骨、牡蛎等固涩止血，以达益气固脱、升阳举陷、固涩冲任之效。杨老常告诫我们，正常月经，经血循行于脉道之中，虽血充盈旺盛但不妄行，故经来正常；若因致病因素而血不循经，虽血虚亦妄行而经行量多或经期延长。

病案二　血热夹瘀证

廖某，女，35 岁，已婚，已产，有环。

初诊：1994 年 3 月 10 日。

主诉：月经量多 2 个月。

病史：该患者既往周期规律，经期 5～7 天，量中，色暗红，有小血块，痛经（+）。患者 2 个月前因经期恚怒出现月经量多，曾就诊于长春市妇幼保健院，给止血剂止血（药名、剂量不详），疗效不显，血量仍未减少，但经期正常，7 天内能够自行停止。末次月经 1994 年 2 月 24 日，月经量多，色深红略黯，质稠有块，血块量多且血块较大，腹痛明显拒按，伴腰酸不适，口干口苦，胸闷不舒，气短懒言，善太息，睡眠差，饮食欠佳，小便黄，大便秘结。

查体：舌红，苔薄，脉弦滑而细。形体中等，面色潮红，自动体位，查体合作。

妇科检查：未见器质性病变。

理化检查：

1. 血常规：血红蛋白 118g/L。

2. 凝血常规：未见明显异常。

3. 妇科彩超：子宫前位，大小为 6.3cm×4.0cm×3.4cm，子宫内膜线清晰，厚 0.7cm，双侧附件（–）。

诊断：中医诊断：月经量多（血热夹瘀证）。

西医诊断：有排卵功血（子宫内膜增殖症）。

辨证：素性肝旺，加之经期恚怒，怒动肝火，热蕴血分，迫血妄行，冲任不固而致月经量多；郁久化热，热盛煎津，瘀阻冲任，血不归经。

治法：疏肝解郁，凉血调经。

处理：

1.方药：熟地黄25g，生地黄25g，丹皮15g，当归15g，白芍15g，山药25g，柴胡10g，栀子15g，麦冬15g，淡竹叶15g，金银花15g，郁金10g，鸡血藤25g，黄芩15g，沙参15g，大黄5g，甘草10g。6剂，水煎服。

2.六味地黄丸，常规口服。

二诊：1994年3月17日。

患者用药后自觉症状减轻，现为月经周期的第23天，自觉乳房微胀，小腹不适。

查体：舌红，苔薄，脉弦滑数。

处理：

1.主证未变，续用前方，但此时为经前期，去熟地黄滋腻之品，酌增加活血化瘀药以促经血排泄畅行。

方药：生地黄25g，丹皮15g，当归15g，白芍15g，山药25g，柴胡10g，栀子15g，黄芩15g，麦冬15g，淡竹叶15g，金银花15g，郁金10g，川牛膝15g，鸡血藤25g，沙参15g，大黄5g，甘草10g。6剂，水煎服。

2.六味地黄丸，常规口服。

三诊：1994年3月24日。

患者服药后诸症好转，月经于3月22日来潮，量多较前改善，色紫暗，血块（++），小腹胀痛尚可忍受，小便短黄，大便正常。

查体：舌质暗红，苔薄，脉弦滑细。

理化检查：妇科彩超：子宫前位，大小为6.5cm×4.2cm×3.9cm，子宫内膜厚1.2cm，双侧附件（-）。

处理：主证未变，续用前方，但此时为月经期，在前方的基础上酌加化瘀止血药以促经血排泄，祛瘀生新。

方药：生地黄25g，丹皮15g，当归15g，白芍15g，茜草10g，地榆

20g、益母草 25g、马齿苋 15g、荆芥穗炭 15g、黄芩 15g、沙参 15g、麦冬 15g、淡竹叶 15g、金银花 15g、玄胡 10g、甘草 10g。6剂，水煎服。

四诊：1994年4月10日。

用药后经血量较前减少，色暗红，血块（+/-），腹部轻微疼痛，乳房胀痛缓解，持续6天净。食纳可，二便和。

处理：同法继续调理一个月经周期。

患者月经于4月23日来潮，量色正常，余证缓解。复查血常规、超声均正常。

★ **按 语**

月经量多是经量异常的疾病，虽量多但可自行停止，仍需引起重视，若进一步发展可成崩漏。本案患者素性抑郁肝旺，加之经期恚怒，怒动肝火，血分蕴热，迫血妄行，冲任不固而致月经量多；又郁久化热，热盛煎津，瘀阻冲任，血不归经。刘完素也强调该病的主要机理是阳盛血热，主张治疗应清热凉血，并辅以养血调经，并记载了治疗方药，如"治妇人经水过多，别无余证，四物内加黄芩、白术各一两"。因本案患者与情志为病关系密切，故治疗以疏肝解郁、凉血调经为主，方中熟地黄、麦冬、沙参、山药滋阴养血；生地黄、丹皮、黄芩清热凉血；当归、白芍养血柔肝，敛阴止血；柴胡、栀子、郁金清泻肝火；金银花、淡竹叶清热解毒；鸡血藤养血活血；大黄泻火导滞；甘草调和诸药。患者初诊时为月经周期第15天，正开始进入经前期，肾阳气为主导作用，即阳长阶段，又冲脉之气开始渐盛，故予疏肝解郁，清热凉血，化瘀调经，并配以六味地黄丸滋肝养肾，防肝旺太过；二诊为经期前一周，加入牛膝补肝肾，活血调经，引血下行；三诊月经期，加入凉血止血药，如马齿苋、地榆、荆芥穗炭，引血归经，以减少出血量达到治疗的目的。药理研究证实，马齿苋汁和提取物对动物离体子宫有明显的收缩作用，故可有效止血。

杨老指出，本病虽出血量多，也不可不问证候而单纯一味地止血，如血块较多较大，考虑为热煎津成瘀，可用化瘀止血药如益母草、茜草、三七、马鞭草等，且初始用药后可能会反使经量更多，不必恐慌，应是用药有效的临床表现，是助胞宫瘀血排出之势，即现代医学所论"子宫内膜彻底剥脱"，先多后少，而下一个月经周期的出血量应会明显减少，也即免去刮宫之苦。若月经量多伴痛经，属子宫腺肌病特点，可增加化瘀止痛药物，如蒲黄、五灵脂等；若月经量多，气随血脱，气阴两亏，热随血泄，加补气之人参、黄芪；血热甚者加马齿苋、地榆凉血止血，二药均有收缩子宫的作用。

笔者认为，月经量多是出血性月经病，其治疗也应本着"急则治标，缓则治本"的原则，因其周期、经期正常，故治疗的重点在经期，经期减少出血量，以防止病程日久所致的气血虚衰；平时调理辨证求因，增加机体的正气，正所谓"正气存内，邪不可干"，方可达到治疗目的。

（五）月经量少

病案一 血虚量少

宋某，女，36岁，已婚，职员。

初诊：2002年3月19日。

主诉：月经量少4个月。

病史：患者既往月经正常。1年前患消化性溃疡，曾2次发生呕血，后保守治疗痊愈。但因恐惧疾病复发，故饮食慎重，食纳减少。消化性溃疡未再复发。4个月前开始月经周期正常，而经量较前明显减少，经期2～3天，经血色淡红，有小血块，经行腹痛不适，腰酸，倦怠乏力，头晕耳鸣，心慌气短，眠差，二便和。末次月经2002年3月12日。

查体：舌质淡红，苔薄，脉沉弦细。形体消瘦，面色萎黄，营养中等，查体合作。

妇科检查：外阴已婚未产型；阴道通畅，黏膜正常，分泌物少量，淡黄，黏；宫颈光滑充血；宫体前位，常大普硬，活动良，压痛（－）；双侧附件未触及。

理化检查：

1. 血常规：血红蛋白108g/L；余正常。

2. 凝血常规：未见异常。

3. 超声检查：子宫前位，大小为6.7cm×4.7cm×3.6cm，子宫内膜厚0.3cm；左侧卵巢大小为3.0cm×2.8cm，右侧卵巢大小为3.3cm×2.7cm；子宫直肠陷凹少量积液，直径1.5cm。

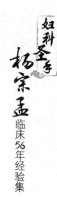

诊断：中医诊断：月经量少（血虚证）。

西医诊断：月经不调。

辨证：素本气血不足，加之失血伤阴，且饮食减少，化源不足，致使机体血虚，冲任血海不充，满溢不多，经来量少。

治法：养血益气，活血调经。

处理：

1.方药：女贞子25g，旱莲草25g，熟地黄25g，菟丝子20g，山药25g，党参15g，白术15g，砂仁10g，薏苡仁25g，泽兰15g，柏子仁15g，丹参20g，香附10g，鸡血藤50g，甘草10g。8剂，水煎服。

2.维生素C、B_1、E，常规口服。

3.测BBT。

二诊：2002年3月29日。

月经周期第17天，自觉倦怠乏力、头晕耳鸣稍改善，仍觉心慌眠差。查看BBT，体温上升2天，但幅度低。

查体：舌质淡红，苔薄，脉弦细。

处理：

1.方药：女贞子25g，熟地黄25g，仙灵脾15g，山药25g，白术15g，续断15g，川牛膝15g，车前子15g，泽兰15g，柏子仁15g，远志15g，丹参20g，香附10g，鸡血藤50g，甘草10g。8剂，水煎服。

2.维生素C、B_1、E，常规口服。

3.测BBT。

三诊：2002年4月17日。

月经于4月11日来潮，经量较前稍多，色鲜红转暗红，血块不多，小腹隐痛，伴腰酸不适。持续6天净，现净后1天。诸症改善，但未愈。

查体：舌质淡红，苔薄，脉弦滑较细。

处理：固守前方，周期治疗。

经随诊，患者治疗3个月经周期后，经量恢复正常。

★ **按　语**

月经量少，为迟发性月经不调，是指月经周期正常，月经量明显减少，甚或点滴即净，或行经时间不足2天。古籍也称"经水涩少"。正常月经周期一次行经量一般为50～80mL，最少不少于30mL，若少于30mL，则为月经量少。月经过少在金元以前的医著中无单独记载，归在"月经不调"范畴，自刘完素开始，方有单独论述，如"治妇人经水涩少，四物内加葵花煎"（《素问病机气宜保命集》）。月经过少的病因病机主要为虚实两个方面，一者源泉匮乏，血海空虚，满溢不多，或肾虚，或血虚，如《万氏妇人科》说："瘦人经水来少者，责其血虚少也，四物加人参汤主之"；一者邪气阻隔，经脉不畅，下行不多，或血瘀，或痰湿，如《万氏妇人科》说："肥人经水来少者，责其痰碍经隧也，用二陈加芎归汤主之"。故治疗大法为虚则补之，重在补肾滋肾，濡养精血；实则泻之，贵在化瘀通利，燥湿化痰。

本病患者乃脾肾虚弱，化源不足，精亏血少，则经来量少。本方以滋肾阴、益脾气为主，方中女贞子、旱莲草、熟地黄、菟丝子滋肾益精；党参、山药、白术、砂仁、薏苡仁健脾和胃，益经血之源；泽兰、鸡血藤、丹参养血活血调经；柏子仁养血安神；香附理气，补而不滞；甘草调和诸药。全方共奏养血益气、活血调经之效。二诊时患者处于经前期，乃为温补肾阳之际，在原方基础上去滋腻之旱莲草、砂仁，加仙灵脾补肾阳，远志养血安神，川牛膝、车前子活血引经。

杨老指出，月经过少在临床以虚证为多见，血虚经少，当以气血双补之法为主，气属阳，血属阴，"无阳则阴无以生"，阴阳互根互用，阴阳双补能使阳生阴长。故选补虚方药，如四物汤、滋血汤、八珍汤、十全大补汤等，酌加养血活血之品，如泽兰、丹参、鸡血藤等，切忌用耗血破血之药，更伤阴津。正如王肯堂《证治准绳·调经门》指出："经水涩少，为虚为涩，虚则补之，涩则濡之。"可谓其治疗大法，若不论虚实，见少即妄行攻破，则致犯虚虚实实之戒，耗气伤血，使月经更难恢复，尤其是子宫内膜薄者，单一活血攻破，并不能增加出血量，犹如"器之不满，凿之不多也"。

病案二 肾虚血瘀证（人流术后）

高某，女，36岁，已婚，营业员。

初诊：2001年11月14日。

主诉：月经量少6个月，加重1个月。

病史：患者14岁月经初潮，量色正常，伴痛经，经治疗后缓解。于26

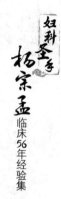

岁结婚,婚后2年生育一子,后行3次人工流产术。末次行流产术为6个月前,术后自觉月经量逐渐减少,较以往减少约三分之二,色黯有小血块,但月经周期正常,经期缩短,2～3天即净,因工作较忙未曾治疗。末次月经2001年11月10日,周期36天,量少淋沥,色黯,无血块,2天即净,伴小腹隐痛,腰骶酸胀不适,食纳可,二便和。

查体:舌质暗,舌尖隐见瘀斑,苔薄,脉弦细而沉。

妇科检查:外阴已婚已产型;阴道通畅,黏膜正常,分泌物少量,白黏;宫颈Ⅰ度糜烂;子宫前位,常大、普硬,活动可,压痛(−);双侧附件未触及异常。

理化检查:

1. 妊娠试验:阴性。

2. 超声检查:子宫前位,大小为6.5cm×4.5cm×3.5cm,子宫内膜厚0.2cm,双侧附件(−)。

3. 女性激素六项检查:E:53pg/mL;FSH:6.6mIU/mL;LH:7.3mIU/mL;P:36.3ng/mL;T:1.9nmol/mL;PRL:13.5ng/mL。

诊断:中医诊断:月经量少(肾虚血瘀证)。

　　　　　西医诊断:月经不调(人流术后)。

辨证:多次流产导致肾虚,精血不足,血海满盈不多;加之手术器械损伤胞脉、胞络,瘀血内滞,故经来量少。

治法:补肾化瘀,养血调经。

处理:

1. 方药:女贞子50g,菟丝子20g,枸杞子20g,熟地黄25g,覆盆子20g,车前子15g,五味子15g,陈皮15g,紫石英15g,丹参15g,薏苡仁25g,山药25g,山茱萸15g,丹皮15g,香附10g,鸡血藤50g,甘草10g。6剂,水煎服。

2. 维生素C、B_1、E,常规口服。

3. 测BBT。

二诊:2001年11月22日。

用药后腰酸症状改善,余无明显不适,现为月经周期的第12天,查看BBT无排卵迹象。

查体：舌质暗红，尖有瘀斑，苔薄，脉弦滑细。

处理：

1. 现为月经的经间期，上方中加川芎 10g、赤芍 15g，以促进排卵。4 剂，水煎服。

2. 维生素 C、B_1、E，常规继服。

3. 测 BBT。

三诊：2001 年 11 月 28 日。

今日就诊，为月经周期第 18 天，乳房轻微胀痛，小腹隐痛不适。查看 BBT 有排卵迹象，体温上升 3 天。

查体：舌质暗红，尖有瘀斑，苔薄，脉弦滑略细。

理化检查：复查超声回报：子宫前位，大小为 6.6cm×4.8cm×3.6cm，子宫内膜厚 0.7cm；左侧卵巢 3.8cm×2.6cm 大小；右侧卵巢 3.6cm×3.0cm 大小，其内可见 2.8cm×2.6cm 大小的无回声光团。

处理：

1. 方药：女贞子 50g，菟丝子 20g，枸杞子 20g，熟地黄 25g，车前子 15g，陈皮 15g，紫河车 15g，丹参 15g，泽兰 15g，山药 25g，丹皮 15g，香附 10g，鸡血藤 50g，仙灵脾 10g，甘草 10g。6 剂，水煎服。

2. 维生素 C、B_1、E，常规继服。

3. 测 BBT。

四诊：2001 年 12 月 5 日。

今日就诊，为月经周期第 25 天，乳房胀痛，小腹冷感、隐痛不适。查看 BBT 体温上升 10 天。

查体：舌质暗红，尖有瘀斑，苔薄，脉弦滑略数。

处理：

1. 方药：女贞子 50g，菟丝子 20g，枸杞子 20g，川牛膝 15g，车前子 15g，陈皮 15g，桃仁 10g，茜草 10g，泽兰 15g，吴茱萸 15g，丹皮 15g，香附 10g，鸡血藤 50g，仙灵脾 10g，玄胡 10g，甘草 10g。6 剂，水煎服。

五诊：2001 年 12 月 20 日。

月经于 12 月 10 日来潮，周期 30 天，经量较前稍改善，经色暗红，有小血块，腹痛轻微。

查体：舌质红，苔薄，脉弦细。

处理：以同法治疗4个月经周期，经量逐渐增加至正常，经色暗红，血块（+/−），经行腹胀腰酸但可忍受。停药随访3个月经周期，未见复发。

★ 按　语

月经过少是临床常见的月经不调之一，若伴见月经后期，进一步可发展为闭经。肾为月经产生的主导，"经水出诸肾"，月经全赖肾水施化，而多次流产导致肾虚，精血不足，血海难以满盈；加之宫腔手术，器械直损胞脉、胞络，瘀血内滞，故经来量少。现代医学认为，月经过少临床常见两大原因，一是性腺功能低下，雌激素水平不足；一是子宫内膜因素。在正常月经周期中，卵巢卵泡的发育过程中主要分泌雌激素，而子宫内膜的功能层在雌激素的影响下发生增生的改变，正常月经就是子宫内膜的周期性脱落。一个月经周期中，子宫内膜的变化是从本次月经结束后的1mm至下次月经前的10mm，故临床可通过子宫内膜的厚薄，初步判断月经量的多少。而子宫内膜的异常也是导致月经量少的一大原因。子宫内膜异常有先天发育不良，有后天损伤所致，包括诊刮术、计划生育上环及取环术、人工流产术、药物流产残留清宫术等。尤其是近年开展静脉麻醉下的无痛人流术，也是造成术后月经量少的主要原因之一，由于患者的无痛感而不能警示医生应尽早结束手术过程，相反医者恐残留而留后患，操作时的负压过大、吸宫过深、搔刮过度、时间过长等，均可对宫腔内膜造成极大的损伤，使子宫内膜修复障碍，以至于手术后月经量少不易恢复，尤其是内膜基底层的损伤，更是难以修复，给临床治疗增加了难度，更甚者可宫腔、宫颈管粘连而致闭经。故因人工流产术后引起的月经量少，也可认为属于器质性病变，是其常见的并发症之一。虽然流产术本身即可耗伤气血，损伤肾气，致使肾阴阳平衡失调而影响月经，但是就器械操作而言，器械直入子宫，损伤胞宫、胞脉，伤及血络则瘀血内停，新血不生。因此肾虚血瘀是本病发生的基本病机。

本案患者雌激素稍低，但这并不是其月经量少的主要原因，主要原因是子宫内膜的损伤。中药滋肾活血法，以促进子宫内膜生长，恢复卵巢功能为原则，其药物可使子宫血流量增加，子宫血管充盈，使子宫血运量增多，从而修复受损的子宫内膜并使其正常脱落，而达到调节月经的目的。全方用药以《证治准绳》五子衍宗丸为基础加减，先以养癸水、充经源为主，待肾精充盈后再采用温经活血之品。方中五子衍宗丸补肾益精养先天；女贞子滋肾养肝，调经补血以"阴中求阳"；因火热而水不足，故用熟地黄；薏苡仁、紫石英、山药、山茱萸健脾补肾；丹皮滋阴清热，使补而不滞；陈皮、丹参、香附活血理气；鸡血藤养血活血；甘草调和诸药。全方合用既可滋肾填精，温肾助阳，养血活血，行气化瘀，又能降泻虚火，使肾水足，虚火降，冲任得养，气血流畅，瘀血消散，血海自能按时满盈而经血恢复正常。二诊时为经间期（排卵期），在滋补肝肾的基础上，加活血药以促排卵。三诊时为经前期（黄体期），仍以补肾为基础，去掉酸收滋腻之品如五味子、覆盆子、山茱肉，紫石英易为紫河车，以促进子宫内膜增殖生长；加泽兰活血化瘀；仙灵脾温补肾阳，以"阳中求阴，生化无穷"。四诊即将行经，故补肾的同时，加大活血药的应用，并因为本地（东北）冬季寒冷，寒能滞血，加温肾助阳之品，以温经疏导经血排泄下流。

  杨老指出，中医认为女性35岁生殖功能即开始下降，卵巢功能开始衰退，正如《内经》说："五七，阳明脉衰，面始焦，发始堕"，如再不注意养护，频繁行流产术，加速肾脏的虚衰，甚至可能提前出现"三阳脉衰于上"或"任脉虚，太冲脉衰少"，故治疗必须从肾着手，以肾为本，兼顾脾肝，其目的是健脾补后天以养先天，再配以疏肝之品，使补而不滞，并且生育年龄女性均存在"血不足，气有余"之病机，肾、肝、脾三经同治，可获得较好疗效。现代药理证实，大鼠、兔的阴道涂片及内膜切片等指标表明，覆盆子似有雌激素样作用；五味子具有同人参类似的适应原样作用，能增强机体对非特异性刺激的防御能力，能增强细胞免疫功能，故能滋肾补阴，收敛心气；紫石英有兴奋中枢神经和卵巢分泌功能的作用，可促进子宫内膜生长，有助于月经量的恢复。

  笔者认为，月经的产生，是以肾为主导作用的，而"肾主生殖"又为孕育之本，故月经量少可直接影响受孕及孕后胚胎、胎儿的发育状况。由此可见月经不调是功能性不孕的主要原因，是不孕的病理根源，建议女性无论已婚或未婚有性生活者，若由于主观、客观因素暂不能生育者，一定要保护好自己，做好避孕措施，避免意外妊娠而必行流产术，无论器械手术还是药物流产，均是对"生殖之本"肾的极大伤害，若产后导致月经不调尚是轻度病证的话，则其后续影响导致不孕、孕后流产等病证将是终身遗憾。

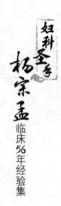

（六）经间期出血

病案　湿热证

齐某，女，33岁，已婚，服务员。

初诊：2006年9月10日。

主诉：月经间期阴道出血4个月。

病史：患者既往月经正常，4个月前因经期郁怒，经净后一周又阴道少量流血，未曾治疗，阴道流血自行停止。但近3～4个月，每至两次月经中间阴道少量流血，色暗红或深褐色，持续2～5天不等，伴有小腹不适，腰酸，夜眠可，二便和。末次月经2006年9月2日。

查体：舌质淡红，苔薄腻微黄，脉弦滑而细。

妇科检查：外阴已婚已产型；阴道通畅，黏膜正常，分泌物少量，白黏；宫体常大普硬，活动可，压痛（－）；双侧附件未触及。

理化检查：

1. 超声检查：子宫前位，大小为6.4cm×4.2cm×3.9cm，子宫内膜厚0.6cm；左侧卵巢大小3.3cm×2.7cm，右侧卵巢大小3.5cm×2.8cm。

2. 女性激素检查：尚在正常范围内。

诊断：中医诊断：经间期出血（湿热证）。

　　　　西医诊断：月经不调。

辨证：经期郁怒，肝郁化火，克伐脾土，湿热蕴结，经间期阳气内动之时，引动湿热，热扰冲任、胞宫，迫血妄行而致出血。

治法：清热利湿，调经止血。

处理：

1. 方药：生地黄25g，熟地黄25g，女贞子25g，丹皮10g，黄柏10g，薏苡仁25g，白术15g，苍术15g，郁金10g，栀子10g，香附10g。6剂，水煎服。

2. 测BBT。

二诊：2006年9月17日。

月经周期第15天，阴道流血2天，色暗红，质黏腻，泻而不畅，伴小腹隐痛。查看BBT，出血时间恰在体温升高之时。

查体：舌质淡红，苔薄腻微黄，脉弦滑而细。

处理：

方药：生地黄25g，女贞子25g，丹皮10g，黄柏10g，薏苡仁25g，白术15g，苍术15g，郁金10g，栀子10g，香附10g，白芍15g，侧柏叶15g，小蓟10g，荆芥穗10g。6剂，水煎服。

三诊：2006年9月24日。

用药后2天，阴道流血即净。无明显不适。

查体：舌质淡红，苔薄腻，脉弦滑。

处理：嘱其下次月经后就诊。

四诊：2006年10月9日。

月经于10月1日来潮，量色正常，持续6天净。现净后3天。

查体：舌质淡红，苔薄，脉弦滑略细。

处理：

1. 方药：当归15g，熟地黄25g，女贞子25g，菟丝子20g，丹皮10g，黄柏10g，薏苡仁25g，白术15g，栀子10g，柴胡10g，香附10g。6剂，水煎服。

2. 测BBT。

五诊：2006年10月22日。

患者现处于月经周期第21天，未出现阴道出血，无明显不适。查看BBT，基础体温升高7天，体温曲线稳定。

查体：舌质淡红，苔薄，脉弦滑。

理化检查：复查超声回报：子宫前位，大小为6.5cm×4.0cm×3.9cm，子宫内膜厚0.8cm；左侧卵巢大小3.4cm×2.7cm，右侧卵巢大小3.4cm×2.8cm。

处理：未再用药。

随访2个月经周期，经间期未再出血。

★ **按 语**

经间期出血，属于月经不调的特殊类型。患者有正常的生理月经，是在两次正常的生理月经中间，出现周期性的、有规律的少量阴道出血。相当于西医学的排卵期出血，是在排卵期时，由于雌激素的一过性的低落而引起子宫内膜的剥脱所致，因出血常可自行停止，有医家不主张治疗。中医古籍对本病无专篇记载及论述，可参考月经先期、经漏及赤白带下等疾病的有关文献。中医所述的经间期，即氤氲之时，也即指现代医学的排卵期，即是受孕的最佳时机。本病的主要机理是在此时期，阴阳转化之际，阳气内动时引动外邪而导致出血，出血后邪随血外泄，出血停止。

杨老指出，本病的治疗大法，重在经后期，这与正常月经调节的节律性密切相关，经后期胞宫血海空虚，是阴长的生理过程，至经间期前达到阴长至重，"重阴必阳"则阳气内动，若阴精充盛，阳气内动则不至于引动外邪，故在经后期以滋补肾阴为主，兼以祛邪。杨老告诫我们，经间期出血的患者，与自身的体质密切相关，正常月经都有"氤氲之时"，但大部分女性在此时并不出现出血，虽然本病病情并不复杂，但若出血量多或时间延长，可以发展为崩漏，故治疗时应注重患者体质的辨证，恢复机体的正气以达到治病的目的。

患者初诊时正为经后期，恰是治疗的重点，以滋肾养血为主，兼以清热利湿，方中生地黄、熟地黄、女贞子滋补肾阴；生地黄、丹皮、黄柏清热凉血；薏苡仁、白术、苍术健脾利湿；郁金、栀子清泻肝经郁热；香附疏肝解郁。全方共奏滋肾养阴、清热利湿之功。而二诊时，患者经间期出血，故在前方的基础上，去熟地黄之滋腻，加清热止血之侧柏叶、小蓟、荆芥穗，达到止血调经之目的。四诊时，患者湿热之邪减轻，故侧重调治机体抵抗力，补肾疏肝，以达到调经止血之目的。

（七）闭经

病案一　肝肾阴虚证

于某，女，24岁，已婚，职员。

初诊：2003年9月16日。

主诉：闭经、溢乳3个月。

病史：患者15岁月经初潮后尚规律行经，1年前开始无明显诱因月经不调。周期错后40～50天不等，且月经量较前减少，色淡质薄，曾用中药调理效果不佳，末次月经2003年6月15日，现已停经3个月，且伴少量溢乳，饮食可，夜眠欠佳，小便黄，大便干。

查体：舌质红，少苔，脉弦细数。形体中等，查体合作。挤压两乳有少量乳汁分泌。

妇科检查：未见异常。

理化检查：

1. 血激素测定：PRL：53.6ng/mL；FSH：1.5mIU/mL；LH：0.8mIU/mL。

2. 妇科彩超：子宫前位，大小为 6.2cm×4.1cm×2.9cm，子宫内膜厚 1.6cm；左侧卵巢大小 3.1cm×2.7cm，右侧卵巢大小 3.7cm×2.5cm。

3. 脑部 CT 摄片：脑垂体微腺瘤 0.4mm。

诊断：中医诊断：闭经（肝肾阴虚证）。

　　　　西医诊断：闭经 – 溢乳综合征。

辨证：肝肾阴虚，精血不足，不能下行胞宫，血海不能按时满盈，而阴虚火旺，迫血妄行，逆扰乳络而乳汁自出。

治法：滋肾养肝，活血通经。

处理：

1. 测 BBT。

2. 方药：瓜蒌 25g，石斛 25g，茵陈 15g，黄芩 15g，黄柏 10g，牛膝 50g，车前 15g，益母草 50g，麦芽 50g，生地黄 25g，玄参 25g，麦冬 25g，甘草 10g。8 剂，水煎服。

3. 中药治疗的同时给予西药治疗：溴隐亭从小剂量开始口服，逐渐增量至维持量。第 1 周，2.5mg/次，每日 1 次；第 2 周，2.5mg/次，每日 2 次；第 3 周，2.5mg/次，每日 3 次；并以此 7.5mg/日量维持，连续用药 3 个月。

二诊：2003 年 9 月 29 日。

服上方后无明显不适，偶见乳房微胀。

查体：舌脉同前。BBT 无排卵迹象。

处理：

1. 方药：上方加柴胡 15g，疏肝理气。6 剂，水煎服。

2. 溴隐亭继服。

三诊：2003 年 10 月 8 日。

中药治疗 20 天，乳房溢乳量较前减少，余无明显不适。

查体：舌质暗红，苔薄，脉弦滑较细略数。

治法：滋阴清热，活血通经。

处理：

方药：熟地黄 25g，生地黄 25g，当归 15g，枸杞 15g，赤芍 15g，川芎 15g，牛膝 50g，车前 15g，黄芩 15g，黄柏 10g，桃仁 15g，莪术 15g，鸡血藤 50g，甘草 10g。6 剂，水煎服。

四诊：2003 年 10 月 18 日。

月经于 10 月 17 日来潮，量少色淡，质薄，小腹酸胀不适。

查体：舌质淡红，苔少，脉沉细。

处理：继服上方 4 剂。

五诊：2003 年 10 月 22 日。

继服上方后月经量稍增多，持续 4 天净。守前法、前方，按周期治疗。治疗 8 个月后 PRL 恢复正常，月经正常。

★ **按　语**

闭经的发生主要有虚实两个方面，或源泉匮乏、无血可下；或邪气阻遏、血不得下。《仁斋直指方·妇人论》指出："经脉不行，其候有三：一则血气盛实、经络遏闭……一则形体憔悴、经脉枯竭……一则风冷内伤、七情内贼以致经络痹满。"而《傅青主女科》提出"经本于肾""经水出诸肾"，更说明月经的产生与维持，是以先天肾为根本的，是与体质因素密切相关的。该患者素体肝肾阴虚，精血不足，无血可下而致闭经；经血与乳汁均由气血化生，精血不足、化生乳汁则无血下行而闭经、溢乳；又阴虚生热，热灼津液使肝肾愈虚，经血不得下行而上逆溢乳。舌脉均为肝肾阴虚生热之征。

本证闭经属于西医学闭经-溢乳综合征。此病虽原因多样，但仍以泌乳素水平升高为主，任何因素抑制了泌乳素抑制因子的分泌，或促进促甲状腺激素释放激素的分泌，均可造成血中泌乳素升高，通过下丘脑-垂体-卵巢轴造成卵巢功能失调而出现闭经。杨老认为，闭经-溢乳综合征患者，临床中医辨证多为虚证，肝肾阴虚，精血不足，胞宫不能按时满盈，无血可下；且妇人经水与乳汁均由血所化生，机体不多之精血上行化生乳汁则无以下行行经，又虚甚生热，热更煎津成瘀，故治疗以滋补精血、滋阴清热、活血通经为主。杨老博采众家，以刘奉五先生经验方瓜石汤为基本方加减，配以滋阴养血、活血通络之品，临床收到良效。

方中瓜蒌清热化痰润肠；石斛滋阴清热，润肺益肾；茵陈清热利湿；生地黄、玄参、麦冬补肾益精，养阴清热；黄芩、黄柏清热除烦；川牛膝、车前子、益母草活血通经；甘草调和诸药。诸药合用，共奏滋肾养肝、活血通经之力。药理实验证明：瓜蒌在体外对大肠杆菌等革兰阴性肠内致病菌有抑制作用；并有抗肿瘤作用。石斛能促进胃液的分泌，有一定的解毒镇痛作用，对机体免疫功能有促进作用。茵陈有促进胆汁分泌和排泄作用，并有降血脂、抗凝及促进纤维蛋白溶解的作用；并有利尿、解热、镇痛、消炎、抑制皮肤真菌等作用。黄柏对多种致病菌有抑制作用，并有一定的退热作用。麦冬煎剂能显著提高实验动物耐缺氧能力，增加冠脉流量；并可增强网状内皮系统吞噬能力，升高外周白细胞，促进抗体的生成并延长其免疫功能。玄参有显著的抑菌作用，并有镇静、抗惊厥及解热作用，可增加多种动物的冠脉流量及耐缺氧能力。麦芽对哺乳期乳腺分泌有催乳和回乳双向作用，这与麦芽的制法及用量有关，即生麦芽可催乳，而炒麦芽可回乳；小剂量可催乳，大剂量则能抑乳。益母草为妇科经产之要药，煎剂、乙醇浸膏及益母草碱对多种动物的子宫均有兴奋作用；川牛膝对子宫有兴奋作用，有促进炎性肿胀消退的作用。二诊，患者用药无不良反应，乳房微胀，固守前方，加柴胡疏肝理气解郁。三诊，用药有效，抑乳明显，但月经未潮，故侧重滋阴清热、活血通经。四诊，用药后月经来潮，守三诊方继服。

在本病案治疗中，杨老的独到之处为牛膝、麦芽、益母草均用到50g，以抑乳、回乳、活血通经、引血下行。另外，杨老指出，本证常表现泌乳素升高，故单纯中药治疗效果不甚理想，必要时配合西药辨病、辨证结合治疗。

病案二　多囊卵巢综合证

周某，女，19岁，学生。

初诊： 2003年4月27日。

主诉： 闭经5个月，伴肥胖、多毛。

病史： 患者16岁月经初潮，初始月经2、3个月一行，经量不多，色淡质稀，无块，经期3～5天不等，无明显腰腹痛，约持续一年。一年前因经期动怒后，表现月经错后、量少加重，渐至闭经，且身体逐渐肥胖，阴毛及腋毛增多。末次月经2002年12月中旬，现停经5月余，伴周身乏力、倦怠，乳房胀痛、痤疮，带下量多，色淡质腻，食少，大便溏薄。

查体：舌质淡胖，苔白根腻，脉弦细无力；形体肥胖。

理化检查：

1. B超检查：子宫前位，大小6.8cm×5.0cm×4.8cm，内膜线清晰，厚1.3cm，左侧卵巢大小4.2cm×3.8cm，右侧卵巢大小4.4cm×4.6cm，均为混合回声光团。

2. 血激素测定：E：31.2pg/mL；FSH：7.0mIU/mL；LH：28.8mIU/mL；P：0.8ng/mL；T：7.6nmol/mL；PRL：11.2ng/mL。

诊断：中医诊断：闭经（痰湿壅盛证）。

西医诊断：多囊卵巢综合征。

辨证：患者素本脾肾气虚，加之经期动怒肝郁，乘脾伐肾，脾虚健运失职，肾虚气化不利，水湿内停，聚湿成痰，痰湿壅塞冲任、胞宫而致闭经。

治法：健脾补肾，燥湿化痰，活血通经。

处理：

1. 方药：柏子仁15g，熟地黄25g，牛膝15g，川断15g，泽兰叶15g，卷柏15g，川贝15g，皂刺10g，甲珠10g，胆南星10g，陈皮15g，半夏10g，茯苓25g，远志10g，菖蒲15g，益母草50g，甘草10g。6剂，水煎服。

2. 黄体酮20mg，肌注，每日1次，连用5天。

3. 测BBT。

二诊：2003年5月9日。

黄体酮引经，于5月6日来潮，量多色暗，有血块，伴腰酸腹痛，持续至今未净。偶有头晕，无其他不适。

查体：舌质淡胖，苔薄，脉弦滑细数。

处理：

1. 经血量多，上方去泽兰、卷柏、皂刺、甲珠，加三七粉、升麻，以活血止血。

方药：柏子仁15g，熟地黄25g，牛膝15g，川断15g，升麻10g，三七粉3g，川贝15g，胆南星10g，陈皮15g，半夏10g，茯苓25g，远志10g，菖蒲 15g，益母草 25g，甘草 10g。6 剂，水煎服。

2. 维生素 C、B_1、B_6、E，自备，常规口服。

3. 测 BBT。

三诊：2003 年 5 月 16 日。

月经于 5 月 12 日干净。无明显不适。现为月经周期的第 10 天，查看 BBT 无排卵迹象。

查体：舌质淡胖，苔薄，脉弦滑细。

处理：

方药：党参 15g，白术 15g，柏子仁 15g，熟地黄 25g，泽兰叶 15g，卷柏 15g，川贝 15g，薏苡仁 25g，甲珠 10g，胆南星 10g，陈皮 15g，半夏 10g，茯苓 25g，石菖蒲 15g，益母草 50g，甘草 10g。6 剂，水煎服。

四诊：2003 年 5 月 23 日。

现为月经周期的第 17 天，BBT 仍无上升变化。无明显自觉症状。

查体：舌质淡红，苔薄，脉弦滑。

处理：上方加仙灵脾 15g、川芎 10g，以温阳活血促排卵。4 剂，水煎服。

五诊：2003 年 5 月 29 日。

现为月经周期第 23 天，患者自觉乳房微胀，口干，有 2 个痤疮再发，四肢沉重。查看 BBT 体温升高 4 天。

查体：舌质淡红，苔薄，脉弦滑略数。

处理：一诊原方加生薏苡仁 25g，继续燥湿化痰，活血通经，待月经来潮。8 剂，水煎服。

六诊：2003 年 6 月 25 日。

用药后月经于 6 月 9 日来潮，量不多，色黯转鲜红，有少量血块，轻微腹痛腰酸，持续 6 天净。现净后 10 天。

查体：舌质淡红，苔薄，脉弦。

处理：继以上法周期治疗。

治疗 2 个月经周期后，月经恢复正常。

★ **按　语**

多囊卵巢综合征，是一种生殖功能障碍与糖代谢异常并存的内分泌紊乱综合征。持续性无排卵、雄激素过多和胰岛素抵抗是其重要特征，是生育期妇女月经紊乱的最常见的原因。中医无此病名，因此病的主要临床症状为月经失调，表现为闭经、不孕、肥胖、多毛、痤疮等。引起闭经，可能是由于同时存在于卵巢和肾上腺中作为雄激素形成酶的细胞色素的功能失调。故中医可按闭经辨证论治，临床以肾虚肝郁证及痰湿壅盛证多见。古籍论述闭经条文繁多、丰富，但《陈素庵妇科补解·调经门》特别提出痰滞、肾虚、津液耗伤引起闭经，发展和完善了闭经的病因病机。

中医理论认为，闭经的发生不外虚实二端，虚者源泉不足，无血可下；实者邪气阻隔，血不得下。临床闭经病证，以虚证多、实证少，或本虚标实。本案患者素本脾肾气虚，加之经期动怒肝郁，乘脾伐肾，脾虚健运失职，肾虚气化不利，水湿内停，聚湿成痰，痰湿壅塞冲任、胞宫而致闭经。故治疗本病常在补肾的基础上酌加燥湿化痰、活血化瘀之品，这也是杨老治疗妇科疾病以补肾为大法的又一体现。方中柏子仁、熟地黄、泽兰滋阴养血；益母草、卷柏、皂刺、甲珠活血通经；川断补肝肾，和血脉；川贝化痰散结；胆南星、陈皮、半夏、茯苓、菖蒲理气燥湿化痰；远志配柏子仁宁心安神；牛膝活血、引血下行；甘草调和诸药。二诊时虽经血量多，杨老将活血药去之，但未加止血药，就是要化瘀止血，以利子宫内膜有效剥脱而达到减少出血量及止血的目的。药理实验证明：柏子仁对前脑基底核破坏的小鼠被动回避学习，以及对损伤造成的记忆再现障碍和记忆消去促进均有明显的改善作用，可能与调节性腺轴的功能有关。卷柏煎剂在体外对金黄色葡萄球菌有抑制作用，并对离体兔小肠收缩有明显的抑制作用，使张力明显降低。泽兰能明显改善实验性血瘀兔的微循环障碍，并能降低血液黏度、纤维蛋白原含量及红细胞聚集指数。川贝可引起外周血管扩张，使血压下降；体外实验表明对金黄色葡萄球菌和大肠杆菌有明显的抑菌作用。胆南星具有抗惊厥、镇静、镇痛作用。陈皮所含挥发油有刺激性祛痰作用，使痰液易咳出，松弛气管平滑肌；并有促进消化液的分泌及抗炎、抗过敏作用。半夏具有类可待因样的镇咳、祛痰作用。菖蒲煎剂口服能促进消化液的分泌及制止胃肠异常发酵，并缓解肠管平滑肌痉挛；对中枢神经系统有镇静作用，体外试验高浓度浸出液对常见致病性真菌有抑制作用。

杨老指出，肥胖虽为多囊卵巢综合征的一个重要特征，但临床患者未必一定肥胖,肥胖仅占50%左右。以中医辨证而言,多以痰湿壅盛及阴虚火旺二证为常见。本案患者乃青春年少,属先天脾肾气虚,痰湿壅盛,加之肝郁气滞,痰湿阻塞冲任、胞宫,瘀血阻滞而致经闭不行,故治以健脾补肾、燥湿化痰、活血通经。疏通血脉,流动气血,鼓动肾气,振兴脾气,使"脾盛湿无以存,痰无以生""肾强水得以利,湿得以化"。

杨老治疗本病常以柏子仁丸为基本方加减,痰湿壅盛者配以燥湿化痰之品,阴虚火旺者配以滋阴清热之品。

其基本方:柏子仁15g,熟地黄25g,牛膝15g,续断15g,卷柏15g,泽兰叶15g,益母草50g,川贝15g,皂刺10g,甲珠10g,甘草10g。

痰湿壅盛者,加胆南星10g、陈皮15g、半夏10g、茯苓25g、远志10g、菖蒲15g;阴虚火旺者,加菟丝子20g、黄芩15g、黄柏10g、玄参20g、麦冬20g、生地黄25g。临证时辨证论治,酌情加减。

本例患者治疗2个月后月经恢复正常。

另外,该类病人就诊时常是短暂的停经后,按照现代医学理论是由于无排卵而孕激素缺少所致,故治疗首先以黄体酮引经,每次20mg,每日1次,肌肉注射,连用5天;月经来潮后再以中药人工周期疗法治疗,辨病与辨证结合,中药西药兼用,常可收到满意疗效。若患者病程久、激素紊乱严重、单一中药治疗效果不佳者,在中药调治的同时,可考虑行雌、孕激素的序贯治疗。

病案三 脾虚湿盛证

张某,女,20岁,未婚,学生。

初诊:2001年6月17日。

主诉:闭经4个月。

病史:患者14岁月经初潮,初始月经尚正常,2年前开始月经2、3个月一行,伴经量减少,色淡质稀,无块,经期3~6天不等,无明显腰腹痛,未曾系统治疗。近一年月经错后、量少加重,渐至闭经,且身体逐渐肥胖,其他无明显不适。末次月经2001年2月中旬,现停经4月余,伴周身乏力、倦怠,带下量多,色淡质腻,食少,大便溏薄。

查体:舌质淡胖,边有齿痕,苔白根腻,脉弦细无力;形体肥胖。

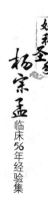

理化检查：

1.B 超检查：子宫前位，大小 5.8cm×4.0cm×2.8cm，内膜线清晰，厚 1.1cm，左侧卵巢大小 2.2cm×2.8cm，右侧卵巢大小 3.4cm×2.6cm，均为混合回声光团。

2.血激素测定：E：54.6pg/mL；FSH：4.0mIU/mL；LH：2.8mIU/mL；P：17.8ng/mL；T：1.6nmol/mL；PRL：15.2ng/mL。

诊断： 中医诊断：闭经（脾虚湿盛证）。

西医诊断：闭经。

辨证： 患者素本脾气虚，脾虚健运失职，水湿内停，聚湿成痰，痰湿壅塞冲任、胞宫而致闭经。

治法： 健脾益气，燥湿化痰，活血通经。

处理：

方药：党参15g，白术15g，苍术15g，香附10g，石菖蒲15g，泽兰叶15g，卷柏15g，山楂15g，薏苡仁25g，丹皮10g，胆南星10g，陈皮15g，半夏10g，茯苓25g，川牛膝15g，桃仁10g，甘草10g。6剂，水煎服。

二诊： 2001年6月30日。

用药后月经于6月25日来潮，量中等，色暗红，质黏腻，有血块，经行腹痛（+），持续5天净。现净后2天，无明显不适。

查体： 舌质淡胖，边有齿痕，苔薄，脉弦细。

处理：

1.方药：党参15g，白术15g，苍术15g，香附10g，山药25g，石菖蒲15g，泽兰叶15g，丹参15g，薏苡仁25g，丹皮10g，胆南星10g，陈皮15g，半夏10g，茯苓25g，甘草10g。10剂，水煎服。

2.测BBT。

3.经前一周复诊。

三诊： 2001年7月19日。

现为月经周期第24天，自觉乳房轻微胀痛，余无不适。查看BBT，有排卵迹象，但体温高温相不稳定，现体温上升4天。

查体： 舌质淡红，苔薄，脉弦滑细数。

理化检查： 复查超声：子宫内膜厚0.6cm，余未见异常。

处理：初诊方加红花 10g，以促进经行如期，经量正常。

四诊：2001 年 8 月 10 日。

月经于 7 月 29 日来潮，量色正常，经期 6 天，无明显不适。

处理：

1. 人参健脾丸 1 丸，日 2 次，口服。
2. 乌鸡白凤丸 1 丸，日 2 次，口服。

追踪随访 3 个月，月经恢复正常，周期在 30～40 天不等，经量、经期正常。

★ 按 语

本案闭经患者，为单纯的功能失调性闭经，从其性腺激素检查而言，未见明显异常，虽身体较胖，却未达到"多囊卵巢综合征"的诊断标准，乃中医体质因素之先天脾气虚损为主。西医学认为，性腺轴的功能失调，可使促性腺激素的分泌受到影响，卵泡成熟和排卵障碍而发生闭经。而中医所述闭经的病机有虚实二端，虚者众医家已经达成共识，即精血匮乏，源泉不足，而实证杨老则认为痰湿壅塞阻隔为临床多见，表现为闭经的同时，常见形体肥胖、晨起颜面浮肿等症，尤其这种青春期单纯闭经，无明显临床表现，从小即为"小胖子"的体质，成年后常可出现脾虚痰湿闭经，正如《女科切要》说："肥白妇人，经闭而不通者，必是痰湿与脂膜壅塞之故也。"

本患者即为素本脾虚，健运失职，水湿内停，聚湿成痰，痰湿壅塞冲任、胞宫而致闭经。初诊时子宫内膜已经达到厚度，故未用黄体酮引经，以补气燥湿、活血通经为主，选苍附导痰汤为主方加减，方中党参、白术健脾益气；苍术、茯苓、薏苡仁健脾除湿；石菖蒲、胆南星、陈皮、半夏、香附理气燥湿化痰；泽兰叶、卷柏、山楂、丹皮、川牛膝、桃仁活血通经；甘草调和诸药。诸药合用，共奏健脾益气、燥湿化痰、活血通经之功。如前所述，香附具有雌激素样作用，用于月经不调；而苍术味辛、苦，性温，归脾、胃经，有显著的燥湿健脾、祛风湿之功，临床广泛用于湿困脾胃所致诸证，其药理研究证实对胃肠有调节作用，其苍术丙酮提取物能明显促进胃肠运动，其水煎剂能显著增加钠和钾的排泄。

病案四 性腺功能低下

谭某，女，20岁，学生。

初诊：2004年8月16日。

主诉：闭经4个月。

现病史：患者18岁月经初潮，初潮后即月经不调，周期错后60～90天不等，但经量较少，色鲜红，质薄，经期3天左右。此次闭经已4个月，伴心烦、手足心热、夜寐不宁、乳房胀痛、大便秘结而就诊。

查体：舌质嫩红，苔少，脉弦细略数；形体消瘦；两乳房发育较小。

理化检查：

1. B超检查：子宫水平位，大小3.8cm×4.0cm×3.1cm，内膜线欠清晰，双侧卵巢显示不清。

2. 血激素测定：E：37pg/mL；FSH：12.0mIU/mL；LH：19.6mIU/mL；P：0.32ng/mL；T：1.4nmol/mL；PRL：8.7ng/mL。

诊断：中医诊断：闭经（肾阴虚证）。

西医诊断：闭经（性腺功能低下）。

子宫发育欠佳。

辨证：患者素本肾阴虚，禀赋不足，精血亏虚，胞宫、血海不能按时满盈，至期不至而闭经。

治法：滋肾养阴，养血调经。

处理：

1. 方药：熟地黄25g，生地黄25g，当归15g，白芍25g，女贞子50g，旱莲草25g，枸杞子20g，菟丝子20g，茯苓25g，山药25g，陈皮15g，五味子15g，川牛膝15g，益母草50g，鸡血藤50g，甘草10g。6剂，水煎服。

2. 黄体酮20mg，肌注，每日1次，连用5天。

3. 测BBT。

二诊：2004年8月29日。

黄体酮引经，于8月26日来潮，量不多，色鲜红，有小血块，伴腹痛腰酸。现为月经周期的第4天，经血至今未净。

查体：舌质红嫩，苔少，脉弦细。

处理：

1. 从 8 月 30 日开始，补佳乐，1 片，每日 1 次，睡前服，连服 21 天。服至第 17 天时加用黄体酮，每次 10mg，每日 1 次，睡前服，连服 5 天。

2. 方药：熟地黄 25g，生地黄 25g，当归 15g，白芍 25g，女贞子 50g，旱莲草 25g，枸杞子 20g，菟丝子 20g，丹皮 10g，山药 25g，陈皮 15g，五味子 15g，益母草 50g，鸡血藤 50g，甘草 10g。6 剂，水煎服（经净后开始服用）。

3. 测 BBT。

三诊：2004 年 9 月 6 日。

月经于 8 月 31 日停止。乳房胀痛缓解，仍觉手足心热。现为月经周期的第 13 天，查看 BBT 尚无体温上升，无排卵迹象。

查体：舌质红，少苔，脉弦细。

处理：

1. 上方去五味子酸收之性，加川芎 10g，白芍易赤芍，增加活血促排卵之力；并酌加仙灵脾 15g，以"阳中求阴"；加大黄 5g，通腑泄热。

方药：熟地黄 25g，生地黄 25g，当归 15g，赤芍 15g，女贞子 50g，旱莲草 25g，枸杞子 20g，菟丝子 20g，茯苓 25g，山药 25g，陈皮 15g，仙灵脾 15g，川芎 10g，益母草 50g，鸡血藤 50g，大黄 5g，甘草 10g。6 剂，水煎服。

2. 继续测 BBT。

3. 人工周期治疗继续。

四诊：2004 年 9 月 12 日。

用药后大便秘结较前改善，1～2 日一行，手足心热缓解，夜眠安和。现为月经周期的第 18 天，基础体温上升 2 天，但上升幅度不大，在 36.6℃～36.7℃之间。人工周期治疗第 14 天。

查体：舌质淡红，苔薄，脉弦细略滑。

理化检查：复查超声：子宫水平位，大小 4.0cm×4.0cm×3.0cm，内膜线清晰，厚 0.7cm；左侧卵巢大小 3.0cm×2.0cm，右侧卵巢显示不清。

处理：

1. 方药：熟地黄 25g，生地黄 25g，当归 15g，赤芍 15g，女贞子 50g，川牛膝 15g，枸杞子 20g，菟丝子 20g，山药 25g，丹皮 15g，仙灵脾 15g，

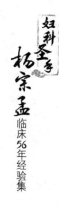

川芎 10g，益母草 50g，鸡血藤 50g，大黄 5g，甘草 10g。6 剂，水煎服。

2. 继续测 BBT。

3. 人工周期治疗继续。

五诊：2004 年 9 月 21 日。

人工周期治疗停药 2 天，月经尚未来潮。自觉症状较前明显改善，大便一日一行；经前乳房微胀，腰酸不适。

查体：舌质红，少苔，脉弦滑略数。

处理：

方药：生地黄 25g，当归 15g，赤芍 15g，女贞子 50g，川牛膝 15g，山药 25g，丹皮 15g，玄胡 10g，仙灵脾 15g，川芎 10g，川楝子 10g，益母草 50g，鸡血藤 50g，香附 10g，甘草 10g。4 剂，水煎服。

六诊：2004 年 9 月 29 日。

人工周期治疗停药 7 天，月经于 26 日来潮，经量较前改善，色暗红，有小血块，腹痛轻微，腰酸。现为月经周期第 4 天，经血尚未干净。

查体：舌质淡红，苔薄，脉弦滑细。

处理：

1. 同法行人工周期治疗（第 2 个月）。

2. 经净后继用中药人工周期疗法治疗，滋肾养阴，养血调经。

3. 坚持 BBT 测定，有助于了解卵巢恢复情况。

患者经过雌、孕激素序贯治疗 3 个月经周期，中药治疗 6 个月后月经基本恢复正常。月经周期第 6 天，复查血激素检测回报：E：87pg/mL；FSH：3.9mIU/mL；LH：9.6mIU/mL；P：0.92ng/mL；T：1.8nmol/mL；PRL：10.7ng/mL。虽各项指标尚在正常范围内，但 LH/FSH 仍大于 2，提示仍有卵泡发育影响。超声检查：子宫水平位，4.2cm×3.5cm×2.8cm 大小，内膜线清晰，厚 0.4cm，左侧卵巢 2.9cm×2.2cm 大小，右侧卵巢 3.1cm×2.1cm 大小。

★按 语

本例患者月经初潮较迟，且 B 超检查子宫发育稍小，血激素检测 FSH、LH 偏高而 E 偏低，故考虑为卵巢发育不良、功能低下而导致月经后期、量少，渐至闭经，第二性征发育也不良。现代医学认为闭经不是一个独立的疾病,是很多疾病的一个共有症状。闭经分原发性闭经和继发性闭经,原发性闭经很少见,是指年龄超过16周岁、第二性征已发育而尚未行经;临床发生的闭经大多是继发性闭经,即正常月经建立后月经又中断6个月,或按自身原有月经周期计算又停止3个月经周期以上者。而中医认为,"二七肾气盛,天癸至,任脉通,太冲脉盛,月事以时下,故有子"。患者虽有月经,但初潮较晚,乃先天肾阴亏虚,精血不足,不能下达冲任、胞宫,正如《景岳全书·妇人规》说"正虚阴竭,所以血枯"。杨老指出,由性腺功能低下所致的闭经,往往月经初潮较迟,常表现为血激素FSH、LH偏高而E偏低,且B超检查子宫发育稍小。女属阴,女性性腺功能低下者,病多以阴虚血不足为主,故治以滋阴补肾、养血活血通经。

杨老治疗性腺功能低下所致闭经,常以二至丸、六味地黄丸、五子衍宗丸合用加减,特别强调注重滋补先天肾,以改善卵巢功能,促使月经恢复。

其基本方组成为:熟地黄25g,生地黄25g,当归15g,白芍15g,女贞子50g,旱莲草25g,枸杞子20g,菟丝子20g,茯苓25g,山药25g,山茱萸15g,陈皮15g,五味子15g,益母草50g,鸡血藤50g,甘草10g。水煎服。

方中熟地黄、生地黄、当归、白芍、茯苓、山药、山萸肉既补又泻,滋补肝肾,补而不滞;女贞子、旱莲草滋肾养阴;枸杞子、菟丝子、五味子填精养血;陈皮理气和中;益母草、鸡血藤补血养血,活血通经;甘草调和诸药。现代药理实验证实:女贞子能增强免疫功能,提高血清溶血素抗体活性,升高外周白细胞,增强网状内皮系统吞噬能力,增强细胞免疫和体液免疫的作用;并对化疗或放疗所致的白细胞减少有升高作用,对红系造血系统亦有促进作用。旱莲草对金黄色葡萄球菌、伤寒杆菌、宋氏痢疾杆菌、绿脓杆菌有抑菌作用;能明显增强非特异性免疫和细胞免疫功能;水提取物有显著止血作用。山茱萸对非特异性免疫功能有增强作用;其煎剂对金黄色葡萄球菌等有抑制作用;其注射液能抑制血小板聚集,降低血液黏度,改善血流状态。枸杞子有增强免疫功能的作用,可延缓衰老;其煎剂对正常小鼠造血系统功能有促进作用,可使白细胞增多;并有降低胆固醇、抗肿瘤、抗遗传损伤等作用。五味子对大脑皮层的兴奋和抑制有双向调节作用,对神经系统各级中枢都有兴奋作用,能改善人的智力,提高工作效率,并有一定的镇

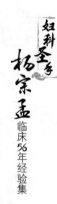

静、安定和解热作用；具有同人参类似的适应原样作用，能增强机体对非特异性刺激的防御能力，能增强细胞免疫功能；对各种致病菌有抑制作用，并有一定的抗病毒作用。诸药合用能够达到调节性腺功能的作用。

总之，杨老治疗闭经特别强调辨病与辨证相结合，辨病即要找出闭经的原因、发病的部位；辨证即要分清病性之虚实、病程之久暂。治疗要中西医结合，西药可针对性腺功能低下、性腺轴的失调加以调理；中药可调理脏腑的机能，虚者补而通之，实者泻而通之，而且中药巴戟、肉苁蓉、菟丝子、补骨脂、枸杞子、女贞子、覆盆子、紫石英、紫河车等补肾药，可不同程度地增加实验白鼠的垂体和卵巢重量，改善卵泡状态，促使卵泡活跃，调节子宫内膜生长，达到调节生殖内分泌的作用。中西合璧，方能获得较好疗效，有利于提高闭经的治愈率，为广大患者解除痛苦。

（八）痛经

病案一　原发性痛经　气滞血瘀证

刘某，女，23岁，学生。

初诊：2003年3月6日。

主诉：经行腹痛7年，加重2个月。

病史：患者13岁月经初潮，初始月经尚正常。7年前因经期暴怒而经行腹痛，经量减少，血色紫黯，有块，经期较前缩短。以后每至经前及经期，小腹胀闷不适，乳房胀痛，曾用中西药治疗，病情时轻时重，受情绪影响常使病情加重。近2个月，因谈恋爱而情绪波动较大，经行腹痛加重。末次月经2月20日，现净后10天要求调理前来就诊。

查体：舌质暗红，少苔，脉弦滑略细。

理化检查：超声检查：子宫前位，大小为 5.8cm×3.9cm×2.4cm，子宫内膜厚 0.7cm；左侧卵巢大小 3.3cm×2.6cm，右侧卵巢大小 2.8cm×2.6cm。

诊断：中医诊断：痛经（气滞血瘀证）。

　　　　西医诊断：痛经（功能性）。

辨证：素性抑郁，加之情志内伤，气滞血瘀，瘀阻冲任、胞宫，"不通则痛"。

治法： 解郁行滞，调经止痛。

处理：

1. 方药：党参15g，生地黄15g，川芎10g，当归15g，白芍15g，陈皮15g，桃仁10g，月季花10g，丹皮10g，香附10g，乌药10g，柴胡10g，甘草10g。6剂，水煎服。

2. 调节情志，控制情绪。

二诊： 2003年6月13日。

用药后无明显不适。现为月经周期第21天，自觉乳房微胀，余无不适。

查体： 舌质紫暗，苔薄，脉弦滑略数。

处理：

方药：生地黄15g，川芎10g，当归15g，赤芍15g，川牛膝15g，桃仁10g，川楝子6g，丹参15g，月季花10g，柴胡10g，巴戟天15g，丹皮10g，香附10g，甘草10g。6剂，水煎服。

三诊： 2003年6月20日。

现为月经周期第28天，月经尚未来潮，乳房、小腹胀痛，但较以往减轻，伴口干口渴喜饮，纳差，大便溏薄。

查体： 舌质暗红，苔薄，脉弦滑细数。

处理：

方药：乌药10g，枳壳10g，川芎10g，当归15g，赤芍15g，川牛膝15g，桃仁10g，玄胡10g，五灵脂10g，细辛5g，吴茱萸10g，巴戟天15g，丹皮10g，香附10g，甘草10g。6剂，水煎服。

四诊： 2003年7月3日。

用药后月经于6月24日来潮，周期32天，量色正常，诸症较前缓解，经期5天。现经净后5天。

查体： 舌质淡红，苔薄，脉弦。

处理：

1. 逍遥丸，常规口服。

2. 经前一周继服6月20日方，巩固疗效。

经随访，患者痛经缓解，半年未再复发。

★ 按 语

痛经为临床常见病、多发病，是指妇女正值经期或行经前后，出现周期性小腹疼痛，或痛引腰骶，甚至剧痛晕厥者。古籍有关痛经的论述，最早见于《金匮要略·妇人杂病脉证并治》："带下，经水不利，少腹满痛，经一月再见者，土瓜根散主之。"既指出痛经的机理"瘀血阻滞"，又说明了其"经一月再见"的周期性的特点。现代医学将痛经分为原发性痛经和器质性痛经，原发性痛经又称功能性痛经，多见于青少年女性或未婚未孕女性。现代医学认为原发性痛经，主要与月经时子宫内膜前列腺素含量增高有关，其可引起子宫平滑肌过强收缩，血管挛缩，造成子宫缺血、乏氧状态而出现痛经。而中医理论认为痛经的发生主要有两大病机：气血运行不畅，"不通则痛"；或气血虚弱不濡，"不荣则痛"。杨老特别强调体质因素对痛经的影响，该患者素性抑郁，性格内向，肝郁气滞，加之经期暴怒更加郁滞，气郁而致血瘀，发生痛经并程度严重。杨老指出，痛经之所以随月经周期而发，正与经期及行经前后特殊的气血变化密切相关。在非经期，由于气血尚处于平和状态，虽有郁怒尚不至于引起腹痛；而在经前及经期，气血下注血海以行经，冲脉之气较盛，此时情志内伤，易于发生气郁血瘀。若素性气血调和，虽经期也有瘀滞，但程度不甚严重，故症状不重，也易于调理和治疗。临证杨老喜用经方逍遥散、膈下逐瘀汤等加减治疗。痛经发作时为妇科急腹症之一，故"急则治标，缓则治本"，平素调理时重在疏肝解郁，理气行滞，而经期则重在调血止痛。一诊方中党参益气健脾，防止肝郁克脾；生地黄滋肾凉血，防肝郁日久化热；川芎、当归、白芍养血柔肝；陈皮、月季花、柴胡疏肝解郁、理气行滞；香附、乌药，一气一血，香附理气开郁行血分为主，乌药顺气降逆走气分为要，尤其胀甚于痛者，行气止痛效佳；桃仁活血化瘀；丹皮凉血化瘀；甘草调和诸药。二诊为经前期，故增加疏导气血之川楝，活血养血之牛膝；三诊增加理气止痛药物玄胡、五灵脂、乌药等，尤其增加吴茱萸、细辛等温经活血之品，这是杨老治疗痛经的特点之一。杨老指出，在经期止痛方剂中加入温经活血之品，可大大提高临床疗效。因为中医理论认为"血得热则行"，无论何种原因导致的实证痛经，瘀滞不通而"不通则痛"，温经活血之品，在某种程度上均可改善血液循环使血流畅行而缓解瘀滞，疼痛减轻。现代药理证实，理气药可改善血液循环，调节子宫状态，如乌药挥发油内服能兴奋大脑皮质，促进呼吸，兴奋心肌，加速血液循环，升高血压及发汗；外涂能使局部血管扩张，血液循环加速，缓和肌肉疼痛。枳壳煎剂对家兔子宫有兴奋作用。

病案二　原发性痛经　寒凝血瘀证

赵某，女，21岁，学生。

初诊：2004年12月2日。

主诉：经行腹痛4小时。

病史：患者15岁月经初潮后即经行腹痛，经量可，色黯转暗红，有血块，初始经血排泄不畅，血块下后痛减。平素喜食冷饮，小腹冷感，手足不温。痛甚时头面冷汗，伴恶心呕吐，腹泻。现月经来潮4小时，腹痛难忍，得热则舒，倦怠畏寒，纳差，小便清，大便溏。

查体：舌淡白润，苔薄，脉沉尺弱。

理化检查：超声检查：子宫前位，大小为5.5cm×2.9cm×2.3cm，子宫内膜厚0.9cm；左侧卵巢大小2.9cm×2.6cm，右侧卵巢大小3.1cm×2.8cm。

诊断：中医诊断：痛经（寒凝血瘀证）。

　　　　西医诊断：痛经（功能性）。

辨证：素体脾肾阳虚，外感寒邪，血为寒凝，瘀阻冲任、胞宫，"不通则痛"。

治法：温经散寒，调经止痛。

处理：

1.方药：党参15g，肉桂10g，川芎10g，当归15g，赤芍15g，川牛膝15g，桃仁10g，玄胡10g，五灵脂10g，细辛5g，姜半夏10g，巴戟天15g，丹皮10g，香附10g，炙甘草10g。4剂，水煎服。

2.嘱患者注意保暖，忌食寒凉生冷。

二诊：2004年12月10日。

于用药后2小时腹痛明显减轻，经血排泄通畅，血块较前减少；诸症缓解，经期6天结束。

查体：舌质淡红，苔薄，脉弦滑细。

处理：嘱患者下次经前一周复诊。

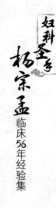

经随诊，患者连续2个月经周期前进行治疗，痛经缓解。

★按 语

原发性痛经临证时，实证多、虚证少，尤其寒凝血瘀证更为多见，其原因虽多以感寒为主，但也正如杨老所说，"与体质因素相关"。本案痛经患者素体脾肾阳虚，加之平素喜食冷饮，日久寒邪内客，经行之际风冷之邪动血，风冷之邪与血气相搏，寒凝血瘀，瘀阻冲任、胞宫，"不通则痛"。正如《妇人大全良方》说："若经道不通，绕脐寒疝痛彻，其脉沉紧。此由寒气客于血室，血凝不行，结积血为气所冲，新血与故血相搏，所以发痛。譬如天寒地冻，水凝成冰。宜温经汤及桂枝桃仁汤、万病丸。"杨老以《妇人大全良方》温经汤为主加减，肉桂温经散寒；川芎、当归、赤芍活血调经；党参、细辛、姜半夏温阳益气，助肉桂通阳散寒；巴戟天温肾驱寒；桃仁、丹皮、牛膝活血祛瘀；香附、玄胡、五灵脂理气活血止痛；甘草调和诸药。全方共奏温经散寒、调经止痛之功。初诊时恰逢经期，故在温经汤的基础上加理气活血止痛之品，平时调理则以温经散寒、通阳调经为主。杨老指出，痛经虽多为实证，但应考虑到经期经血外泄的生理特点，尤其是经量过多者，存在"失血伤气"的情况，故方药中应常佐以滋肾温肾之品，如巴戟天、覆盆子等。青春期功能性痛经，除体质因素外，特别要注意平时的调护，尤其是行经前后及经期，注意保暖，避免过食寒凉生冷之品，一次并无感觉，但多次的日积月累则使疾病发生。

病案三　原发性痛经　寒凝血瘀证

孙某，女，23岁，未婚。

初诊：2002年9月13日。

主诉：经行腹痛，加重1个月。

病史：患者既往月经正常，经行腹痛，但时轻时重，轻时尚可忍受，重时常自行服止痛片缓解，未曾系统治疗。此次月经2002年9月12日来潮，自觉经前4天当风受凉，故此次月经腹痛加重，量中等，色黯有块，伴头痛、畏寒、恶心呕吐，体虚倦怠乏力，纳少，二便和。

查体：舌质淡白，苔薄，脉沉紧尺弱。

理化检查：超声检查：子宫后位，大小为5.7cm×3.1cm×2.7cm，子宫内膜厚 1.0cm；左侧卵巢大小 3.9cm×3.0cm，右侧卵巢大小 3.3cm×2.6cm。

诊断：中医诊断：痛经（寒凝血瘀证）。

西医诊断：痛经（功能性）。

辨证：素有痛经，加之外感风寒，血为寒凝，瘀阻冲任、胞宫，"不通则痛"。

治法：温经散寒，调经止痛。

处理：

1. 方药：吴茱萸15g，肉桂10g，川芎10g，当归15g，麦冬15g，川牛膝15g，桃仁10g，玄胡10g，五灵脂10g，细辛5g，姜半夏10g，藁本10g，丹皮10g，木香10g，炙甘草10g。4剂，水煎服。

2. 神灯照射神阙穴30分钟。

3. 嘱患者下次月经前一周复诊。

二诊：2002年10月4日。

上次经期用药后经行腹痛缓解，月经于9月18日停止，现为月经周期第24天，自觉畏寒怕风，小腹隐痛。

查体：舌质淡，苔薄白，脉弦滑细。

处理：

1. 方药：吴茱萸15g，肉桂10g，川牛膝15g，麦冬15g，干姜10g，细辛5g，姜半夏10g，藁本10g，丹皮10g，木香10g，炙甘草10g。6剂，水煎服。

2. 行经期加玄胡、五灵脂、乌药各10g，以理气活血止痛。

★ **按　语**

本案病例亦为功能性痛经，乃素有痛经，加之外感风寒，血为寒凝，瘀阻冲任、胞宫，"不通则痛"。选方以《医宗金鉴》吴茱萸汤为主方加减，温经散寒，疏风活血，方中吴茱萸、姜半夏温中止痛，降逆止呕；肉桂散寒止痛，温经通脉；干姜温中散寒，回阳通脉；细辛散寒解表，祛风止痛；川牛膝活血祛瘀，引血下行，并能强腰壮膝；丹皮清热凉血，活血散瘀，以防止温补过甚；麦冬滋阴生津，清心除烦；藁本发表散寒止痛；木香行气化滞止痛；甘草调和诸药。药理研究也证实，吴茱萸汤是治疗痛经疗效显著的经方。其组方中，川牛膝流浸膏及煎剂对子宫有兴奋作用；麦冬煎剂能显著提高实验动物耐缺氧能力，增加冠脉流量，对心肌缺血有明显的保护作用，并能抗心律失常，因此可增加机体耐受力；藁本对子宫平滑肌痉挛有直接的抑制作用，故可缓解子宫平滑肌强直性收缩所致的痛经；丹皮酚有镇静、镇痛、解痉等中枢抑制作用，能使动物子宫黏膜充血，有通经作用；木香煎剂能通过对迷走神经的作用，使动物在体大肠兴奋，收缩力加强，蠕动加快，缓解胃肠胀气所致的腹痛。

  杨老指出，痛经实证以血瘀为主，"不通则痛"，不论寒凝或气滞，均使血瘀阻滞经脉，气血不通而痛。实证中又以寒邪致病者居多，但寒又有实寒、虚寒、寒湿等的不同，故临证时应证、舌、脉四诊合参，辨证准确，用药方可见效。由于所受寒邪程度不同，证候不尽相同，治疗用药也各有所侧重。当归四逆散（《伤寒论》），其方药组成为当归、白芍、桂枝、细辛、通草、甘草、大枣，温经散寒、通阳化湿，主要用于血虚受寒，寒从阴化，寒湿内蕴，以其通草、细辛温阳化湿。温经汤（《妇人大全良方》），其方药组成为当归、川芎、芍药、桂心、丹皮、莪术、人参、甘草、牛膝，温经散寒、祛瘀养血，主要用于外感寒邪或过食寒凉生冷，寒气客于血室，寒凝血瘀，瘀阻冲任、胞宫，脐腹作痛，为实寒瘀重之证，以其牛膝、莪术活血祛瘀。大温经汤（《金匮要略》），其方药组成为肉桂、吴茱萸、川芎、当归、芍药、人参、半夏、麦冬、生姜、丹皮、阿胶、甘草，温经散寒、扶阳补虚，主要用于阳气不足，阴寒内生，寒凝胞宫之虚寒兼瘀证，以其人参、阿胶温经补虚。吴茱萸汤（《医宗金鉴》），其方药组成为当归、肉桂、吴茱萸、丹皮、半夏（制）、麦冬、防风、细辛、藁本、干姜、茯苓、木香、炙甘草，祛风散寒、温经止痛，主要用于体虚易感风寒，寒阻卫阳之表寒证，以其防风、藁本、细辛温散表寒。少腹逐瘀汤（《医林改错》），其方药组成为小茴香、炮姜、延胡索、五灵脂、没药、川芎、当归、赤芍药、蒲黄、官桂，温经散寒、化瘀止痛，主要用于实寒之血瘀甚者，以其蒲黄、五灵脂、没药温经化瘀。各方灵活加减应用，可温经散寒，使寒散宫暖，瘀消血畅，血活痛止。虽临证可根据辨证灵活运用方药，但杨老也告诫我们，寒证痛经发作时，不论何种原因导致寒邪作祟，因其冷痛、滞痛，均可致体虚不足、冷汗淋漓，抵抗力下降，甚至有患者每至经期如大病一场，故临证时可以《金匮要略》温经汤为主方，扶助正气为主，兼祛寒邪。历代医家尊此方为调经鼻祖之方，方中吴茱萸、生姜温中散寒止痛；半夏温胃止呕；桂枝通阳化气；当归、川芎、白芍养血活血止痛；党参益气健脾补虚；阿胶、麦冬养阴；丹皮清热化瘀，补而不滞；芍药、甘草缓急止痛；甘草又调和诸药。

另外，气滞血瘀者也可选用上述温经方剂，但需加入疏肝理气之品，因温经即可达到活血的作用，活血即能祛瘀。现代药理也证实，温经药均有抗炎、镇静、镇痛、解热、抗惊厥等作用，如干姜、肉桂、细辛等。这也再次说明中医药治疗原发性痛经的优势。

病案四　子宫腺肌病　气虚血瘀证

隋某，女，35岁，已婚，教师。

初诊： 2003年4月6日。

主诉： 经行腹痛3年，加重2个月。

病史： 患者既往月经正常，3年前行人工流产术后月经量少，并伴痛经，且逐渐加重，曾中西药治疗，病情时轻时重，反复发作。末次月经2003年4月5日，现为周期第2天，量不多，色黯有块，腹痛难忍，肛门坠胀，腰酸不适，痛甚时恶心呕吐，冷汗淋漓，纳差，夜眠欠佳，小便正常，大便溏薄。

查体： 舌质淡黯，苔薄，脉弦滑细。

妇科检查： 外阴已婚已产型；阴道通畅，黏膜充血，分泌物少量暗褐色；宫颈肥大光滑，呈紫蓝色；子宫前位，增大饱满，压痛（+），双侧附件增厚，压痛（+）。

理化检查：

1.超声检查：子宫前位，大小为8.0cm×7.2cm×7.6cm，子宫后壁增厚，为前壁的2倍，子宫内膜清晰欠规则，厚1.0cm；左侧卵巢大小3.9cm×3.0cm，右侧卵巢大小4.3cm×3.1cm。

2.血清CA125检测：69U/L。

诊断： 中医诊断：痛经（气虚血瘀证）。

西医诊断：子宫腺肌病。

辨证： 素本气血不足，加之人流术后耗伤肾气，精血不足，经来量少；气虚无力运血，血行迟滞，则瘀阻冲任、胞宫胞脉，"不通则痛"。

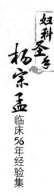

治法： 补虚化瘀，调经止痛。

处理：

1. 方药：党参15g，白术15g，黄芪30g，桃仁10g，莪术15g，薏苡仁25g，川牛膝15g，玄胡15g，土鳖虫10g，车前子15g，姜半夏10g，陈皮15g，细辛5g，枳壳10g，香附10g，甘草10g。6剂，水煎服。

2. 灸疗：川椒、细辛，等份为末，盐水调匀，敷于神阙穴，神灯照射，每次20分钟，连续5天。

二诊： 2003年4月15日。

用药后经行腹痛缓解，经量较前增多，色暗红，血块（+），持续6天净。现净后4天。

查体： 舌质淡，苔薄，脉弦细而沉。

妇科检查： 外阴已婚已产型；阴道通畅，黏膜正常，分泌物少量白色；宫颈肥大光滑；子宫前位，增大饱满，压痛（-），双侧附件增厚，压痛（+/-）。

处理：

1. 方药：党参15g，白术15g，黄芪30g，桃仁10g，莪术15g，桂枝15g，紫石英15g，茯苓25g，薏苡仁25g，生鸡内金15g，鸡血藤50g，香附10g，甘草10g。10剂，水煎服。

2. 灌肠方：党参15g，白术15g，黄芪30g，桃仁10g，莪术15g，桂枝15g，丹参15g，茯苓25g，丹皮10g，土鳖虫10g，鸡血藤50g，蜈蚣2条，甘草10g。4剂，水煎取汁150mL，日一次，保留灌肠，连续12天。

3. 灸疗神阙穴，药、法同前，连续12天（与中药保留灌肠同时进行）。

三诊： 2003年4月28日。

月经周期第23天，自觉腹部不适、腰酸，伴乳房胀痛。中药保留灌肠治疗今日已结束。

查体： 舌质暗红，苔薄，脉弦滑。

理化检查： 复查超声：子宫前位，大小为8.0cm×7.0cm×7.4cm，子宫后壁增厚，散在细小无回声区，子宫内膜清晰欠规则，厚0.9cm；左侧卵巢大小3.6cm×3.0cm，右侧卵巢大小3.6cm×3.0cm。

处理：

方药：党参 15g，白术 15g，黄芪 30g，桃仁 10g，莪术 15g，土鳖虫 10g，川牛膝 15g，川芎 10g，玄胡 10g，生鸡内金 15g，鸡血藤 50g，香附 10g，甘草 10g。6 剂，水煎服。

四诊：2003 年 5 月 7 日。

今日就诊，月经来潮第一天，经量中等，色暗红，有血块；腹痛较前明显减轻，无恶心呕吐，但觉畏寒、腹胀、倦怠乏力。

查体：舌质暗红，苔薄，脉弦滑细数。

处理：

1.初诊方去姜半夏、陈皮、枳壳、薏苡仁，加续断。

方药：党参 15g，白术 15g，黄芪 30g，桃仁 10g，莪术 15g，川牛膝 15g，玄胡 15g，土鳖虫 10g，车前子 15g，续断 15g，细辛 5g，香附 10g，甘草 10g。4 剂，水煎服。

2.灸疗神阙穴，药法同前，连续 3 天。

同法治疗，连续 3 个月经周期，月经量色正常，经行腹痛，可以忍受。

复查超声回报：子宫前位，大小为 7.0cm×6.2cm×6.4cm，子宫后壁增厚，子宫内膜清晰欠规则，厚 0.4cm；左侧卵巢大小 3.7cm×3.1cm，右侧卵巢大小 3.6cm×2.9cm。

血清 CA125 检查：35U/L。

★ **按　语**

中药保留灌肠加灸疗神阙穴，是杨老治疗盆腔疾病创立的外治法之一，在临床应用，获到很好的疗效。而临床用于治疗子宫腺肌病也收到满意疗效。

子宫腺肌病所发生的痛经，属于器质性痛经，是指具有活性的子宫内膜腺体及间质侵入子宫肌层，导致子宫内膜基底层损伤，子宫肌层增厚，尤其是前后壁增厚，使子宫呈球形改变，子宫内膜总面积增大，故典型临床表现以经行时量多、经期延长和逐渐加重的进行性痛经为特征。中医学典籍中无"子宫腺肌病"的记载，依其临床表现与中医学的"痛经""癥瘕"相类似。按临床发病特点，"瘀血阻滞冲任、胞宫"是其基本病机，无论何因致瘀，或气滞，或寒凝，或热灼，或肾虚，或气虚，均致瘀血阻滞冲任、胞宫，"不通则痛"。

杨老指出，本病的治疗要注重辨病与辨证相结合，以"活血祛瘀"为大法，兼以行滞、温经、清热、补肾、益气，平时调理气血，经时活血止痛。

虚证者常以《医学衷中参西录》之理冲汤为主方加减，补虚化瘀，其基本方为：党参15g、白术15g、黄芪30g、桃仁10g、莪术15g、薏苡仁25g、土鳖虫10g、蜈蚣2条、鸡血藤50g、甘草10g。

气滞者，加香附10g、枳壳10g；寒凝者，加小茴香10g、肉桂10g；热灼者，加丹皮10g、败酱草25g；肾虚者，加续断15g、杜仲15g；气虚者，加山药25g、升麻10g。经期痛时，加玄胡10g、五灵脂15g、蒲黄15g、川芎10g；恶心欲呕，加陈皮15g、半夏10g。

理冲汤即补虚化瘀，临证加减，每获良效。同时进行中药保留灌肠外治及灸疗神阙穴，使气血流畅，瘀滞得除，疼痛缓解。现代药理研究提示，活血化瘀药可改善血流动力学、改善血液流变学和抗血栓形成、改善微循环。桃仁能明显增加脑血流量，降低血管阻力，改善肝脏表面微循环，并抑制血栓形成，还有一定的抗菌、镇痛、抗过敏、抗氧化、抗肿瘤作用。莪术能明显增加股动脉血流量，能抑制血小板凝集和抗血栓形成，有明显的抗肿瘤作用。

杨老对于妇科血证，善于应用虫类药，如土鳖虫、蜈蚣等。土鳖虫总生物碱静脉注射，能使左心室舒张末期压力、左心室收缩压和心率均明显降低，右心房压力升高，而且随剂量增大，作用增强，具有直接扩张血管作用，并对心脑缺血（氧）有保护作用，故可改善经期患者的血流及疼痛状态。杨老指出，应用虫类药应注意监测肝功能，有异常者最好不用，并不主张长期应用，应随证随人，中病即止，防止损伤正气。另外，动物药多质重、性黏滞、气味腥臭难闻、有碍脾胃，所以要注意顾护中焦，加陈皮、砂仁以防滋腻。或病程久者，以外治为主。

灸疗神阙穴，杨老选择的药物是川椒和细辛。川椒味辛，性热，有小毒，归脾、胃、肺、肾经。温中散寒，止痛，燥湿，杀虫。药理研究证实，川椒对肠平滑肌有双相调节作用，即低浓度时兴奋，高浓度时抑制，并有抗腹泻作用和局部麻醉止痛作用，故选用川椒既可以温经散寒止痛，促进盆腔血液循环，同时可以防止中药灌肠所致的腹泻。细辛味辛，性温，有小毒，归肺、肾、心经。散寒解表，祛风止痛，温肺化饮，通鼻窍。细辛也有局部麻醉作用，对气管平滑肌痉挛有非常显著的解痉作用，其挥发油有明显的增加冠脉流量的作用。故用川椒与细辛配伍，温经活血止痛，且二者都有一定的抗炎抑菌作用，达到上下通合、内外通畅、疏通气血、活血调经的目的。

病案五　盆腔子宫内膜异位症　血瘀证

姜某，女，33岁，已婚，护士。

初诊：2004年3月20日。

主诉：经行腹痛3年，加重1个月。

病史：患者既往月经正常，14岁月经初潮后即经行腹痛，时轻时重，重时药物治疗可以缓解。于27岁生产后，经行腹痛缓解。3年前因经期性交后又开始经行腹痛，伴经血排泄不畅，色黯有块，经期5～6天。每至经期不能坚持工作，甚至伴恶心、肛门坠胀，小腹冷感。平素带下不多，色白质稀。末次月经2004年2月27日。

查体：舌质紫黯，苔薄白，脉弦细而滑。

妇科检查：外阴已婚未产型；阴道通畅，黏膜充血，后穹隆触痛（+），分泌物少量，白、黏；宫颈光滑，呈紫蓝色；子宫后位，鸭卵大，活动受限，压痛（+），子宫骶骨韧带增厚、硬韧，触痛（++），子宫直肠陷凹可触及一鸡卵黄大硬结，与子宫后壁粘连，不易分开，触痛明显；左侧附件增厚，压痛（+），右侧附件触及不清。

理化检查：

1. 超声检查：子宫后位，大小为6.8cm×5.2cm×4.4cm，子宫内膜清晰欠规则，厚0.9cm；子宫后方似与子宫后壁不易分离，探及一3.8cm×3.6cm低回声光团，边缘欠清，形状不规则；左侧卵巢大小3.5cm×2.7cm；右侧卵巢探及不清；盆腔积液大小3.2cm×2.6cm。

2. 血清CA125检查：35U/L。

诊断：中医诊断：痛经（血瘀证）。

　　　　　　癥瘕（血瘀证）。

　　　　西医诊断：盆腔子宫内膜异位症。

辨证：素本脾肾阳虚，寒从内生，加之经期房事，邪与血相搏结，瘀血内阻，阻滞胞络，"不通则痛"，渐积而成癥瘕。

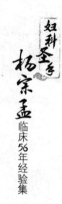

治法：消癥散结，化瘀止痛。

处理：

1. 方药：丹参 25g，赤芍 25g，丹皮 10g，桃仁 15g，莪术 15g，牛膝 15g，车前子 15g，桂枝 15g，茯苓 25g，蜈蚣 2 条，土鳖虫 10g，鸡血藤 50g，败酱草 25g，薏苡仁 25g。6 剂，水煎服。

2. 中药灌肠方：丹参 30g，三棱 15g，莪术 15g，水蛭 5g，蜈蚣 2 条，桃仁 10g，红花 10g，鳖甲 15g，桂枝 15g，细辛 5g，玄胡 15g。4 剂，水煎取汁 150mL，每日一次，保留灌肠。

3. 灸疗：川椒、细辛，等份为末，盐水调匀，敷于神阙穴，神灯照射，每次 20 分钟，连续 7 天（与中药保留灌肠同时进行）。

二诊：2003 年 3 月 31 日。

月经于 3 月 28 日来潮，疼痛较前改善，经量较前增多，色暗红，有血块，现为经期第 4 天，月经将净，仍有轻微腹痛腰酸，余无不适。

查体：舌质暗红，苔薄，脉弦滑细。

处理：

1. 方药：党参 15g，白术 15g，山药 25g，黄芪 30g，桃仁 10g，莪术 15g，薏苡仁 25g，鸡内金 15g，桂枝 15g，茯苓 25g，土鳖虫 10g，香附 10g，鸡血藤 50g，甘草 10g。10 剂，水煎服（经净后服）。

2. 中药灌肠方：同上，月经净后 3 天开始，连续 12 天。

下次经前一周就诊。

三诊：2003 年 4 月 22 日。

月经周期第 24 天，现自觉小腹隐痛，伴乳房微胀，中药灌肠治疗已结束。

查体：舌质紫暗，苔薄，脉弦滑略细。

处理：

1. 方药：初诊原方，继服 6 剂。

2. 灸疗神阙穴，方法同上。

四诊：2003 年 5 月 8 日。

月经于 4 月 27 日来潮，量色正常，有小血块，疼痛较前明显减轻，伴腰酸不适，饮食可，二便和，经期 6 天，现净后 6 天。

查体：舌质暗红，苔薄，脉弦细。

妇科检查：外阴、阴道正常，后穹隆触痛（-），分泌物少量，白、黏；宫颈光滑，呈淡红色；子宫后位，鸭卵大，活动受限，压痛（-），子宫骶骨韧带增厚、硬韧，触痛（+/-），子宫直肠陷凹可触及一鸡卵黄大硬结，与子宫后壁粘连，不易分开，触痛（+/-）；双侧附件轻度增厚，触痛（-）。

理化检查：复查超声检查：子宫后位，大小为 6.5cm×5.0cm×4.0cm，子宫内膜清晰欠规则，厚 0.4cm；子宫后方似与子宫后壁不易分离，探及一 2.5cm×2.6cm 低回声光团；左侧卵巢大小 3.0cm×2.5cm；右侧卵巢探及不清；盆腔积液大小 1.8cm×0.6cm。

处理：建议患者同法用药一个周期，巩固疗效。

★ **按　语**

盆腔子宫内膜异位症，是指子宫内膜异位在子宫腔以外的部位，以生长、浸润在卵巢为最多见，其主要的基本病理变化为异位子宫内膜随卵巢激素变化而发生周期性出血，导致周围纤维组织增生和囊肿，即卵巢"巧克力囊肿"，多形成盆腔组织粘连，临床以月经不调、痛经、不孕不育及盆腔包块为主要病证。尤其是进行性加重的继发性痛经，是本病的典型症状。本病亦为器质性痛经，多发生在生育年龄的妇女，以 30～40 岁的女性为多见。中医古籍虽无"子宫内膜异位症"病名的记载，但据发病的特点及临床表现，散见于"月经不调""痛经""不孕""癥瘕"等病的记载。

内异症的治疗，中西医均无特效药，并以其"易复发"的特点成为临床疑难病症，现代医学对该病的治疗原则主张"缩减和去除病灶，减轻和控制疼痛，治疗和促进生育，预防和减少复发"，并根据有无生育要求而强调个体化方案。杨老指出：本病即以疼痛为主症，其病机必不离"瘀"，而不论何种原因致瘀，其病机均为"瘀阻冲任、胞宫，不通则痛"，虽病程久者常有气虚、血虚，但"瘀滞不通""瘀结不散"是本病的病性，治疗始终以"活血化瘀"为大法，故杨老常以活络效灵丹合桂枝茯苓丸为基本方加减。活络效灵丹出自张锡纯《医学衷中参西录》，当归、丹参、乳香、没药各15g，水煎服。主治气血凝滞，心腹疼痛，癥瘕积聚，肢体疼痛，疮疡内痈等。方中当归、丹参养血活血，通络止痛；乳香、没药，活血行气，化瘀止痛消肿。桂枝茯苓丸，出自《金匮要略》，桂枝、茯苓、桃仁、赤芍、丹皮，

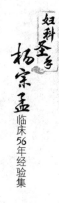

治妇人宿有癥块，妊娠胎动，漏下不止，及瘀血所致的痛经、闭经、癥积痞块等。方中桂枝通阳化气；茯苓健脾利湿；桃仁、赤芍、丹皮凉血活血，调经止痛。而杨老在方中加入虫类药以增加活血消癥、散结止痛之效，尤其经前期冲脉气盛，瘀滞明显，大剂的活血破血药荡涤血中瘀滞，使血流畅行，缓解疼痛，也正所谓"急则治标"之意，促进胞宫"泻而不藏"。经后期胞宫血海空虚，单纯活血破瘀消癥则伤及气血，故需要在扶助正气的基础上消癥散结，化瘀止痛，因此二诊时给予党参、白术、山药、黄芪等健脾益气之品，既可补助正气，又兼"气行血行"之意。杨老此方组方严谨，功效显著。现代药理研究表明，桂枝茯苓丸有调节血液流变、改善血液的"黏、浓、凝、聚"的作用，并抑制血小板凝集、抑制血栓形成；有镇痛、抗炎作用；对子宫平滑肌有兴奋与抑制的双向调节作用；又有调节内分泌、调节免疫的作用。乳香、没药均有明显的镇痛作用。另外杨老也指出，本病引起的月经不调，常能引起不孕等生殖问题，尤其未生育者，若已生育者也应积极治疗，以免病程日久，粘连严重而增加治疗难度，故必须重视并及早治疗。

（九）崩漏

病案一　青春期功血　脾虚湿盛证

赵某，女，23岁，未婚，学生。

初诊：2001年3月21日。

主诉：阴道不规则流血20余天。

病史：患者14岁月经初潮后即月经不正常，周期紊乱，经量或多或少，经期长短不一。曾用中西药治疗，病情时好时坏，劳累或考试等学习紧张时发作频繁。此次月经于2月26日来潮，周期53天，初始量少排泄不畅，后量多如注，色淡红，质黏腻，自行服用止血药（药名不详），虽流血量减少，但至今未净。无明显腹痛，但感腰酸乏力，伴头晕、纳呆、口淡无味，夜眠可，二便和。

查体：舌质淡红，舌体胖，边有齿痕，少苔薄腻，脉弦细濡数。形体肥胖，口唇及眼结膜淡白，面浮肢肿。

理化检查：

1. 血常规测定：血红蛋白 7.6g/L，余（-）。
2. 凝血常规：正常。
3. 妇科彩超：子宫前位，大小为 6.5cm×3.9cm×3.3cm，子宫内膜厚 0.6cm；左侧卵巢大小 3.0cm×2.6cm，右侧卵巢大小 3.5cm×3.1cm。

诊断：中医诊断：崩漏（脾虚湿盛证）。

西医诊断：功血、继发性贫血。

辨证：脾虚气陷，气不摄血；脾阳不振，水湿不化，伤及冲任，经血失于制约而发为崩漏。

治法：健脾除湿，摄血调经。

处理：

1. 方药：党参 15g，白术 15g，黄芪 20g，乌贼骨 40g，茜草 10g，补骨脂 15g，升麻 10g，陈皮 15g，杜仲炭 15g，艾炭 10g，炙甘草 10g。6 剂，水煎服。

2. 硫酸亚铁片，2 片，口服。

3. 测 BBT。

二诊：2001 年 3 月 28 日。

患者服药 3 天后阴道流血量明显减少，今日将净。诸症较前减轻。

查体：舌质淡胖，苔薄腻，脉弦细。

处理：

1. 方药：黄芪 30g，甘草 10g，升麻 10g，荆芥 10g，柴胡 10g，补骨脂 10g，苍术 10g，陈皮 10g，羌活 10g，独活 10g，藁本 10g，蔓荆子 10g，防风 10g，茯苓 10g。6 剂，水煎服。

2. 铁剂，继服。

三诊：2001 年 4 月 6 日。

阴道流血已净 9 天，晨起浮肿较前好转，但仍觉四肢沉重，余无不适。

查体：舌质淡胖，苔薄，脉弦滑细。查看 BBT 无排卵迹象。

处理：前方继服 4 剂。

四诊：2001 年 4 月 13 日。

阴道流血已净 16 天，自觉症状均减轻。BBT 仍无上升。

查体：舌淡红，苔薄，脉弦滑细。

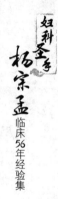

理化检查： 复查超声：子宫内膜厚 0.4cm。

处理：

1.方药：上方去补骨脂，加茜草、泽兰活血；茯苓易为 20g，加薏苡仁以健脾燥湿促排卵。

黄芪 30g，甘草 10g，升麻 10g，荆芥 10g，柴胡 10g，茜草 10g，苍术 10g，陈皮 10g，羌活 10g，独活 10g，藁本 10g，蔓荆子 10g，防风 10g，茯苓 20g，泽兰 10g，薏苡仁 25g。6 剂，水煎服。

2.铁剂，自备，继服。

五诊： 2001 年 4 月 20 日。

阴道流血已净 23 天，无明显不适。BBT 上升 4 天。

查体： 舌淡红，苔薄，脉弦滑细略数。

理化检查： 复查超声：子宫内膜厚 0.6cm。

处理：

1.方药：黄芪 30g，甘草 10g，荆芥 10g，柴胡 10g，茜草 10g，苍术 10g，陈皮 10g，羌活 10g，独活 10g，藁本 10g，蔓荆子 10g，防风 10g，茯苓 20g，泽兰 10g，桂枝 10g，鸡血藤 50g。6 剂，水煎服。

2.铁剂，自备，继服。

六诊： 2001 年 5 月 10 日。

患者于 5 月 2 日月经来潮，初始量少，色黯，后量多色暗红 3 天，有血块，伴腹痛腰酸，持续 7 天净。

查体： 舌质淡红，苔薄，脉弦。

此次月经期未使用止血药，经期正常，但周期稍长。故守前法经净后继续用药巩固疗效。

理化检查： 复查血常规：血红蛋白 9.6g/L，余（−）。

七诊： 2001 年 6 月 15 日。

月经于 6 月 5 日来潮，量色正常，经期 6 天。

★ **按 语**

崩漏是妇科的常见病、多发病，也是月经病中的疑难重症，可以影响生育。本病的临床表现特征与现代医学的无排卵功血相似，可互参。

历代古籍对崩漏的记载很多，《素问·阴阳别论》指出："阴虚阳搏谓之崩。"而首先提出"漏下"之名的是《金匮要略·妇人妊娠病脉证并治》，其曰："妇人宿有癥病，经断未及三月，而得漏下不止者……其癥不去故也，当下其癥，桂枝茯苓丸主之"，同时指出了宿有癥病，又兼受孕，癥痼害胎下血不止，以及瘀阻冲任、子宫之病机、治法及方药。

崩漏为出血性月经病，其主要发生机理为虚、热、瘀致冲任损伤，不能制约经血而子宫藏泻无度。虚者主要指脾气虚和肾气虚，脾虚气不摄血，肾虚封藏失职，而该患者虽为脾气虚，却湿象明显，初诊时已经流血20余天，并伴有一派虚象，故当务之急是止血，即"塞流"之意，以免气随血脱。而血止后以"澄源"和"复旧"为主，即健脾升阳除湿，养血调经。

脾阳不振，湿气不化，阳不升浊不分流，水湿内停，除月经不调，还表现有肢体面目虚浮，大便溏泻，带下量多，舌体胖大，苔白厚等。杨老治以升阳除湿、益气调经之法，临床疗效卓著。方以调经升阳除湿汤加减，药用黄芪、甘草、升麻、荆芥、柴胡、当归、苍术、羌活、独活、藁本、蔓荆子、防风。本方出自李杲《兰室秘藏》，《医宗金鉴·妇科心法》以其治疗夹水水泻崩漏。方中所用诸药，羌活、独活、防风、藁本、蔓荆子等辛苦温祛风，有升阳除湿之效。虽风药较多，但用量不多，取其辛散升浮作用，因扶脾胃，升阳气，不宜厚重，总宜轻浮，引清气上行，使清气升而浊气降，湿气亦随之宣化。即用风药以升清阳，用风药以胜其湿。李杲曾说："苍术别有雄壮上行之气，能除湿，下安太阴，使邪气不传入脾"，故湿气困脾，苍术是必用之药。升麻合柴胡，一引阳明清气上行，一引少阳清气上行，则清阳升发生长之气旺盛。《内经》云："形不足者，温之以气"，黄芪、炙甘草味甘补气，配伍升麻、柴胡升引阳明和少阳的清气上行，共达补中升阳之功。黄芪味甘、性温，归肺、脾经，既补气升阳，又利水消肿，在本方中为君药，用药量为30g，是其他药味的3倍，彰显其补气升提作用。又黄芪与当归配伍，益气生血，即当归补血汤之意。现代药理研究也提示，黄芪能够提高机体免疫力，有抗衰老、增加红细胞及血红蛋白、抗病毒、抗癌、利尿等作用。治疗崩漏大失血，止血乃当务之急，然单纯止涩，如抽刀断水，塞而不止。气为血帅，有形之血不能速生，无形之气所当急固。故杨老选用调经升阳除湿汤补气升阳除湿，使血随气升，统摄有权而血止。此方乃标本兼顾之塞流、澄源、复旧之法，然所用药物品种及剂量应随病势进退而加减。

病案二 青春期功血 脾肾气虚证

张某，女，16岁，学生。

初诊：2010年5月6日。

主诉：月经不调5年，阴道不规则流血32天。

病史：患者5年前月经初潮，周期15～45天，经期7～15天，量时多时少，色淡红或鲜红，质清稀，无血块，曾服中药汤剂治疗，病情时有反复。32天前阴道流血，量中等，色鲜红，无血块，小腹隐痛，腰酸痛，持续至今未净，曾自服止血药（具体药物及用量不祥），服后阴道流血减少，但未净，为求中医药治疗来我院门诊就诊。现症：阴道流血，量中等，色鲜红，无血块，小腹隐痛，腰酸痛，疲乏无力，纳差，睡眠欠佳，二便正常。

查体：舌质淡白，边有齿痕，苔薄白，脉沉细无力略数。形体一般，神态正常，面色苍白。

妇科检查：患者未婚，故未查。

理化检查：

1. 血常规：血红蛋白67g/L，红细胞压积30.50%。

2. 彩超示：子宫前位，大小为5.8cm×4.2cm×3.5cm，子宫内膜回声清晰，厚0.8cm；左侧卵巢大小2.8cm×2.7cm，右侧卵巢大小2.7cm×2.7cm。

诊断：中医诊断：崩漏（脾肾气虚证）。

西医诊断：功能失调性子宫出血。

继发性中度贫血。

辨证：素本脾肾气虚，脾虚气不收摄，肾虚封藏失职，冲任不固，经血失于约制。

治法：补气摄血，固冲止崩。

处理：

1. 方药：黄芪20g，党参15g，白术15g，山药20g，当归10g，白芍20g，柴胡10g，升麻10g，阿胶15g（烊化），龟板胶15g（烊化），艾炭15g，鹿角胶15g（烊化），赤石脂20g，补骨脂20g，甘草10g。6剂，水煎服。

2. 硫酸亚铁，常规服。

3. 维生素C、B_1、E，自备，常规服。

二诊：2010 年 5 月 13 日。

患者服药后虽阴道流血量明显减少，但仍未止，色淡褐，无腰腹痛，疲乏无力较前明显缓解，食纳好转，睡眠较前改善。

查体：舌质淡白，边有齿痕，苔薄白，脉沉细无力。

处理：

1. 主证未变，续用前方，增加补肾药物。

方药：黄芪 20g，党参 15g，白术 15g，山药 20g，当归 10g，白芍 20g，柴胡 10g，升麻 10g，阿胶 15g（烊化），龟板胶 15g（烊化），艾炭 15g，鹿角胶 15g（烊化），赤石脂 20g，补骨脂 20g，甘草 10g，女贞子 30g，旱莲草 15g。6 剂，水煎服。

2. 硫酸亚铁、维生素类，继服。

三诊：2010 年 5 月 20 日。

患者服药后阴道流血已止，轻微乏力，饮食正常，睡眠尚可，二便正常。

查体：舌质淡，苔薄白，脉沉细。

处理：

1. 方药：黄芪 20g，党参 15g，白术 15g，木香 10g，龙眼肉 15g，当归 10g，白芍 15g，茯苓 20g，远志 10g，菟丝子 15g，女贞子 30g，旱莲草 15g，枸杞子 25g，阿胶 15g（烊化），甘草 10g。6 剂，水煎服。

2. 硫酸亚铁、维生素类，继服。

患者经连续治疗 3 个月经周期后，无阴道异常流血，周期维持在 30 至 40 天，经量中等，经期 6～7 天。轻微乏力，饮食正常，睡眠尚可，二便正常。复查血常规：血红蛋白 97g/L，红细胞压积 40.50%。

★ **按 语**

崩漏是月经期、量、色、质完全紊乱的出血性月经病，其治疗应本着"急则治其标，缓则治其本"的原则，出血期以止血为要，血止后以调周为重。方约之在《丹溪心法附余》中提出治崩三法："初用止血以塞其流，中用清热凉血以澄其源，末用补血以还其旧。"金代李东垣在《兰室秘藏·经漏不止有三论》中指出，"脾胃为血气阴阳之根蒂""人之身内，谷气为宝"，治疗崩漏宜大补脾胃，升举血气，或益气升阳除湿，或补胃气以助升发之气，使阳生阴长。唐容川曰："崩中虽有血症，实而气虚也，气下陷而水随而泻，水为血之侣，气行则血行，水行则血行，宜服补气之药以升其水，水升则血升，补中益气治之。"

本病的主要病机是冲任损伤，不能制约经血，使子宫藏泻失常。《妇科玉尺》曰："究其源则有六大端，一由火热、二由虚寒、三由劳伤、四由气陷、五由血瘀、六由虚弱。"导致崩漏的常见病因病机有脾虚、肾虚、血热和血瘀。《万氏妇人科》说："妇人崩中之病，皆因中气虚，不能收敛其血。"该患者系青年学生，素体脾虚，饮食不节，损伤脾气，脾虚血失统摄，冲任不固，不能制约经血，故时而量多如注，时而量少淋沥不净；血虚不能濡养周身而疲乏无力、纳差；舌质淡白、边有齿痕、苔薄白、脉沉细无力略数均为脾肾气虚之征。

一诊时，由于患者为出血期，且血量多而致贫血，故杨老治崩重奇经，临床善用阿胶、龟板胶、鹿角胶血肉有情之品，大补精血，且阿胶补冲脉之虚，龟板胶补任脉之损，鹿角胶补督脉之弱。脾肾气虚证崩漏经血量多不止时，杨老喜用补中益气汤加减。方中黄芪、党参大补元气，升阳固本；白术、山药健脾益气养血；熟地滋阴养血，于补阴之中行止崩之法；柴胡、升麻升阳举陷；女贞子、旱莲草固肾养阴；阿胶、龟板胶、鹿角胶血肉有情之品，大补奇经；甘草调和诸药。全方共奏补气摄血、固冲止崩之效。二诊患者阴道流血量明显减少，但未止，色淡褐，无腰腹痛，疲乏无力较前明显缓解，食纳好转，睡眠较前改善。舌质淡，苔薄白，脉沉细。但"止崩之药不可独用，必须于补阴之中行止崩之法"，主证未变，续用前方，故二诊杨老加用女贞子滋肾养肝，配墨旱莲养阴益精。三诊患者服药后阴道流血已止，故改用归脾汤加减治疗，以固本善后，调整月经周期。

病案三　生育期功血　肝郁血热证

刘某，女，37岁，已婚，已产，无环。

初诊：2004年12月30日。

主诉：阴道不规则流血月余。

病史：既往月经规律，周期26～32天，量色正常，经期7天。末次月经2004年11月25日，7天净，量中等，色暗红，痛经（-）。净后6天因郁怒又出现阴道流血，初始量少后转量多，色深红，血块（＋），痛经（－），持续至今未净，腰部酸痛。曾自服"致康胶囊"2盒，阴道流血减少但未净。现阴道不规则流血，量少淋沥，色深红，有血块，腰部酸痛，伴头晕乏力，口干口苦，晨起明显，口渴喜饮，胸闷心烦，饮食正常，睡眠尚可，二便和。

追问既往病史及生育史：孕2产1，人工流产史1次，否认糖尿病、心脏病及甲亢等病史。

查体：舌红，苔微黄而薄，脉弦滑细数。形体适中，神态正常。

妇科检查：窥器检查，宫颈光滑，阴道血性分泌物少量；因阴道流血恐致感染，故未行盆腔检查。

理化检查：

1. 彩超：子宫前位，大小为6.3cm×3.8cm×3.4cm；内膜回声杂乱，厚7.6mm；左侧卵巢大小为3.6cm×2.6cm，右侧卵巢大小为3.5cm×2.5cm；子宫直肠陷窝可见少量液性暗区。

2. 血常规：血红蛋白103g/L。

3. 凝血常规：未见明显异常。

4. 尿妊娠试验：阴性。

诊断：中医诊断：崩漏（肝郁血热证）。

　　　　西医诊断：功能失调性子宫出血（无排卵型）。

　　　　　　　　继发性轻度贫血。

辨证：素性抑郁，加之经后动怒，肝郁化热，热扰冲任，迫血妄行。

治法：疏肝清热，止血调经。

处理：

1. 阿奇霉素片，常规口服，预防感染。

2. 方药：女贞子50g，旱莲草25g，茜草10g，生地黄25g，白芍15g，栀子15g，地榆50g，侧柏叶20g，黄芩15g，丹皮10g，杜仲15g，甘草10g。6剂，水煎服。

3. 测BBT。

二诊：2005年1月7日。

用药后阴道流血已净2天，口干口苦减轻，仍觉口渴，腰背酸痛。

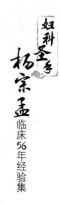

查体：舌质红，苔薄，脉弦滑。

处理：

1. 方药：女贞子 50g，旱莲草 25g，熟地黄 25g，生地黄 25g，麦冬 20g，白芍 15g，栀子 15g，当归 15g，山药 25g，黄芩 15g，白术 15g，柴胡 10g，郁金 10g，杜仲 15g，甘草 10g。6 剂，水煎服。

2. 测 BBT。

三诊：2005 年 1 月 26 日。

阴道流血已净 21 天，查看 BBT 上升 3 天。现觉乳房胀痛，小腹坠胀不适，余无不适。

查体：舌质暗红，少苔，脉弦滑略数。

处理：

方药：女贞子 50g，旱莲草 25g，川芎 10g，生地黄 25g，麦冬 20g，白芍 15g，栀子 15g，当归 15g，川楝 10g，黄芩 15g，川牛膝 15g，柴胡 10g，郁金 10g，杜仲 15g，甘草 10g。6 剂，水煎服。

四诊：2005 年 2 月 22 日。

月经于 2 月 6 日来潮，量中等，色暗红，有血块，腹痛轻微，但腰酸不适。经期 6 天。余无不适。

查体：舌质淡红，苔薄，脉弦缓。

处理：药物治疗暂停，观察下次月经情况。

经随访，患者月经恢复正常。

★ **按　语**

崩漏是月经病中的重点疾病之一，是月经不调之甚，也是影响受孕的主要原因之一。其特点是：月经的周期、经期、经量、经色、经质完全紊乱，即经血非时而下，或量多如崩，或量少淋沥不断，行经时间长短不一。正如前所述，崩漏是出血性月经病，崩与漏的出血情况虽不相同，但其发病机理是一致的。其发生的核心机理是冲任不固，不能制约经血。崩与漏在发展过程中常相互转化，如血崩日久，气血耗伤，可变成漏；久漏不止，病势日进，也能成崩。

杨老治疗本病，也是本着"急则治其标，缓则治其本"的原则，采用"塞流、澄源、复旧"三法。但杨老更重视复旧、调整月经周期，只有月经恢复正常的周期，月月如常，才能使崩漏得到根本上的治疗，才有可能受孕，才有可能使胚胎及胎儿孕育成活。杨老指出：崩漏无论是表现为突然的、来势急、出血量多的崩，还是来势缓、出血量少、淋沥不断的漏，均以失血为主，故止血是治疗本病的当务之急，即"留得一分血，便是留得一分气"，或补肾，或健脾，或清热，或理气，或化瘀；血止之后，应理脾益肾以善其后，因肾为先天之本，"经水出诸肾"，脾为后天之本，气血生化之源，气血是月经的物质基础，在月经的产生机理中，脾肾的功能尤为重要，因此健脾补肾，重建月经周期，才能使崩漏得到彻底的治疗。但临床治疗，相比较而言，止血较容易，调周较困难。

1. 出血阶段，止血为要

杨老将崩漏分为常见的肝肾阴虚和脾肾气虚两证。

基本方：

肝肾阴虚者，滋养肝肾，凉血止血，用功血Ⅰ号方：生地榆50g，女贞子50g，旱莲草25g，炙军炭10g。

脾肾气虚者，温补脾肾，益气止血，用功血Ⅱ号方：补骨脂50g，黄芪50g，赤石脂20g，生白术20g。

加减：血瘀者，出血多时加丹参15g、益母草50g、蒲黄10g，淋沥不断时加丹参15g、桃仁10g、香附10g、三七10g。热瘀者，加黄芩15g、黄柏10g、丹皮15g、侧柏叶20g。寒瘀者，加肉桂10g、艾叶炭15g。气郁者，加柴胡15g、香附15g、白芍15g。湿郁者，加土茯苓50g、茵陈15g、薏苡仁15g。水煎服，日2次。

分析：方中女贞子、旱莲草滋肾养肝，填精养血；炙军炭、生地榆凉血止血；黄芪、白术健脾益气，补骨脂、赤石脂补肾止血。主方药味简单，再根据不同的症候加减，达到止血的目的。药理实验证明：补骨脂素能收缩子宫，缩短凝血时间，减少出血量而达到止血的作用；尚有较强的雌激素样作用，可修复内膜止血；还能增强免疫，促进骨髓造血，升白细胞。赤石脂有止血作用，其合剂能使凝血时间和出血时间明显缩短。肉桂桂皮醛有抑制血小板聚集，抗凝血酶作用。蒲黄煎剂及其总黄酮、有机酸、多糖等对ADP、花生四烯酸和胶原诱导家兔体内和体外血小板聚集功能均有明显的抑制作用。香附挥发油有雌激素样作用，皮下注射或阴道内给药可出现阴道上皮细

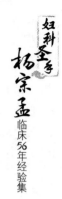

胞完全角化，这一作用可能是它治疗月经不调的主要依据之一。三七有较强的止血作用，能缩短凝血时间和凝血酶原时间，三七总皂苷能抑制血小板的聚集功能，并有溶栓的作用，故可化瘀止血。侧柏叶煎剂可明显缩短小鼠出血时间及兔凝血时间，有一定的止血作用，但侧柏炭凝血作用较生品力量差。柴胡对动物实验性肝损害有明显的保护作用，并有利胆作用；对机体体液免疫和细胞免疫功能有增强作用。

2. 血止之后，调周为重

中医认为，月经周期根据胞宫"藏泻定时"的特点可分为经后期、经间期、经前期、月经期。经后期经血外泄之后，胞宫血海空虚渐复，子宫藏而不泻，呈现阴长的动态变化；阴长，是指肾水、天癸、阴精、血气等渐复至盛，呈现"重阴"的状态，故此时以滋补肾阴为主，填精养血，助胞宫蓄积阴血，为经间期、经前期的变化奠定基础，为行经蓄积充分的物质基础。经间期，中医称之为"的候""真机"时期，是种子的最佳良机，是在重阴的基础上，阳气升腾，鼓动重阴转阳，故此时给予温阳通气、活血调经之品，促进女精活动（排卵），为种子育胎提供基础。经前期，是阴盛阳生渐至重阳的阶段，阴阳俱盛，为种子育胎提供了环境基础，故此时以温补肾阳为主，若此期受孕，阴阳气血聚以养胎；若未受孕，肾阳的功能渐趋充实、旺盛，为行经作充分的准备。月经期，是"重阳则开"的阶段，在经后期至经前期之间，胞宫一直处于"藏而不泻"的状态，蓄积阴血，阳气升腾，阴阳气血旺盛，在阳气的转化中推动经血的排出，此时表现为胞宫"泻而不藏"的生理状态，除旧生新，故此时以行气活血通经为主，因势利导，使经血排泄通畅，不留瘀滞，开始新的周期。杨老根据月经周期各阶段的不同，采用中药行人工周期治疗，恢复月经周期，诱发排卵，达到调经助孕的目的。

（1）经后期：即卵泡发育期。以滋肾养血调冲为主，促使卵泡发育，用促卵泡汤。

基本方：女贞子50g，旱莲草25g，熟地黄25g，当归15g，首乌15g，菟丝子20g，枸杞子15g，山药25g，肉苁蓉15g，茺蔚子15g，茯苓15g，甘草10g。水煎服，日2次。连用7剂。

分析：方中女贞子、旱莲草、熟地黄、当归、首乌、枸杞子，大剂滋补肾阴之品，滋肾养肝，填精养血；配肉苁蓉、菟丝子温补肾阳，以阳中求阴；佐以山药、茯苓、甘草健脾益气，补后天养先天；茺蔚子常与当归同用，理气活血，使补而不滞；甘草调和诸药。

（2）经间期：即排卵期。在滋肾养血的基础上，佐以助阳调气活血之品，以促发排卵，用促排卵汤。

基本方：丹参15g，赤芍15g，桂枝15g，当归15g，香附15g，泽兰15g，紫河车15g，桃仁5g。水煎服，日2次。连用5剂。

分析：方中丹参、赤芍、当归、泽兰、桃仁活血调经；香附理气行郁；桂枝通阳化气；紫河车益气养血，补肾益精。药理实验证明：紫河车具有免疫作用，能增强机体抵抗力；能促进乳腺、子宫、阴道、卵巢、睾丸的发育。

（3）经前期：即黄体发育期。以温肾益气调冲为主，促进黄体发育，以维持正常的黄体功能，用促黄体汤。

基本方：仙茅15g，仙灵脾15g，党参25g，补骨脂15g，枸杞子15g，白术15g，熟地黄25g，肉苁蓉15g，龟板15g，续断15g，陈皮15g，甘草10g。水煎服，日2次。连用7剂。

分析：方中仙茅、仙灵脾、补骨脂、肉苁蓉、龟板、续断，大剂温补肾阳之品，温肾助阳益气；党参、白术、甘草健脾益气；熟地黄滋肾养阴，以阴中求阳；陈皮理气和中，使补而不滞；甘草调和诸药。药理实验证明：仙灵脾能促进阳虚动物的核酸、蛋白质合成，并具有雄性激素样作用；能提高机体免疫功能，特别是对肾虚患者免疫功能低下有改善作用。肉苁蓉煎剂可增强体液免疫和细胞免疫功能，增强单核-巨噬细胞吞噬能力。

（4）月经期：以行气活血调经为主，促使正常行经，用调经活血汤。

基本方：丹参15g，赤芍15g，泽兰15g，川牛膝15g，香附15g，当归15g，茺蔚子15g，柴胡15g，枳壳15g，小茴香10g。水煎服，日2次。连用5剂。

分析：方中丹参、赤芍、泽兰、当归、茺蔚子活血调经；川牛膝活血引血下行；香附、柴胡、枳壳疏肝理气，行气止痛；小茴香温经活血。

总之，杨老治疗崩漏时，崩者注重固涩冲任；漏者偏于清热化瘀；调周强调健脾补肾。

病案四　更年期功血　气虚血瘀证

张某，女，49岁，已婚，已产，无环。

初诊：2000年12月30日。

主诉：阴道不规则流血2月余。

病史：该患者既往月经规律，周期28～30天，量色正常，经期7天。末次月经2000年10月13日，7天净，量中等，色暗红，痛经（－）。净后5天无明显诱因又出现阴道流血，先量少后转量多，色黯红，血块（＋），痛经（－），持续至今未净，腰部酸痛。曾自服"止血宝"2盒，症状未见明显好转。现阴道不规则流血，量多，色暗红，有血块，腰部酸痛，伴见头晕乏力，稍微活动血量明显增多，饮食正常，睡眠尚可，二便和。

追问既往病史及生育史：孕3产1，人工流产史1次，药物流产史1次，否认糖尿病、心脏病及甲亢等病史。

查体：舌淡黯略红，苔少而薄，脉弦细无力。形体适中，神态正常。眼睑结膜及甲床血色淡。

妇科检查：窥器检查，宫颈光滑；因阴道流血恐致感染，故未行盆腔检查。

理化检查：

1. 彩超：膀胱充盈欠佳；子宫前位，大小为6.6cm×4.8cm×4.4cm；内膜回声杂乱，厚0.86cm；左侧卵巢大小为3.2cm×2.7cm，右侧卵巢大小为3.5cm×2.9cm；子宫直肠陷窝可见少量液性暗区。

2. 血常规：血红蛋白89g/L。

3. 凝血常规：未见明显异常。

4. 尿妊娠试验：阴性。

诊断：中医诊断：崩漏（气虚血瘀证）。

西医诊断：功能失调性子宫出血（无排卵型）。

继发性轻度贫血。

辨证：素本脾虚，加之"七七"之年，肾气虚衰，不能温煦脾土，脾气愈虚，气不摄血；气虚无力运血，血行迟滞，瘀血内停，血不归经。

治法：益气化瘀止血，固冲调经。

处理：

1. 刮宫止血并送病理。

2. 方药：党参 25g，白术 15g，山药 25g，黄芪 30g，海螵蛸 40g，茜草 10g，补骨脂 15g，升麻 10g，柴胡 10g，益母草 20g，艾炭 10g，甘草 10g。6 剂，水煎服。

3. 抗生素预防感染。

4. 补充铁剂，多糖铁胶囊，按说明服。

5. 测 BBT。

二诊： 2001 年 1 月 7 日。

服上方 4 天后，阴道不规则流血已净，仍觉腰酸不适，气短乏力，余无明显不适。子宫内膜病理回报：子宫内膜单纯性增生。查看 BBT，体温处于低温区波动，无排卵迹象。

查体： 舌暗红，苔薄，脉弦细。

处理： 血止症变，按照月经的不同阶段，拟用健脾补肾、养血调经之法，进行调理。

1. 方药：女贞子 25g，菟丝子 20g，党参 15g，白术 15g，山药 25g，黄芪 20g，陈皮 15g，熟地黄 25g，当归 15g，白芍 15g，黄芩 15g，薏苡仁 25g，鸡血藤 25g，甘草 10g。6 剂，水煎服。

2. 铁剂，继服，自备。

3. 测 BBT。

三诊： 2001 年 1 月 13 日。

现为诊刮术后第 15 天，BBT 无上升迹象，自觉乏力、腰酸，余无不适。

查体： 舌质淡红，苔薄，脉弦滑细。

理化检查： 复查超声回报：子宫前位，大小为 6.4cm×4.4cm×4.0cm；内膜回声清晰，厚 0.66cm；左侧卵巢大小为 3.4cm×2.9cm，其内可见多个无回声区，最大者直径 1.9cm；右侧卵巢大小为 3.6cm×2.9cm，其内可见多个无回声区，最大者直径 1.5cm；子宫直肠陷窝可见少量液性暗区。

处理：

1. 方药：党参 15g，白术 15g，山药 25g，黄芪 20g，赤芍 15g，熟地黄 25g，女贞子 25g，当归 15g，川芎 10g，丹皮 10g，薏苡仁 25g，茺蔚子

15g，鸡血藤 25g，甘草 10g。6 剂，水煎服。

2. 铁剂，继服，自备。

3. 测 BBT。

四诊：2001 年 1 月 20 日。

月经周期第 22 天，患者疲乏无力明显减轻，睡眠较好，腰部酸痛症状轻微。查看 BBT 体温上升 2 天。

查体：舌淡红，苔薄，脉弦细。

处理：现为月经前期，阳长阶段，故于上方中加入仙灵脾 15g、续断 15g、卷柏 15g、泽兰 15g，温肾活血通经。

1. 方药：党参 15g，白术 15g，山药 25g，赤芍 15g，女贞子 25g，当归 15g，川芎 10g，丹皮 10g，仙灵脾 15g，续断 15g，卷柏 15g，泽兰 15g，川牛膝 15g，车前子 15g，鸡血藤 25g，甘草 10g。6 剂，水煎服。

2. 铁剂，继服，自备。

3. 测 BBT。

五诊：2001 年 2 月 15 日。

患者自述 2 月 2 日月经按月来潮，量色正常，经期 7 天，自行停止。自觉症状均缓解。

★ **按　语**

如前所述，崩漏的主要病机是冲任不固，不能制约经血，使子宫藏泻失常。该患者素本脾虚，又正值"七七"更年，肾气渐虚，又兼胎产房劳数伤于肾，更伤于脾，导致脾肾虚衰，脾虚气不摄血，肾虚封藏失司，冲任不固，不能制约经血，从而发为崩漏。长期失血，气随血泄，导致气亦虚衰，则见疲乏无力。气虚无力行血，可致血脉凝泣，血不归经，在临床多表现为有漏而崩。腰酸，气短乏力，舌淡黯，苔少而薄，脉弦细无力，均为气虚血瘀之征。

患者崩漏出血期，用药以补气摄血汤为主方配伍活血化瘀之品。党参、白术、山药、黄芪，补气健脾；升麻、柴胡益气升提；海螵蛸、茜草增强收敛固崩止血之功；补骨脂入脾肾经，能补脾肾，兼具收涩之效；益母草活血通经，祛瘀生新，合地榆之凉血止血、艾炭之温经止血，三药同用既可祛血寒而凝滞不通，又无热迫血行之虑，为临证亮点。止血后的调理是崩漏治疗的关键，正所谓"阴虚阳搏谓之崩"，经后期为阴长渐至重阴的过程，以六味地黄丸合二至丸为主方加减，以滋补肝肾之阴。此时期正是胞宫血海由虚渐复的阶段，因此去除六味地黄丸中的渗利之品；白芍滋阴养血；少佐黄芩清热止血，以防参术芪等滋补药滋腻化火。经间期超声检查卵巢有优势卵泡，故于前方中加入温经活血之品以促排卵；经前期，为阴盛阳动，渐至重阳，为肾阳增长阶段，于补阴药中配伍少量补阳药，共奏阴阳消长平衡之效。于二诊滋阴方中加入仙灵脾健脾补肾助阳；续断补肝益肾，调冲任止血，温肾活血通经。

杨老指出，患者为>35岁的女性，根据理化检查，宫内膜0.89cm，考虑药物止血效果不好，应行诊断性刮宫，一则止血，二则内膜送检病理以排除宫内膜异常病变导致的出血。诊刮术后再行中药调理，可明显提高疗效。久崩多虚，久漏多瘀，在止血中药中酌加化瘀之品，可增强止血之功。更年期功血的治疗，诊断性刮宫应是首选的处理原则，其不仅可以较快地达到止血的目的，还可以排除子宫内膜的异常病变，包括恶性肿瘤等。对于更年期功血患者不要求以建立正常排卵为目的，主要滋补调理肝脾肾，以消除出血及其所致的虚损不足之症状。

杨老常告诫我们，更年期功血的治疗，健脾比补肾更重要，肾虚乃生理过程，即使调补也不能完全阻止肾之虚衰，故治疗时在补肾的同时，应不忘也要从后天入手，补后天以养先天，使脾健肾和，达到顺利渡过绝经期的目的。

杨老在治疗气虚证出血性月经病时，出血期喜用乌贼骨、茜草止血，乌贼骨、茜草是《素问·腹中论》记载的第一首妇科方剂"四乌贼骨一藘茹丸"的组成药物，原方记载用以治疗血枯经闭，而今日临床亦常用于固摄止血。因乌贼骨味咸、涩，性微温，归肝、肾、胃经，具有收敛止血、固精止带、制酸止痛、收湿敛疮的作用，为止血要药，临床可用于各种血证，无论内服外用，止血效果均佳，尤其治气虚血脱证之崩漏、月经量多，常配茜草、黄芪、白术、山茱肉、棕榈炭等同用，收到较好疗效。茜草味苦，性寒，归心、肝经，具有凉血止血、化瘀通经的作用，临床也用于各种出血证，尤其瘀阻血溢及邪热迫血妄行所致者。配益气药可益气固涩止血，配活血药又可加强活血调经之效，表现出双重作用的特点。现代药理研究也证

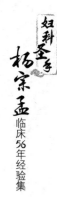

实,茜草根能缩短家兔出血和凝血时间,炒炭后作用更显著,并有抗血小板凝集的作用,且茜草根的水提取物对离体豚鼠子宫有兴奋作用,故临床是非常好的调经止血药物。

(十)月经前后诸症

病案一 经行浮肿 肝郁脾虚证

李某,女,34岁,已婚,职员。

初诊:2002年10月15日。

主诉:经行浮肿3个月。

病史:患者既往月经规律。3个月前因经期暴怒后,出现经前及行经期浮肿,尤以眼睑为甚,伴小腹冷痛。未用药治疗。末次月经2002年9月21日,现为月经周期第25天,眼睑浮肿,晨起明显,伴四肢浮肿冷感,小腹冷痛。夜眠可,二便和。

查体:舌质红绛尖赤,边有瘀斑,苔黄白而薄,脉沉弦细略数。形体中等,面色黯黄,眼睑浮肿,下肢按压轻度痕迹。

妇科检查:未见异常。

理化检查:

1. B超检查提示:子宫前位,大小为5.9cm×4.0cm×3.4cm,子宫内膜回声清晰,厚0.8cm;左侧卵巢大小为3.8cm×2.9cm,右侧卵巢大小为2.9cm×2.7cm。

2. 血、尿常规:未见异常。

诊断:中医诊断:经行浮肿(肝郁脾虚证)。

西医诊断:经前期综合征。

辨证:经前及经期冲脉之气较盛,加之暴怒伤肝,气机不畅,肝郁乘脾,脾虚运化失职,水湿内停,泛溢肌肤,发为浮肿。

治法:健脾疏肝,消肿止痛。

处理:

方药:白术15g,茯苓25g,陈皮25g,桂枝15g,猪苓10g,泽泻10g,败酱草25g,薏苡仁25g,川牛膝15g,车前子15g,茴香10g,炮姜10g,

香附 10g，乌药 10g。6 剂，水煎服。

二诊：2002 年 10 月 22 日。

患者服药后浮肿减轻，但觉小腹疼痛、冷感。

查体：舌脉同前。

处理：守前法，上方继服，加川芎 10g、玄胡 10g、五灵脂 15g，以增强温经止痛的作用。6 剂，水煎服。

三诊：2002 年 11 月 2 日。

月经于 10 月 24 日来潮，浮肿缓解，痛经较前减轻，经血排泄通畅，月经持续 5 天干净。

查体：舌淡红，苔薄，脉弦细。

处理：建议下次经前一周前来治疗，以巩固疗效。

治疗 2 个月经周期后，经行浮肿及痛经均缓解。

★ **按　语**

古代对本病的论述，见于《叶氏女科证治》，称为"经来遍身浮肿"，《竹林女科》谓之"经来浮肿"。经行浮肿的发生机理，主要与水液代谢失常密切相关。《内经》指出："诸湿肿满，皆属于脾""肾者，胃之关也，关门不利，故聚水而从其类也"。故临床常见证候为脾肾阳虚或气滞血瘀。而本案患者为暴怒后肝郁气滞，肝郁克脾，脾虚湿盛，流溢肌肤而浮肿；脾虚不能温熏肾阳，水湿下注四肢泛溢肌肤而浮肿；肝郁气滞，疏泄失常，阳气不得宣达而四肢冷感，小腹冷痛。舌脉为肝郁脾虚，郁久化热之征。

经行浮肿是经前期综合征的多种证候之一，治疗前应排除器质病变。本案患者因暴怒后发病，属情志为病，且患者为生育年龄，"气有余，血不足"，肝郁克脾导致水液代谢失常而发病。本案患者四肢浮肿有冷感，并小腹冷痛，医家多以寒证论治，但杨老指出"虽有冷痛，但非寒证"，乃应考虑肝郁气滞，阳气不得宣发外达。经行浮肿，临证虽以脾肾虚湿为主，但既与月经有关，则与血就不无相关，治疗时常在健脾补肾、利水祛湿的同时，加入治血之品，如当归芍药散，川牛膝、车前子等；若合并外感可加防风、荆芥、紫苏等，取"风能胜湿之意"。本证选择经典古方五苓散加减，健脾疏肝，消肿止痛。方中白术、茯苓健脾利湿；桂枝温阳化气；陈皮理气行滞；猪苓、泽泻利水渗湿；败酱草、薏苡仁清郁热除湿；牛膝、车前子温肾化湿；茴香、炮姜温经散寒止痛；香附、乌药理气行滞止痛。全方合用，共奏健脾疏肝、消肿止痛之功。二诊用药有效，固守前方；因接近月经期，故加川芎 10g、玄胡 10g、五灵脂 15g，以增强温经活血止痛的作用。

杨老疏肝理气喜用香附，香附为理气要药，始载于《名医别录》，味辛、甘、微苦，性平，归肝、三焦经。辛能通行、苦能疏泄、味甘缓急，其性宣畅，能通行十二经、八脉之气分，行气解郁，调经止痛，安胎，也是妇科常用的要药。药理研究证实，香附挥发油有雌激素样作用，皮下注射或阴道内给药可出现阴道上皮细胞完全角化，这一作用可能是它治疗月经不调的主要原因之一；香附挥发油对金黄色葡萄球菌有抑制作用；并有降温及解热镇痛作用。杨老常说，中医理论所述"气行则血行"，即指血不自行，随气而行，气逆而郁则血行涩滞，气顺而达则血行和畅。尤其妇女月经不调及崩漏等病之气郁证，香附乃必用之品，且疗效确切，香附不但理气，与他药配伍，也尽显其功。其与白芍配伍，一气一血，疏肝气，养肝血，体阴而用阳，散收并用，活血养血理气，常用于经前期紧张综合征；与丹参配伍，一气一血，行气化瘀，化瘀而不伤气，调经止痛，常用于痛经；与川芎配伍，一气一血，香附长于入血分行气，川芎善于入气分活血，气血并用，调经止痛，常用于月经病；与菟丝子、续断、桑寄生配伍，补肾理气、安胎，常用于胎漏、胎动不安；与党参、白术、黄芪配伍，健脾益气、理气，常用于虚证腹痛；与当归、熟地配伍，养血活血，理气调经并补而不滞，常用于月经后期、量少；与木香、陈皮配伍，理气和中，常用于妊娠恶阻；配桃仁、莪术，活血理气消癥；与吴茱萸、小茴香配伍，温经理气止痛，常用于痛经；与丹皮、栀子配伍，清热凉血化瘀，常用于妇人腹痛。

病案二 经行咳血 肺肾阴虚证

郭某，女，29 岁，已婚，职员。

初诊：2004 年 6 月 4 日。

主诉：经行咳血 5 年。

病史：患者既往月经正常。5 年前因经期感冒而伴咳嗽、咳血。以后每至经期，伴咳血，量不多，色鲜红，咳血前胸闷，或痰中带血，经净时咳血停止。且经量逐渐减少，余未见异常。末次月经 5 月 12 日。

查体：舌质淡白略暗，少苔薄白，脉沉细无力。形体消瘦，面色黄白隐青。

妇科检查：外阴：已婚已产型；阴道：通畅，黏膜正常，分泌物少量；宫颈光滑充血；宫体前位，常大普硬，活动可，压痛（−）；双侧附件未触及。

理化检查：

1. 血常规、凝血常规：未见异常。
2. 双肺正侧位 X 线片：未见异常。
3. 超声检查：子宫前位，大小为 6.2cm×3.6cm×3.5cm，子宫内膜回声清晰，厚 0.9cm；左侧卵巢大小为 3.5cm×2.8cm，右侧卵巢大小为 3.7cm×3.0cm。

诊断：中医诊断：经期咳血（肺肾阴虚证）。

西医诊断：代偿性月经。

辨证：素本肺胃有热，经前及经期冲脉气盛，冲气夹肺胃之火上逆，灼伤血络，迫血上溢。

治法：养阴润肺，凉血止血。

处理：

方药：百合 50g，白茅根 50g，小蓟 25g，蒲黄 15g，泽兰叶 15g，丹参 25g，当归 15g，白芍 25g，桔梗 15g，甘草 10g。6 剂，水煎服。

二诊：2004 年 6 月 11 日。

用药后月经于 6 月 10 日来潮，经量较前增多，但仍偶有咳血，量不多，现为月经周期第 2 天，无其他明显不适。

查体：舌质淡红，苔薄，脉弦细。

处理：在原方基础上去桔梗，加川贝母 10g、丹皮 10g、牛膝 15g、车前子 15g，6 剂，水煎继服。

三诊：2004 年 6 月 18 日。

用药后经期咳嗽于第 4 天停止，经期持续 6 天，现净后 2 天。

查体：舌质淡红，苔薄，脉弦滑而细。

处理：

1. 方药：百合 50g，白茅根 50g，女贞子 25g，旱莲草 25g，沙参 15g，

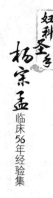

丹参25g，丹皮10g，白芍25g，桔梗15g，麦冬15g，甘草10g。10剂，水煎服。

2.六味地黄丸，1丸，日2次。

3.经期前一周复诊。

四诊：2004年7月4日。

月经周期第24天，自觉乳房轻微胀痛，余无不适。

查体：舌质暗红，苔薄，脉弦滑细数。

处理：

方药：百合50g，白茅根50g，小蓟25g，蒲黄15g，沙参15g，泽兰15g，丹皮10g，川牛膝15g，川贝母10g，川楝子6g，甘草10g。6剂，水煎服。

五诊：2004年7月19日。

月经于7月9日来潮，经量、经色正常，有小血块，腹痛轻微，经行乳房胀痛缓解，未见咳嗽、咳血，经期5天。

查体：舌质淡红，苔薄，脉弦细。

处理：停药，观察下次月经情况。

经随访3个月经周期，经期未再咳血。

★ **按　语**

经行吐血衄血，是月经前后诸症之一，是指每逢经行前后，或正值经期，出现周期性的吐血或衄血，也谓之"逆经"，常伴有月经量的减少。中医理论认为，"热伤阳络，则咳血、吐血、衄血；热伤阴络，则下血"。清代叶天士明确提出了"过食椒姜辛热之物，热伤其血，则血乱上行"。而《沈氏女科辑要笺正·月事异常》认为逆经"多由阴虚于下，阳反上冲"所致，故提出治疗原则宜"重剂抑降"。本病类似于西医学的代偿性月经。

代偿性月经，是指与月经周期相似的周期性非子宫出血，其原因可能与激素水平的变化（雌激素较敏感）相关，表现为黏膜血管扩张，脆性增加，易破裂出血。最多见为"鼻"，鼻黏膜出血占1/3，其次为眼睑、外耳道、皮肤、胃等，严重逆经可表现为无月经，或代偿月经出血量多而生理月经量少。而本案患者为咳血，损伤支气管黏膜或肺黏膜，其临床并不多见，亦可按中医经行吐衄治疗。

杨老选用百合固金汤为基础方加减，方中百合性微寒平，味甘微苦，入肺经，润肺清火安神，其药理作用有明显的止咳化痰作用，并可对抗组胺引起的过敏性哮喘；白茅根凉血止血，清热解毒；小蓟出自《本草经集注》，性凉味甘，归肝脾经，凉血止血，祛瘀消肿；丹参凉血活血调经；泽兰活血调经；当归、白芍养血柔肝；蒲黄止血化瘀；桔梗清肺并引药上行，升中有降；甘草调和诸药。全方共奏养阴润肺、凉血止血之功。二诊时为月经期，故去桔梗，加牛膝、车前子活血调经，引药下行；贝母散郁润肺止咳；丹皮凉血化瘀。三诊平时调理，以补肾益精、滋阴润肺为主，肺肾为子母之脏，金水相生，气血调和而安然。

杨老指出，本证亦不能排除为子宫内膜异位症，但无论何病，只要辨证准确，用药疗效均可满意。

病案三　经行头痛　阴虚火旺证

黄某，女，31岁，已婚，教师。

初诊：2005年3月15日。

主诉：经行头痛3年，加重2个月。

病史：患者既往月经正常。3年前开始因工作原因经前郁怒而致头痛，以后每至经前及经期第一天出现头痛，或伴有乳房胀痛，经行经血排泄则头痛缓解。病情时轻时重，遇经前、经期情志不舒则病情加重，未曾系统治疗。近2个月病情加重，经前头痛欲胀裂之感，伴胸闷不舒，口苦，手足心热欲触凉物，夜眠不安，心烦，食少，大便不爽。末次月经2005年2月20日。

查体：舌质红，苔薄微黄，脉弦滑细数。

妇科检查：未见器质病变。

理化检查：

1. 超声检查：子宫前位，大小为6.4cm×3.8cm×3.2cm，子宫内膜回声清晰，厚0.9cm；左侧卵巢大小为3.7cm×2.6cm，右侧卵巢大小为3.5cm×3.1cm。

2. 头部CT检查：排除头部器质性病变。

诊断：中医诊断：经行头痛（阴虚火旺证）。

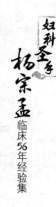

西医诊断：经期前紧张综合征。

辨证：素本阴血不足，肝郁气滞，郁久化热，阴虚不能镇守相火，阴虚火旺，上扰清窍则经行头痛。

治法：滋阴柔肝，清肝止痛。

处理：

方药：生地25g，枸杞子20g，当归15g，白芍15g，麦冬15g，沙参15g，川楝子6g，生栀子10g，丹皮10g，桑叶10g，藁本10g，蔓荆子10g，百合15g，合欢皮15g，川牛膝15g。6剂，水煎服。

二诊：2005年3月31日。

月经于3月21日来潮，周期29天，经量较前增多，经期6天。头痛较前减轻但未愈，睡眠及手足心热改善。现净后4天。

查体：舌质红，苔薄，脉弦滑细。

处理：

方药：生地黄25g，枸杞子20g，当归15g，白芍15g，麦冬15g，沙参15g，川楝子6g，生栀子10g，丹皮10g，桑叶10g，菟丝子20g，百合15g，合欢皮15g。10剂，水煎服。

三诊：2005年4月30日。

月经于4月19日来潮，经前、经期头痛及诸症缓解，月经量色正常，经期5天。

查体：舌质淡红，苔薄，脉弦。

处理：嘱其自行服用六味地黄丸合逍遥丸，巩固疗效。

★ **按　语**

经行头痛是指每值经期或行经前后，出现以头痛为主要症状，经后辄止的疾病。古籍对本病记载不多，记载者也多将头痛作为兼证论述，如《四明宋氏女科秘书·经候不调门》云："经行身体麻痹，寒热头痛者，乃触经感冒也"，为经行感冒而头痛；又如《景岳全书》曰："经行发热，兼头重目暗者，何也？血虚发热，阳气下陷，故头重，精血少，故目暗也，宜地黄养血汤"，为经行发热而头痛；且论述其病机也多为脾虚或阳气不足。而清代《张氏医通》则认为该病为痰湿为患，"每逢经行辄头痛，气满，心下怔忡……此痰湿为患"。现代医学认为，经行头痛为经前期紧张综合征的症状之一，本证主要为孕激素不足，雌、孕激素比例失调，影响子宫内膜的正常发育，且影响体内神经递质、神经介质等的调节，导致血管紧张素、醛固酮、血泌乳素等分泌失常，而引起一系列精神、神经、血管、内分泌系统的紊乱，导致一系列的证候群的出现。

杨老认为本病与肝关系密切，之所以随月经周期而发作，乃经期阴血下行，冲脉气盛，阴虚为本，肝火为标，冲气夹肝火上逆，气火上扰清窍而头痛。《素问·奇病论》说："髓者以脑为主，脑逆故令头痛。"故治疗以滋阴柔肝、清肝止痛为主，该患者素性阴血不足，加之工作性质经常情志不舒，肝郁气滞，郁久化热，阴虚不能镇守相火，阴虚火旺上扰清窍而经行头痛。对于本病杨老常方选一贯煎加减，方中生地、枸杞为君滋阴养血，补益肝肾，滋水生木；沙参、麦冬清肺益胃；当归、白芍养血柔肝；川楝子、桑叶疏肝泻热；丹皮、生栀子清热凉血除烦；藁本、蔓荆子疏风止痛；百合、合欢皮清热养阴，补心安神；川牛膝滋补肝肾，引血下行，导热外出。诸药合用，共奏滋阴柔肝、泻肝止痛之功。杨老指出，本方不同于其他疏肝之剂，是以滋肾养肝治本为主，疏肝泻火止痛为治标。川楝子性味苦寒，虽有苦燥伤阴之说，但若配在滋阴养血的方药中，却无伤阴之害，正所谓"少佐川楝泻肝气"，药理研究显示川楝素对小鼠离体膈神经、肌肉标本有选择性阻断神经肌肉接头间传递功能的作用，临床用于肝郁所致的多种疼痛；桑叶甘寒，微苦，如《傅青主女科》谓"所以滋肾之阴，又有收敛之妙"。

（十一）绝经前后诸症

病案一　肝肾阴虚证

孟某，女，51岁，已婚，家庭妇女。

初诊： 2004年7月27日。

主诉： 烘热、汗出半年，加重1个月。

病史： 患者绝经1年。绝经前1年开始月经紊乱，周期提前或错后，量少，经期缩短，反复发作约半年。半年前开始烘热、汗出，夜眠不佳，心烦易怒，随着月经闭止，上述症状加重，心悸气短，夜不能寐，易激动，常无故悲伤啼哭。

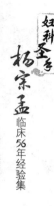

查体：舌质红，少苔，脉弦细略数。

妇科检查：外阴、阴道黏膜轻度充血，分泌物少量，子宫、附件（–）。

理化检查：

1. 超声检查：子宫前位，大小为 4.4cm×3.5cm×3.2cm，子宫内膜回声清晰，厚 0.2cm；左侧卵巢大小为 2.7cm×2.6cm，右侧卵巢大小为 3.0cm×2.1cm。

2. 女性激素检查：E：47pg/mL；FSH：32.0mIU/mL；LH：17.6mIU/mL。

诊断：中医诊断：绝经前后诸症（肝肾阴虚证）。

西医诊断：围绝经期综合征。

辨证：肝肾阴虚，肾水不济心火，虚火妄动。

治法：滋肾养肝，宁心安神。

处理：

方药：女贞子 50g，旱莲草 25g，生地黄 25g，熟地黄 25g，玄参 25g，麦冬 15g，五味子 15g，合欢皮 15g，柏子仁 15g，补骨脂 15g，黄柏 15g，知母 10g，陈皮 15g，白术 15g，山药 25g，甘草 10g。6 剂，水煎服。

二诊：2004 年 8 月 3 日。

服药后心烦有所改善，情绪尚能控制，但烘热、汗出仍较重，且夜不能寐，伴头晕耳鸣，疲乏无力。

查体：舌脉同前。

处理：上方去熟地黄，加夜交藤 25g、酸枣仁 15g、煅龙骨 25g、煅牡蛎 25g，养心安神。6 剂，水煎服。

三诊：2004 年 8 月 9 日。

服药后睡眠有改善，每夜可睡 4～5 小时，但易醒，头晕耳鸣、疲乏无力减轻；烘热、汗出日 4～5 次。

查体：舌质淡红，苔少，脉沉细略弦滑。

处理：上方去黄柏、知母、玄参、麦冬，加地骨皮 15g、黄芪 30g、防风 10g，益气敛汗。4 剂，水煎服。

★ 按　语

围绝经期综合征是卵巢功能衰退导致的下丘脑及植物神经系统功能紊乱为主的症候群，因体质的差异而产生不同程度的临床症状，其最早期、最突出的表现是烘热、汗出及情绪的改变；晚期可出现眩晕耳鸣、心悸失眠、面浮肢肿、腰背酸楚、皮肤蚁行感等。

中医古籍对本病无专篇记载，散见于"脏躁""老年血崩""百合病"等病证中。如《金匮要略·妇人杂病脉证并治》指出："妇人脏躁，喜悲伤欲哭，像如神灵所作，数欠伸。"中医理论认为，围绝经期乃"七七"之年，肾气渐衰，天癸将竭，冲、任脉亏败，已是"地道不通，形坏无子"之年。肾气渐衰，本是生命生、长、壮、老、已中的一个生理阶段，但出现绝经前后诸症，则是肾之阴阳平衡失调所致，无论是肾阴虚，或是肾阳虚，或阴损及阳、阳损及阴之阴阳两虚，均可导致多种症状的出现。且本病以肾虚为本，累及多脏腑、多经络，使证候繁多，参差出现。肾阴虚常可致肝肾阴虚，肝肾阴虚，阴不制阳则肝阳上亢，甚或肝风内动；肾水不足，不能制约心火则心肾不交。本例患者以肝肾阴虚为主，精血不足不能上荣于心，又阴虚火旺，上扰心肺，故出现烘热、汗出、心悸气短、夜不能寐等症。杨老指出，因其主要症状潮热、汗出等症属于西医学的心血管症状，且此时的患者多伴有不同程度的睡眠不佳，影响其生活的质量，又加重了病情，故治疗本证应注意加用养心安神之品，如远志、酸枣仁、夜交藤等；又绝经前后肾气虚衰是生理过程，即便补肾也不可阻挡逆转肾虚之必然，故在补肾时往往考虑配以健脾之品，以达到补后天养先天之目的，即前人"天癸既绝，治在太阴（脾）也"之意。

病案二　肾阴虚证

姜某，50岁，已婚，职员。

初诊： 2003年7月14日。

主诉： 烘热汗出1年，加重半年。

病史： 患者既往月经16岁初潮，经期/周期：4～5天/26～30天，49岁绝经。近一年烘热汗出，伴失眠、多梦、五心烦热，食少纳呆，头晕耳鸣，记忆力减退，大便干燥，小便黄。曾自服中药治疗，病情减轻但未痊愈，反复发作，近半年明显加重。现症：烘热、汗出，每30～50分钟1次，伴心烦、失眠，头晕耳鸣加重，偶有幻听，伴带下量少，色白，无味。

查体： 舌质红，少苔薄黄，脉弦细略数。面色黄白，神情倦怠，形体

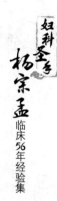

消瘦。

妇科检查：生殖器官为老年性改变，余未见异常。

理化检查：

1. 女性激素检查：FSH：43mIU/mL；LH：16mIU/mL；E_2：32pg/mL。

2. 超声检查：子宫前位，大小正常，未见器质性病变。

诊断：中医诊断：绝经前后诸症（肾阴虚证）。

西医诊断：更年期综合征。

辨证：肾阴不足，水不涵木，上不济心，致肝肾阴虚，心肾不交，出现一系列证候。

治法：滋阴养血，清热固表。

处理：

1. 方药：当归15g，黄芪30g，生地黄25g，熟地黄25g，黄连10g，黄芩10g，黄柏10g，女贞子50g，旱莲草25g。4剂，水煎服。

2. 逍遥丸，1丸，日2次，口服。

二诊：2003年7月21日。

服上方后烘热汗出，五心烦热明显好转，仍有失眠，多梦，头晕耳鸣，大便干燥。

查体：舌质红，少苔，脉弦细。

处理：于上方中去黄柏、黄芩，加肉桂10g、炒枣仁15g，4剂，水煎服。

三诊：2003年7月29日。

服上药后出汗停止，睡眠已安。

查体：舌质暗红，苔薄，脉弦滑细。

处理：嘱服六味地黄丸，早晚各1丸，连服2个月。

诸症悉除而病愈。

★ 按 语

本案亦为绝经前后诸症，选用的"当归六黄汤"载于元代李东垣《兰室秘藏》，被称为"治盗汗之圣药"。药物组成：当归、生地黄、熟地黄、黄芩、黄柏、黄连、黄芪。杨老应用此方治疗绝经前后诸症以烘热汗出为主症，收到满意疗效。杨老认为东垣设立当归六黄汤主治盗汗是属元气不足，阴火逼液为汗的病情。治以益气生血，泻火止汗，为急则治标之剂，这里的补血，是益气生血，这里的泻火是甘寒除火热。它与一般养血清热，或者养阴泻火均有所不同。古云："黄芩泻上焦火，黄连泻中焦火，黄柏泻下焦火。"杨老认为，将本方中三黄作用理解为泻三焦之火并列看待过于笼统，而且把血虚之火变成弥漫三焦的实火，容易使人误会。亦有失于当归为首，重用黄芪的立方用意，亦不符合东垣用药之意，没有讲出阴火的根本问题。而《医宗金鉴》深识其中之意，认为"于寒药中加黄芪，庸者不知，以为赘品，且谓阳盛者不宜，抑知其妙义正在于斯耶！盖阳争于阴，汗出营虚则卫气亦随之而虚，故倍加黄芪者，一以完既虚之表，一以固未定之阴"。杨老以此方用于治疗绝经前后诸症，每获良效。绝经前后诸症的发生主要由于天癸将竭，肝肾阴虚，阴不维阳，虚阳上越而致绝经前后妇女出现烘热、汗出、眩晕耳鸣、心悸失眠多梦等症。当归六黄汤中生地黄、熟地黄、当归滋阴养血；黄柏、黄芩、黄连清热泻火；黄芪益气固表。杨老应用此方常加女贞子、旱莲草滋补肝肾；若睡眠欠佳者加肉桂，黄连配肉桂可交通心肾，且佐肉桂以"引火归原"。然应用此方中病即止，予滋肝补肾方药以调理善后。

病案三　阴虚肝旺证

孟某，女，49岁，已婚，干部。

初诊：2005年9月17日。

主诉：心烦、易怒3个月。

病史：患者既往月经正常。一年前开始月经紊乱，周期提前或错后，量或多或少，经期长短不一，反复发作约1年。3个月前开始心烦、易怒，情绪不易控制，甚至暴躁不堪，伴夜眠不佳，口干口苦，手足心热，胸闷气短，食纳可，偶发烘热汗出，小便黄赤，大便秘结。末次月经2005年8月10日。

查体：舌质红，少苔，脉弦数。

妇科检查：外阴、阴道黏膜轻度充血，分泌物少量；宫颈光滑充血，呈紫蓝色；子宫、附件（−）。

理化检查：

1. 尿HCG检查：阴性。

2. 超声检查：子宫前位，大小为 5.6cm×3.5cm×3.0cm，子宫内膜回声清晰，厚 0.6cm；左侧卵巢大小为 2.9cm×2.8cm，右侧卵巢大小为 3.0cm×2.2cm。

3. 女性激素检查：E：77pg/mL；FSH：31.4mIU/mL；LH：15.6mIU/mL。

诊断：中医诊断：绝经前后诸症（阴虚肝旺证）。

西医诊断：围绝经期综合征。

辨证：素性肝旺，"七七"之年肝肾阴虚，水不涵木，肝火旺盛，热蕴血分，扰动血海，心神不宁。

治法：滋肝养阴，清热除烦。

处理：

方药：女贞子 50g，旱莲草 25g，山药 25g，山萸肉 15g，白芍 15g，玄参 25g，麦冬 15g，五味子 15g，合欢皮 15g，生栀子 10g，大黄 5g，川牛膝 15g，丹皮 10g，柴胡 10g，甘草 10g。6 剂，水煎服。

二诊：2005 年 9 月 23 日。

服药后睡眠有所改善，但情绪尚不能很好控制，仍觉气短，疲乏无力，口干苦，便秘。

查体：舌脉同前。

处理：上方加黄芪 20g。6 剂，水煎服。

三诊：2005 年 10 月 9 日。

服药后心烦、睡眠改善，情绪尚能控制。月经于 9 月 27 日来潮，周期 47 天，量色可，经期 6 天，现净后一周。气短、疲乏无力、便秘减轻；烘热、汗出缓解。

查体：舌质淡红，苔少，脉弦滑。

处理：效守前方，上方去黄芪、川牛膝。6 剂，水煎服。

★ **按　语**

如前所述，围绝经期综合征是卵巢功能衰退导致的下丘脑及植物神经系统功能紊乱为主的症候群，由于性激素分泌降低而促性腺激素升高，导致神经内分泌功能失调。

杨老指出，本病虽以肾虚为本，或阴虚，或阳虚，但女性的"血不足，气有余"体质，是加重症状的主要病机，由于既往的胞宫定时藏泻的紊乱或戛然停止，原本应有的气机疏泄被阻断，故肝郁气滞，甚至肝郁化火，伴随肾虚而发病。虽病机亦有心肾不交、脾肾阳虚，但仍存在夹杂肝火炽盛、肝血失养的病机影响，因此在治疗法则上，补肾的基础上仍需养肝、柔肝、疏肝、清肝。

本例患者乃素性肝旺之人，脾气暴躁，肝阴不足，"七七"之年肝肾阴虚，水不涵木，肝火旺盛，热蕴血分，扰动血海，心神不宁。故出现心烦、易怒、心悸气短、夜不能寐等症。治疗以二至丸合柴胡疏肝散加减，方中女贞子、旱莲草、山药、山萸肉滋肾养肝，玄参、麦冬滋阴养血，五味子、白芍酸甘化阴以柔肝，合欢皮养血安神，生栀子、丹皮、柴胡疏肝理气泻火，大黄泻热攻积通便，川牛膝养肝肾，活血调经，甘草调和诸药。全方共奏滋肝养阴、清热除烦之功。

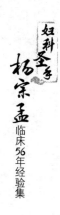

二、带下病

病案一 念珠菌性阴道炎 湿热下注证

邢某，女，31岁，已婚，营业员。

初诊：2005年4月3日。

主诉：带下量多1周。

病史：患者既往月经正常。末次月经2005年3月17日，现净后13天。1周前自觉因过食辛辣食品后带下量多，色黄白豆渣样，伴有外阴瘙痒，自行用盐水清洗未见好转。并自诉本病经常反复发作，平素自觉口苦，晨起明显。现带下量多，色黄白豆渣样，伴外阴瘙痒，尿频、尿痛，饮食可，夜眠欠佳，大便正常。

查体：舌质暗红，苔薄黄微腻，脉沉弦细略滑。形体中等，查体合作。

妇科检查：外阴已婚未产型，阴道通畅，黏膜充血，阴道内见大量豆渣样白带；宫颈充血；宫体、附件压痛（－）。

理化检查：

1. 分泌物检查：白色念珠菌（＋）；白细胞（＋）；阴道清洁度Ⅲ度。

2. 妇科彩超：子宫前位，大小为6.0cm×3.1cm×2.6cm，子宫内膜厚0.6cm；左侧卵巢大小为3.3cm×2.9cm，右侧卵巢大小为3.6cm×3.5cm。

诊断：中医诊断：带下病（湿热下注证）。

西医诊断：念珠菌性阴道炎。

辨证：湿热下注，任脉不固，带脉失约。

治法：清热利湿，健脾止带。

处理：

1. 内服方药：柴胡15g，丹皮15g，败酱草25g，薏苡仁25g，牛膝15g，车前15g，白术15g，茯苓25g，茵陈15g，赤芍15g，黄柏15g，芡实

15g，甘草 10g。4 剂，水煎服。

2. 外洗方药：苦参 25g，黄柏 25g，蛇床子 25g，白鲜皮 25g，冰片 5g（后下）。2 剂，每日 1 次，煎汤先熏后洗，每次 15～20 分钟。1 剂使用 3 次。

3. 阴道纳药：保妇康栓 1 枚，每日 1 次，连用 7 天。

二诊：2005 年 4 月 9 日。

用药后带下量明显减少，外阴瘙痒减轻。

妇科检查：外阴、阴道黏膜轻度充血，分泌物少量，色黄白凝乳状，余未见异常。

处理：口服药再服 4 剂，熏洗药再用 2 剂，巩固疗效。

治疗 2 周后自觉症状消失，分泌物检查：白色念珠菌（-）、阴道清洁度 I 度。

★ 按　语

中医之带下病多见于西医学的生殖器官炎症，但炎症因病原体的不同而症状各异，中医治疗仍需辨证用药。隋代《诸病源候论》明确提出"带下病"之名，并分"带五色俱下候"。清代傅青主《傅青主女科·带下》将带下病列为该书首卷，分别以白、黄、赤、青、黑五色带下论述其病机、证候、治法，认为"带下俱是湿证"，所创完带汤、易黄汤、清肝止淋汤至今仍为临床所推崇。

本病发生的机理是以湿邪为患，伤及任、带脉，任脉不固，带脉失约是带下病发生的核心机理。该患者素体肝郁脾虚，湿热内蕴，加之过食辛辣之品，湿热下注任带而致带下量多，色黄白如豆渣样；湿热下注阴器，则外阴瘙痒，尿频、尿痛；湿热蕴结，阻遏气机，则口苦；舌脉均为肝郁脾虚、湿热下注之征。

本证口服药方选经典方剂止带方加减而成。方中柴胡、丹皮、赤芍、黄柏疏肝清郁热，凉血活血；茵陈、败酱草、薏苡仁泻热解毒、燥湿止带；牛膝利水通淋，引诸药下行；茯苓、车前子利水渗湿止带；芡实健脾化湿；甘草调和诸药。全方合用，共奏清热除湿、健脾止带之功。外用药物乃为清热解毒、杀虫止痒之剂。

生殖器官炎症临床治疗虽多以局部治疗为主，但本例患者病情反复发作，故要内服中药调理全身机能。杨老指出，患者肝郁脾虚，湿热内盛，故病情反复发作，并且"带下俱是湿证"，更要注重健脾、壮脾胃、升阳气，脾旺则健运水湿功能正常，增强了机体去除湿邪的能力，有利于疾病的康复。另外，带下久不愈者，尤其是VVC感染，常可反复发作，烦扰患者，治疗时还应注意全身气血的调理，又虽"带下俱是湿证"，但久病入络，湿蕴久成瘀，湿瘀相合，愈伤胞脉、胞络，带脉失约，祛湿药中少佐化瘀之品，使瘀去经脉通畅，携湿外出；再者病久者心情不畅，日久肝郁化火，热盛伤阴，于祛湿药中少佐滋阴养血之品，也为良策。

病案二　外阴营养不良　肝肾阴虚证

郭某，女，51岁，已婚，家庭妇女。

初诊： 2002年3月13日。

主诉： 外阴瘙痒半年。

病史： 患者绝经1年。半年前曾带下量多伴外阴瘙痒诊断为阴道炎，用中药外治而愈。但半年来自觉外阴不适，反复发作，带下量时多时少，色黄白稀薄，伴外阴瘙痒，病情重时可出现尿频、尿痛，今日外阴瘙痒加重，伴带下量多，色黄稀薄，饮食可，夜眠欠佳，二便和。

查体： 舌质暗红，苔薄黄，脉沉弦细。形体中等，查体合作。

妇科检查： 外阴已婚已产型，双侧大阴唇颜色变白、欠光泽，组织粗糙，有小裂纹；阴道通畅，阴道壁展平，黏膜充血，阴道内见少量黄水样白带；宫颈充血；宫体、附件压痛（－）。

理化检查：

1. 分泌物检查：白细胞（＋）；阴道清洁度Ⅲ度。

2. 妇科彩超：子宫前位，大小为4.5cm×3.1cm×2.4cm，子宫内膜厚0.3cm；左侧卵巢大小为2.3cm×1.9cm，右侧卵巢大小为2.6cm×2.5cm。

诊断： 中医诊断：阴痒（肝肾阴虚证）。

　　　　西医诊断：老年性阴道炎。

　　　　　　　　　外阴营养不良。

辨证： 肝肾阴虚，虚火旺盛，下扰阴器，阴器失养。

治法： 滋补肝肾，清热止痒。

处理：

1. 内服方药：熟地黄25g，赤芍15g，当归15g，柴胡15g，丹皮15g，女贞子25g，旱莲草25g，枸杞子25g，山药15g，茯苓25g，黄柏15g，芡实15g，甘草10g。4剂，水煎服。

2. 外洗方药：熟地黄25g，当归15g，白芍15g，乳香10g，没药10g，巴戟天15g，川楝子10g，白芷10g，百部15g，防风15g，黄柏15g，甘草15g。2剂，每日1次，煎汤先熏后洗，每次15～20分钟。1剂使用3次。

3. 阴道纳药：保妇康栓1枚，每日1次，连用7天。

4. 中药玉红膏（院内制剂）2g，日1次，中药外洗后涂抹外阴局部。

二诊：2002年3月20日。

用药后带下量明显减少，外阴瘙痒减轻。

妇科检查：外阴改变如前；阴道黏膜轻度充血，分泌物少量，色黄白稀薄状，余未见异常。

处理：

1. 口服药、阴道纳药暂停。

2. 熏洗药再用4剂，玉红膏继用，巩固疗效。

治疗2周后自觉症状明显减轻，分泌物检查：细菌及白细胞（－）、阴道清洁度Ⅰ度。外阴组织虽尚不能完全恢复至正常颜色及弹性，但自觉症状改善已痊愈。

★ **按　语**

中医无"外阴营养不良"之病名，但据其症状特点，散见于"阴痒""阴疮""阴蚀"等病证。阴痒是指妇女外阴瘙痒，甚则痒痛难忍，坐卧不宁，或伴带下增多。阴痒是妇科常见病，其主要病机包括虚实二端，实者常为外感湿热或虫毒，虚者常见肝肾阴虚，均致阴部皮肤受损失养而痒痛。古人论述本病，多认为湿热生虫所致，如隋代《诸病源候论·妇人杂病诸候》曰："妇人阴痒，是虫蚀所为。三虫九虫，在肠胃之间，因脏虚虫动作，食于阴，其虫作势，微则痒，重则乃痛。"又曰："肾荣于阴器，肾气虚……为风邪所乘，邪客腠理，而正气不泄，邪正相干，在于皮肤故痒。"而《杂病源流犀烛·卷二十八》认为"有痒而竟无虫者，或由郁怒伤于肝脾……或由肝脾气虚，湿热下注……或由肝脾郁怒，元气亏损，兼有湿热……此皆但痒而无虫者也"，即涵盖了今之老年性阴道炎、外阴营养不良，甚至外阴湿疹之阴痒。现代医学认为，外阴营养不良是指外阴局部神经与血管营养障碍引起的组织变性与色素改变的疾病，临床上常把外阴局部的皮肤与黏膜变白变粗或萎缩性疾病，称为"外阴白斑"。本病的确切病因不明，认为与外阴局部组织的免疫功能低下、常发的外阴炎症等因素有关。其治疗原则或清热利湿、解毒杀虫，或补肝肾、养气血。

该患者素体肝肾不足，加之"七七"之年，肝肾愈虚，精血亏损，血虚生风化燥，外阴肌肤失养而致阴痒，并伴带下量多。本证口服药方选经典方剂二至丸合四物汤加减而成。方中女贞子、旱莲草、枸杞子、熟地黄滋肾养肝；赤芍、当归养血活血；茯苓、山药健脾利湿；柴胡、丹皮、黄柏疏肝泻火凉血；芡实利湿止带；甘草调和诸药。全方合用，共奏滋肾养肝、清热止痒之功。外用药物熟地黄、当归、白芍四物汤养血活血；乳香、没药活血定痛；巴戟天温肾养血；川楝子疏肝理气；黄柏清热泻火，解毒杀虫；百部杀虫止痒；白芷祛湿止痒；防风祛风止痒；甘草解毒杀虫，调和诸药。诸药合用，共奏滋阴活血、杀虫止痒之功。

杨老指出，虽中医对外阴营养不良无明确记载，但阴痒、阴虱等病证有类似的描述。本病虽有虚实不同，但其主要临床表现为瘙痒，甚者奇痒难忍、坐卧不宁，应本着"急则治标，缓则治本"的原则，止痒为当务之急，止痒则以外治为主，故在滋阴养血的基础上着重加入止痒之品。如黄柏解毒杀虫止痒，其水煎剂对多种致病菌有抑制作用，并有一定的退热、抗炎作用；防风祛风止痒，其水煎剂有明显的解热与降温作用，可显著提高小鼠腹腔巨噬细胞吞噬鸡红细胞的吞噬百分率和吞噬指数，对 2,4-二硝基氯苯所致小鼠迟发性超敏反应（细胞免疫）有明显抑制作用；百部杀虫止痒，对多种病菌有抑制作用，其水浸液和醇浸液对体虱和阴虱均有杀灭作用，并能抑制虱卵的孵化；白芷祛湿止痒，其煎剂有解热、镇痛及抗炎作用，其甲醇提取物腹腔注射，对小鼠放射性皮肤损害有保护作用；蛇床子温肾止痒，其有类性激素样作用，对絮状表皮癣菌等有抑制作用；白鲜皮祛风止痒，对多种致病真菌有抑制作用，水提取物对细胞免疫和体液免疫均有抑制作用，对迟发型变态反应的抑制主要作用在效应相，抗炎作用是其机制之一。总之，这些常用的止痒之品，临证时可灵活加减运用。另外杨老强调，外阴营养不良治疗前一定要排除其他疾病引起的外阴瘙痒，如各种阴道炎症、糖尿病等，并积极治疗原发疾病，阴痒方可得到控制。

病案三　幼女外阴炎　脾虚证

焦某，女，9岁，学生。

初诊：2002年8月12日。

主诉：带下量多3个月。

病史：患者月经尚未初潮。近3个月带下量多，色白黏腻，偶有阴痒，纳食不多，喜饮饮料，小便频数，大便溏。

查体：舌质淡胖，边有齿痕，苔薄腻，脉弦滑细。形体肥胖。

妇科检查：外阴黏膜略充血，分泌物量多，色白黏腻，附着于阴唇表面，余未查。

理化检查：

1. 超声检查：子宫前位，大小为3.5cm×2.1cm×2.0cm，子宫内膜厚0.2cm；左侧卵巢大小为2.2cm×1.8cm，右侧卵巢大小为2.3cm×2.0cm；盆腔积液少量。

2. 分泌物检查：白细胞（＋），余（－）。

诊断：中医诊断：带下病（脾肾气虚证）。

　　　　西医诊断：幼女性外阴炎。

辨证：素本先天脾肾气虚，脾虚水湿不运，肾虚气化无力，水湿之邪下注任带脉，任脉不固，带脉失约。

治法：补肾健脾，收涩止带。

处理：

1. 内服方药：党参15g，白术10g，山药15g，茯苓10g，生薏苡仁10g，芡实10g，黄芪15g，补骨脂10g，煅龙骨15g，煅牡蛎15g，覆盆子15g，扁豆10g，炙甘草10g。4剂，水煎服。

2. 外洗方药：黄柏20g，甘草10g。2剂，每日1次，煎汤先熏后洗，每次15～20分钟。1剂使用3次。

3. 忌食饮料及甜食。

二诊：2002年8月30日。

用药后带下量明显减少，纳食改善，二便和，余无不适。

查体： 舌质淡胖，边有齿痕，苔薄，脉弦细。

处理： 上方去扁豆、覆盆子，再服 4 剂，巩固疗效。

经随诊，带下病痊愈并未复发。

★ 按 语

带下病为妇科常见的第二大类疾病，病因以湿邪为患为主，少女带下以内湿为主。现代医学认为，少女带下可考虑为幼女外阴炎，但炎症征象应显著，如外阴黏膜红赤充血，且带下未必量多。虽带下病多为女性生殖器官炎症，但少女尚未有性生活史，生殖器官感染的机会不多，故应以中医所述之水液代谢失常为主。治疗补肾健脾调整脏腑功能为治本，收涩止带改善症状为治标。方中补中益气汤健脾益气以束带，少佐温肾助阳之覆盆子，加补骨脂以摄精，煅龙牡、芡实固涩带下。全方共奏补肾健脾、收涩止带之功。

杨老指出，少女带下主要责之先天不足，脾气虚弱，带脉约束无权而致。治疗以健脾为主，方以补中益气汤为主方加减，加收涩之品，如补骨脂、煅龙牡等，可收到很好疗效。"因少女之带下非炎症之因，乃虚不收摄也。"

三、妊娠病

（一）妊娠恶阻

病案一　肝胃不和证

赵某，女，35岁，已婚，教师。

初诊：2002年3月8日。

主诉：孕3⁺月，恶心呕吐2个月。

病史：患者既往月经规律，末次月经2001年11月18日。孕46天时开始出现恶心、厌食等早孕反应，未重视及治疗，呕吐逐渐加重，每日由1～2次，逐渐增加至4～5次，曾中西药治疗，病情缓解，但反复发作。初始呕吐后尚能进食，目前食入即吐，不能进食及饮水，呕吐酸水、苦水，偶有血丝兼夹，故来就诊。现症：孕3⁺月，恶心呕吐，吐酸水、苦水，食入即吐，伴胃痛，夜眠欠佳，头晕乏力，小便黄，大便秘结。

查体：舌质红，苔少，脉弦滑细数。形体消瘦，营养中等，自动体位，查体合作。

产科检查：宫底耻上一横指。

理化检查：

1. 尿常规：尿酮体（++++）；血常规：白细胞 1.1×10^9/L。
2. 肾功能检查：血肌酐121.5（女 70.7～106.1μmol/L）。
3. B超检查提示：子宫增大，宫内探及一胎儿，BPD：3.2cm，CRL：10.6cm，胎动（+），胎心151次/分，羊水最大径线3.6cm，胎盘附着子宫后壁。

诊断：中医诊断：妊娠恶阻（肝胃不和证）。

　　　　西医诊断：妊娠剧吐。

辨证：肝热胃虚，冲脉气盛，冲气夹肝火上逆，胃失和降。

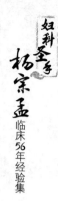

治法：清肝和胃，降逆止呕。

处理：

1. 禁食水3天。予以补充体液及能量。5%葡萄糖1000mL、10%葡萄糖1000mL、0.9%生理盐水1000mL、维生素C 2.0g、氯化钾1g、维生素B_6 100mg，每日一次，静点，连续3天。

2. 每日吸氧30分钟。

二诊：2002年3月11日。

用药后，恶心减轻，呕吐次数日均减少1～2次，夜眠较前改善。

理化检查：复查尿常规：尿酮体（+++），余阴性。

查体：舌质红，少苔，脉弦滑略细数。

处理：

1. 半流食。

2. 方药：沙参25g，麦冬25g，生地黄15g，五味子10g，玄参15g，桑叶10g，竹茹15g，丝瓜络10g，橘皮15g，菟丝子20g，枇杷叶15g，清半夏10g，黄芩15g，白术15g，当归15g，白芍25g，甘草10g。2剂，伏龙肝水（或新红砖水）煎药取汁，少量多次频服，并服药前生姜汁点舌。

3. 每日吸氧30分钟。

4. 仍补充体液、能量，同上。

三诊：2002年3月14日。

服上药后自觉症状明显减轻，少量进半流食，纳食渐增，但仍呕吐酸水，胃脘不适。

查体：舌脉同前。

处理：在原方基础上加乌梅15g。4剂，水煎服，同时嘱患者用伏龙肝煮水，代茶饮。

四诊：2002年3月20日。

服药后呕吐较前缓解，日吐1～2次，并可少量进食，夜眠可。

查体：舌质红，少苔，脉弦滑略细。

理化检查：

1. 复查尿常规：尿酮体（+），余正常。

2. 血常规：（−）。

处理：

1. 普食，但少量多餐，忌食辛辣等刺激性食物。

2. 补充液体，每日 1000mL。

3. 方药：生地黄 15g，麦冬 25g，五味子 10g，玄参 15g，桑叶 10g，竹茹 15g，丝瓜络 10g，橘皮 15g，菟丝子 20g，枇杷叶 15g，乌梅 15g，黄芩 15g，白术 15g，甘草 10g。同法水煎服，再服 6 剂巩固疗效。

五诊： 2002 年 3 月 30 日。

用药后呕吐基本缓解，偶有恶心，但未呕吐。诸症缓解，可正常进食。

查体： 舌质淡红，苔薄，脉弦滑。

理化检查：

1. 尿常规：尿酮体（−）。

2. 肾功能：血肌酐 81.6μmol/L。

3. 超声：子宫增大，宫内探及一胎儿，BPD：4.0cm；CRL：13.5cm；胎心：153 次/分，胎动（＋）；最大羊水径线 4.1cm；胎盘附着子宫后壁。提示：中期妊娠，单胎。

处理： 药物治疗停止，以饮食、起居调理为宜。

★ **按　语**

妊娠剧吐是妊娠期特有疾病，中医称之为"子病""病儿""阻病"等，是由于怀子后而发生的疾病，当胚胎或胎儿不存在时，该病可缓解或自愈。妊娠恶阻的古籍记载，始见于《金匮要略·妇人妊娠病脉证并治》，其云："妇人得平脉，阴脉小弱，其人渴（呕）不能食，无寒热，名妊娠，桂枝汤主之。"隋代巢元方《诸病源候论·恶阻候》首次提出恶阻病名，并指出"此由妇人元本虚羸，血气不足，肾气又弱，兼当风饮冷太过，心下有痰水，夹之而有娠也"。现代医学对该病的病因认识尚不明确，认为可能与妊娠后 HCG 水平升高、胃肠功能紊乱、胃酸分泌减少、胃排空时间延长有关，但临床表现的程度与血 HCG 水平有时并不一定成正比，却常与外界因素的干扰及体质状况关系密切，如精神过度紧张、焦虑、体形瘦小、性格差异、生活环境差、经济状况低下等。

该患者素体消瘦多火，且年龄偏大，阴虚血热，加之孕后阴血聚下养胎，肝血愈虚，肝火愈旺，肝火夹冲气上逆犯胃，胃失和降而致妊娠剧吐。

杨老指出，按分经养胎理论可知，妊娠1、2月在五行属木，脏腑属肝胆，经络上属于足厥阴肝经，足少阳胆经；3、4月属心包络、三焦经养胎。妊娠1、2月肝胆养胎，木火之气偏亢，故妊娠早期常出现恶心、呕吐、厌食、嗜酸。《内经》曰："诸逆冲上，皆属于火。"而正常早孕反应一般于孕3个月自行停止，但由于患者体质及外界因素影响，使其孕月已至3、4月间，木火之气仍当令不降上扰胃气而呕吐不止。酸为肝之性，杨老认为：顺其性为补，逆其性为泻。故治疗恶阻常用竹茹、桑叶、丝瓜络养血柔肝而息风，用黄芩苦寒以清热，用乌梅酸收以泻肝（乌梅收敛肝之性，则为泻肝）。在此基础上，加入和胃降逆之陈皮、半夏、白术等药，临床中应用此法治疗胃虚肝热之恶阻，屡获良效。一诊、二诊用半夏和胃止呕，三诊、四诊呕吐缓解即刻停用半夏，乃"中病即止"之意。

杨老指出，呕吐严重者应注意是否合并胃炎，近年来研究发现妊娠恶阻可能与感染幽门螺旋杆菌有关。

病案二　脾胃虚弱证

李某，女，30岁，已婚，干部。

初诊： 2003年11月18日。

主诉： 孕63天，恶心呕吐半月。

病史： 患者既往月经规律，末次月经2003年9月16日。孕49天时开始出现恶心、厌食等早孕反应，因平素胃肠功能不佳，未重视及治疗，呕吐逐渐加重，每日由1～2次，逐渐增加至4～5次，反复发作。目前偶可少食，但食后不久即吐，常呕吐尚未消化之食物，或夹痰涎，或唾涎沫，故来就诊。现症：孕63天，恶心呕吐，吐食物或痰涎，甚至食入即吐，伴胃寒胃痛，喜暖喜按，畏寒肢冷，夜眠欠佳，头晕乏力，小便频数，大便溏。

查体： 舌质淡，苔少，脉弦滑而沉。形体中等，查体合作。

理化检查：

1. 尿常规：尿酮体（+++）；血常规：白细胞 6.2×10^9/L。

2. 肾功能检查：血肌酐 101.7μmol/L。

3. B超检查：子宫增大，宫内妊娠囊大小 3.0cm×3.0cm×2.8cm，胎芽（+），胎心（+）。

诊断：中医诊断：妊娠恶阻（脾胃虚弱证）。

西医诊断：妊娠剧吐。

辨证：脾胃素虚，孕后冲脉气盛，冲气上逆，胃失和降。

治法：健脾和胃，降逆止呕。

处理：

1. 嘱患者半流食。

2. 方药：党参 15g，白术 15g，山药 25g，白芍 15g，姜半夏 10g，橘皮 15g，扁豆 10g，砂仁 10g，茯神 15g，木香 10g，桂枝 10g，炙甘草 10g。4 剂，伏龙肝水（或新红砖水）煎药取汁，少量多次频服，并服药前生姜汁点舌。

二诊：2003 年 11 月 24 日。

用药后，恶心减轻，呕吐次数日均减少 1～2 次，饮食量较前增加，夜眠较前改善。

理化检查：复查尿常规：尿酮体（++），余（-）。

查体：舌质淡红，少苔，脉弦滑略细。

处理：

1. 半流食。

2. 方药：固守前方，上方去桂枝，再 6 剂。

三诊：2003 年 12 月 1 日。

服上药后自觉症状明显减轻，纳食渐增，呕吐缓解。

查体：舌脉同前。

理化检查：

1. 复查尿常规：尿酮体（+/-），余（-）。

2. 复查超声：子宫增大，宫内探及一胎儿，BPD：2.2cm；CRL：3.5cm；胎心：163 次/分，胎动（+），羊水径线 2.9cm，胎盘附着子宫后壁。

中病即止，停止药物治疗，嘱其饮食调理，忌食辛辣等刺激性食物。

★ **按　语**

如前所述，妊娠剧吐是妊娠期特有疾病，常由早孕反应发展而来。大多数的早孕反应可在孕 12 周后自行停止，不停止者主要与患者的体质因素密切相关，因孕后都存在着"阴血偏虚，阳气偏亢"病机，大多数孕妇不发生

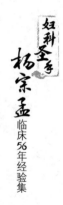

疾病，乃其素本气血调和，能够适应孕期身体的变化，而发病者则素本气血偏盛偏衰，或孕期感受外邪，加之孕期的特殊体质，易发生妊娠期疾病。

本案患者即素本脾胃虚寒，加之孕后阴血聚下养胎，肝血愈虚，肝火愈旺，肝火夹冲气上逆，乘侮脾土（胃），胃失和降而致妊娠剧吐。治疗以健脾和胃、降逆止呕为主，方选香砂六君子汤和理中汤，温胃止呕，理气安胎。方中党参、白术、山药健脾和胃，白芍养血柔肝，姜半夏、橘皮、炙甘草温胃止呕，扁豆健脾化湿，砂仁、木香理气安胎，茯神养心安神，桂枝温阳化气。诸药合用，共奏健脾和胃、化湿止呕、理气安胎之效。

杨老指出，本方应用桂枝，依据是《金匮要略·妇人妊娠病脉证并治》所云："妇人得平脉，阴脉小弱，其人渴（呕）不能食，无寒热，名妊娠，桂枝汤主之。"桂枝其味辛、甘，性温，归膀胱、心、肺经，虽为解表药，但本方用之取其温经通阳、平冲降逆之功。患者畏寒肢冷有寒征，虽为妊娠恶阻，但其脾胃虚寒兼有表寒，故应用桂枝是在调和营卫散寒的同时助姜半夏、橘皮、砂仁、炙甘草温胃降逆止呕，且"中病即止"，不久用则不会损伤胎元。扁豆是经常吃的食物，其味甘入脾、胃经，是一味补脾而不滋腻、除湿而不燥烈的健脾化湿良药，妊娠期应用安全性极好，药理研究显示，扁豆有良好的抗菌、抗病毒作用，又可以提高细胞的免疫功能。

（二）胎漏、胎动不安

病案一　胎动不安　气虚证

张某，女，29岁，已婚，家庭妇女。

初诊： 2004年6月16日。

主诉： 妊娠5月余，腹坠腰酸1周。

病史： 患者既往月经正常。末次月经2004年1月7日，停经早期经妊娠试验及B超检查，确定宫腔内妊娠；1周前开始自觉胎动，并出现腹坠腰酸，但无阴道流血。因患者于妊娠5、6月份已自然流产2次，在西医院诊断为"子宫颈内口松弛"，建议行"宫颈内口缝合术"，但患者拒绝接受，要求中药治疗而就诊。现孕5月余，腹坠腰酸，无阴道流血，夜眠差，纳呆，小便可，大便溏。

查体： 舌质淡，苔白薄腻，脉弦滑缓弱。孕妇体态，营养中等，自动体位，查体合作；双脚足踝以下轻度浮肿，压痕（+）。

产科检查： 宫底平脐，腹围19cm，胎心142次/分，胎动（+）。血压：120/80mmHg。

理化检查：

1. 血、尿常规：未见异常。

2. B超检查提示：子宫增大，宫内探及一胎儿，BPD：5.4cm，CRL：26.6cm，胎动（+），胎心145次/分，羊水最大径线4.6cm，胎盘附着子宫后壁。

诊断： 中医诊断：胎动不安（气虚证）。

西医诊断：先兆流产。

辨证： 脾肾气虚，脾虚中气下陷，肾气虚不能系胎，故胎动不安。

治法： 补中益气，固肾安胎。

处理：

方药：党参25g，白术15g，黄芪15g，山药25g，柴胡15g，陈皮15g，当归15g，白芍15g，菟丝子20g，续断15g，炙甘草10g。4剂，水煎服。

二诊： 2004年6月23日。

服药后腹坠减轻，但觉腰酸，无其他明显不适。

查体： 舌质淡，苔白薄腻，脉弦滑较前有力。

处理： 守前法，加桑寄生15g。再4剂，水煎服。

三诊： 2004年6月30日。

服药后腹坠腰酸均缓解，目前无明显不适。原方再继服8剂巩固疗效，未见有流产征兆，至孕足月自然分娩。

★ **按 语**

古籍记载"胎动不安"之病名最早见于《诸病源候论·卷四十一·妊娠胎动候》，云："胎动不安者，多因劳役气力……母面青舌赤，口中沫出，母死子活。"胎动不安是指妊娠期腰酸腹痛、胎动下坠，而无阴道流血者。发生胎动不安的主要原因包括肾虚、气血虚弱、血热及血瘀，这些原因均可致其冲任损伤、带脉失约、胎元不固，病位在冲任、胞宫。本案患者脾肾气虚，孕后重虚，导致脾虚气弱，气不载胎，胎失所系，胎元不固而发生胎动不安。正如《万氏妇人科·卷之二》指出："如脾胃素弱，不能管束其胎，气血素衰，不能滋养其胎，不以日月多少而常堕者，安胎饮主之，更服杜仲丸、胡连丸尤佳。"指出气血不足，不能载胎养胎而致胎动不安。

本病临床多发生于妊娠早期，但本例患者属于妊娠晚期自然流产，因曾已在相近的月份流产2次，故可按反复性流产诊治。妊娠晚期自然流产，西医学认为主要原因是宫颈内口松弛，其处理办法为宫颈内口暂做缝合，临产前再行拆除。杨老根据"分经养胎"学说，5、6月为脾胃所主，脾主肌肉、四肢，脾虚则肌肉松弛而发生流产。故给予补中益气，健脾安胎，同时加入补肾之品，使脾健肾旺，胎有所系而达到安胎之目的，方药选择经典古方补中益气汤加减。方中党参、白术、炙甘草甘温益气、健脾调中，以助生化之源，使气旺以载胎；当归、白芍补血养血安胎；黄芪、柴胡益气升提，固摄胎元；菟丝子、续断、山药补益肝肾，固摄冲任；陈皮行气健胃。诸药合用，共奏补中益气、健脾安胎之功。

病案二　胎动不安　血虚证

赵某，女，31岁，已婚。

初诊：2005年3月7日。

主诉：孕54天，阴道流血2天。

病史：患者既往月经周期尚规律，末次月经2005年1月12日。停经40天时查妊娠试验及彩超，确定宫腔内妊娠，并提示活胎。2天前无明显诱因出现阴道流血，量少淋沥，时下时止，血色淡，质稀；伴轻微腹痛，但腰酸明显；早孕反应较前减轻。因曾经有2次自然流产史，故前来就诊要求保胎治疗。

查体：舌质淡红，苔薄白，脉细滑略数。

妇科检查：恐触动胎元，故暂未查。

理化检查：

1. 血清HCG＞10000mIU/mL，血清P 21ng/mL。

2. 彩超检查：宫内妊娠囊大小2.9cm×2.6cm×2.6cm，胎芽（+），胎心（+）。

诊断：中医诊断：胎动不安（血虚证）。

西医诊断：先兆流产。

辨证：血虚胎失所养，胎元不固而致胎动不安。

治法：养血益气，固肾安胎。

处理：

1. 方药：桑叶 15g，竹茹 10g，丝瓜络 10g，菟丝子 20g，桑寄生 15g，续断 15g，白术 15g，山药 25g，熟地黄 25g，当归 10g，白芍 25g，甘草 10g，阿胶 10g（烊化），茜草 10g。6 剂，水煎服。

2. 维生素 E，100mg，日 3 次，口服。

3. 每日吸氧 30 分钟。

二诊：2005 年 3 月 13 日。

用药后，腰酸痛明显改善，但仍偶有淡褐色分泌物，小腹隐痛不适。

查体：舌质淡红，苔黄，脉弦滑略细。

处理：

1. 方药：病情改善，固守上方。去茜草，加黄芩 15g。6 剂，水煎服。

2. 维生素 E，100mg，日 3 次，口服。

三诊：2005 年 3 月 19 日。

用药后，自觉症状消失，阴道流血已净，晨起轻微恶心，无其他明显不适。但恐惧流产患者不欲活动。

查体：舌质淡红，苔薄，脉弦滑。

理化检查：

1. 复查超声回报：子宫增大，宫内妊娠囊大小 3.7cm×3.0cm×2.9cm，胎芽（＋），胎心（＋）。

2. 复查血清 P：32ng/mL。

处理：

方药：党参 15g，白术 15g，熟地黄 15g，菟丝子 20g，桑寄生 10g，山药 25g，当归 15g，白芍 15g，杜仲 15g，陈皮 15g，甘草 10g。8 剂，水煎服。

★ **按 语**

胎动不安是指妊娠期出现腰酸腹痛，胎动下坠，或阴道少量流血者。关于本病的论述，始见于《脉经》，其卷九云："妇人有胎腹痛，其人不安。"

胎动不安是妊娠期常见病，主要发病机制是冲任气血失调，胎元不固。本病多属西医学的先兆流产。先兆流产是自然流产的最早阶段，是指妊娠28周前先出现少量阴道流血，常为暗红色、淡褐色、褐色，或血性白带，无妊娠物排出，随后出现阵发性下腹痛或腰背痛；妇科检查宫颈口未开，胎膜未破，其子宫大小与停经孕周相符。如前所述，晚期自然流产临床并不多见，绝大多数的自然流产为早期自然流产。其最常见的原因是胚胎因素的染色体异常，可占半数以上；其次为母体因素的全身性疾病、生殖器官异常、内分泌异常及不良习惯等；免疫功能异常和环境因素也是早期流产的原因之一。

尤其该患者素本血虚，孕后阴血养胎，愈显阴血不足，冲任血少，胎失所养而致胎动不安。杨老治疗血虚证先兆流产，喜用王孟英之"桑叶、竹茹、丝瓜络"为君，合寿胎丸既养血安胎，又补肾益气固胎，达到治疗目的。

王孟英用桑叶、竹茹、丝瓜络是认为血虚乃肝虚不能养胎，并肝血不足则虚火扰胎，黄芩虽为安胎圣药，"但宜于血热之体，若血虚有火者，余以竹茹、桑叶、丝瓜络为君，随证而辅以他药，极有效，盖三物皆养血清热而息风也……肝虚而胎系不牢者，胜于四物阿胶多矣，惜未有发明之者"。杨老治疗本证既重视肝，仍不忘补肾为其大法，故合寿胎丸养血固肾安胎。

笔者认为，早期的先兆流产以治疗2周为基础时间，若治疗2周后病情无明显改善，胚胎无明显发育，则应放弃治疗，可考虑为胚胎因素所致，治之无效，治之无益，放弃也不遗憾；若因母体功能欠缺，通过治疗大多胚胎可继续存活，故先兆流产的结局有两种：经休息或治疗后症状消失，胚胎可继续发育至足月分娩；或病情加重，阴道流血量多、腹痛加剧致难免流产，因此先兆流产治疗的关键是及早检查、及早诊断、及早治疗，助胚胎有效存活、发育，可有效提高本病的治愈率。

病案三　胎动不安　血热证（体外受精－胚胎移植）

齐某，女，37岁，已婚，职员。

初诊：2007年3月17日。

主诉：孕65天，阴道流血3天。

病史：患者既往月经周期尚规律，因双侧输卵管阻塞而行体外受精－胚胎移植术。此次妊娠为 2007 年 1 月 2 日行囊胚宫内移植，移植初期未见明显异常，于移植后 50 天时查彩超确定宫腔内妊娠，并提示活胎。3 天前无明显诱因出现阴道少量流血，时下时止，血色鲜红，质稀；伴轻微腹痛，但腰酸明显；早孕反应较前减轻。因为体外受精-胚胎移植受孕，故前来就诊要求保胎治疗。

查体：舌质淡红，苔薄黄，脉滑细略数。

妇科检查：恐触动胎元，故暂未查。

理化检查：

1. 血清 HCG > 10000mIU/mL，血清 P 41ng/mL。

2. 彩超检查：宫内妊娠囊大小 3.5cm×3.0cm×2.7cm，胎芽（+），胎心（+）。

诊断：中医诊断：胎动不安（血热证）。

西医诊断：先兆流产。

辨证：阴虚血少，虚热内炽，下扰胎元，胎失所养，胎元不固而致胎动不安。

治法：滋阴养血，固肾安胎。

处理：

1. 方药：熟地黄 25g，白芍 25g，山药 25g，续断 15g，桑叶 15g，竹茹 10g，丝瓜络 10g，菟丝子 20g，桑寄生 15g，白术 15g，黄芩 10g，阿胶 10g（烊化），侧柏炭 10g，荆芥穗炭 10g，甘草 10g。6 剂，水煎服。

2. 维生素 E，100mg，日 3 次，口服。

3. 黄体酮 20mg，日 2 次，肌注。

4. 每日吸氧 30 分钟。

二诊：2007 年 3 月 23 日。

用药后，腰酸痛明显改善，但仍有淡红色分泌物，小腹隐痛不适。

查体：舌质淡红，苔淡黄，脉弦滑略细。

处理：

1. 方药：病情改善，固守上方。继服 6 剂。

2. 黄体酮 20mg，日 2 次，肌注。

3. 维生素 E，100mg，日 3 次，口服。

三诊：2007年3月30日。

用药后，自觉症状消失，阴道流血已净，晨起轻微恶心，无其他明显不适。

查体：舌质淡红，苔薄，脉弦滑。

理化检查：复查超声回报：子宫增大，宫内妊娠囊大小5.7cm×4.3cm×4.1cm，其内探及一胎儿，头臀长2.9cm，胎心152次/分，胎动（+），胎盘附着子宫后壁。

处理：

1. 方药：党参15g，白术15g，熟地黄15g，菟丝子20g，桑寄生10g，山药25g，当归15g，白芍15g，杜仲15g，陈皮15g，甘草10g。8剂，水煎服。

2. 黄体酮20mg，日1次，肌注。

★**按　语**

本例先兆流产患者为胚胎移植术受孕。胚胎移植术是现代辅助生殖技术的治疗方法之一。中医理论无相关方面的记载，按临床表现及经过，仍以胎漏、胎动不安、滑胎为主。杨老常说，胚胎移植好比花草的移栽，将一个植物从一方水土迁移到另一方水土，二者的相适应性受诸多因素影响，如阳光、空气、土壤的温度及湿度等等，若二者能相适宜，则植物可继续生长、繁茂，若不相适宜则植物枯萎、死亡。胚胎移植亦是如此，母体适宜其发育则胚胎生长发育，若母体的各项功能不适宜其在此生长发育则发生流产。由于移植物非本土生长，生长之地的环境往往不能与移植物的发育状态同步，故需人为地协调其生长发育。现代医学是补充大量的激素以维持移植胚胎的发育，补充黄体酮的治疗，不仅仅是补充孕激素的不足，又可使妊娠子宫处于安缓的状态，避免其收缩而排出胚胎，达到保胎、安胎的治疗目的。但中医药的治疗，仍以辨证论治为主，补肾为大法，补机体之不足，祛胞宫之邪气，养冲任之气血，强化"固胎之本"，稳健"系胎之肾"，方可使之在母体内安养生长。

本患者初诊时有阴道流血，虽量不甚多，但考虑精血不足，冲任亏虚，虚热扰胎，且胚胎为移植胚胎，及早予以滋阴清热，固肾安胎，以胶艾四物汤为主，加入清热止血药；二诊虽病情有所改善，效守前方，巩固疗效，继服一周；三诊自觉症状消失，则补气养血，促胎发育，胎盘已经形成，可以分泌足量孕激素以促进胎儿发育，故黄体酮日一次肌注，逐渐减量，以使胎儿适应发育。

病案四　胎动不安　脾肾气虚证

郑某，女，38岁，已婚，教师。

初诊：2009年5月20日。

主诉：停经50天，阴道少量流血8天。

病史：患者既往月经尚规律。末次月经2009年4月1日，8天前无明显诱因而阴道少量流血，自认为月经而未重视，虽出血量不多，但持续至昨日7天仍未净，自行测尿妊娠试验阳性，故今来就诊。追问病史得知，阴道流血已8天，量少，色暗红，无血块，偶有腰酸，伴小腹隐痛，神疲肢倦，晨起恶心呕吐，尿频，大便正常。

查体：舌质淡红，苔薄黄，脉沉弦细略滑无力。面色无华。

妇科检查：恐触动胎元，故暂未查。

理化检查：

1. 血清HCG 3461mIU/mL，血清P 25.9ng/mL。

2. 彩超检查：子宫增大，宫内妊娠囊3.0cm×2.3cm×2.0cm大小，胎芽（+），胎心（+）。

3. 血清肿瘤坏死因子-α（TNF-α）：36.89pg/mL；血清血管内皮因子（VEGF）：63.69pg/mL。

诊断：中医诊断：胎动不安（脾肾气虚证）。

　　　　西医诊断：先兆流产。

辨证：脾气虚化源不足，胎失所养，肾气虚，胎失所系，胎元不固而致胎动不安。

治法：健脾益气，固肾安胎。

处理：

1. 方药：熟地黄25g，桑寄生20g，续断25g，当归10g，阿胶15g（烊化），砂仁5g，艾炭10g，党参25g，白术15g，黄芪30g，黄芩10g，山药25g，覆盆子15g，甘草10g。6剂，水煎服。

2. 维生素 E，100mg，日 3 次，口服。

3. 黄体酮 20mg，日 1 次，肌注。

4. 绒毛膜促性腺激素 3000 单位，隔日 1 次，肌注。

二诊：2009 年 5 月 26 日。

用药后阴道流血已净 3 天，小腹隐痛，偶有腰酸，仍恶心但未吐，尿频，大便正常。

查体：舌质淡红，苔少微黄，脉沉弦细滑无力。

处理：

1. 方药：熟地黄 25g，桑寄生 20g，续断 15g，当归 10g，白芍 25g，菟丝子 20g，砂仁 5g，艾炭 10g，党参 25g，白术 15g，黄芩 10g，山药 25g，甘草 10g。6 剂，水煎服。

2. 其他治疗同前。

三诊：2009 年 6 月 2 日。

患者阴道流血已净 10 天，恶心、尿频，余无不适。现孕 63 天。

查体：舌质淡红，苔薄，脉弦滑。

理化检查：

1. 血清 HCG > 10000mIU/mL，血清 P 41.42ng/mL。

2. 彩超检查：子宫增大，宫内探及胎儿，CRL2.1cm，胎心 162 次 / 分。

3. 血清 TNF-α：22.4pg/mL；血清 VEGF：82.98pg/mL。

处理：中药汤剂继续调理一周，巩固疗效；其他治疗停止。

★ **按 语**

如前所述，先兆流产是妊娠期常见的时限性疾病，其病因之一是免疫功能异常。胚胎及胎儿属于同种异体移植物，母体对胚胎及胎儿的免疫耐受是胎儿在母体内得以生存的基础。已知的免疫因素有多种，如父方的人白细胞抗原、胎儿抗原、封闭抗体不足等等，还有一些免疫因素尚不清楚，故临床存在不明原因的流产。近年，母胎界面处细胞生物学和分子免疫学的研究已成为生殖医学研究的热点，其中母体血管内皮因子（VEGF）、肿瘤坏死因子-α（TNF-α）与不明原因的自然流产关系密切。

VEGF 也称血管通透因子、促血管因子或血管调理素，具有促进内皮细胞增殖和迁徙，促进血管生成和增加血管通透性等作用，参与整个妊娠期间胎盘生长过程中的血管形成，在受精、着床、胚胎血管形成及胎儿生长发育中起重要作用；血清中 VEGF 表达不足不利于胚胎着床及胚胎早期发育。TNF-α 是一种具有多种生物学活性的细胞因子，由免疫系统中的单核巨噬细胞、CD_4^+ TH1 细胞、NK 细胞等表达，通过 TNF-α 受体 1 介导产生生物学效应；因感染、缺氧或当母体免疫功能异常等，均可激活巨噬细胞，使血清中 TNF-α 升高。

杨老从 2005 年开始对先兆流产与 VEGF、TNF-α 的关系进行了深入的研究，10 余年来临床研究观察发现，早期妊娠妇女血清中 VEGF 的低表达及 TNF-α 的高表达与早期自然流产关系密切，先兆流产患者血清 VEGF 水平和 TNF-α 水平与正常妊娠者有显著差异：先兆流产患者血清 TNF-α 水平明显升高而 VEGF 水平明显下降，正常妊娠者则相反。保胎治疗成功后患者 VEGF 水平显著提高而 TNF-α 水平明显下降。提示 TNF-α 和 VEGF 的异常表达可能共同参与了先兆流产的发病并与其最终结局有关。故在临床中，当治疗前 TNF-α 升高和 VEGF 降低达到一定程度时，可以认为患者存在由先兆流产发生为难免流产的风险增大，对判断先兆流产患者预后有一定的指导意义。

这也为后世学者研究先兆流产的病因病理提供了一定的基础研究和试验数据，为早期诊断和治疗先兆流产提供了新的依据。

杨老治疗该病仍以补肾为大法，其基本方：熟地黄 25g，白术 15g，白芍 25g，陈皮 15g，当归 10g，菟丝子 20g，桑寄生 15g，续断 15g，阿胶 15g（烊化），甘草 10g。水煎服。加减：气虚甚者，加党参 15g、山药 25g；阴虚血热者，加黄芩 15g、生地黄 25g；腰痛甚者，伴小便频数或夜尿多，加杜仲 15g、覆盆子 25g；若阴道出血不止，阴虚者加地榆炭 50g、乌梅 15g，气虚者加艾炭 10g。方中熟地黄、当归、白芍、阿胶补肝肾，养精血；白术健脾益气补后天之本；菟丝子、桑寄生、续断，补肾安胎；陈皮理气安胎，补而不滞；甘草调和诸药。党参、山药健脾益气；黄芩、生地黄清热凉血；杜仲、覆盆子补肾壮腰固小便；乌梅、地榆炭凉血止血；艾炭温经止血。

杨老的多位学生从不同的角度对该问题进行了临床和试验研究，其结果显示，中药补肾法治疗该病成功的机理，在于改善了母体的内分泌调节和提

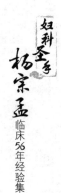

高了机体的免疫功能，药理研究也证实补肾药既有内分泌调节作用，还具有免疫调节作用，如菟丝子既有雌激素样作用，又有促进抗体形成和延长抗体存在时间的作用。补肾药通过降低 TNF-α 的含量并提高 VEGF 的含量，从而降低了流产率，达到了治疗的目的。

（三）滑胎

病案　滑胎　肾虚证

王某，女，27 岁，已婚，职员。

初诊：2001 年 7 月 23 日。

主诉：停经 50 天，阴道流血 2 天。

病史：患者既往月经正常，末次月经 2001 年 6 月 3 日。停经 40 天时查妊娠试验阳性，确定早孕，并出现轻微恶心，无呕吐，于停经 47 天时查超声确定宫内妊娠，早孕反应未见明显加重。2 天前无明显诱因出现阴道血性分泌物，今晨开始腰酸，小腹坠胀不适，伴乏力，纳差，夜眠欠佳，二便和。

既往史：患者第一次受孕时曾行人流术，后自然流产 3 次，末次流产为 2001 年 2 月。

查体：舌质红，少苔根薄黄，脉弦滑略数。

妇科检查：宫颈光滑，阴道少量褐色分泌物；余未查。

理化检查：

1. 血清 HCG 6340mIU/mL；血清 P 23ng/mL。

2. 超声检查：子宫增大，宫内探及一妊囊，大小 2.8cm×2.3cm×2.0cm，胎芽（+），胎心（+/-）。

诊断：中医诊断：滑胎（肾虚证）。
　　　　西医诊断：先兆流产。

辨证：素本肾虚，加之多次流产，屡孕屡堕，愈伤肾气，难以固胎发育而致滑胎。

治法：补肾益气，养血安胎。

处理：

1. 方药：党参 15g，白术 15g，山药 25g，陈皮 15g，菟丝子 20g，桑寄生 15g，续断 15g，黄芩 15g，熟地黄 25g，当归 10g，白芍 25g，甘草 10g，阿胶 15g（烊化），艾炭 10g。6 剂，水煎服。

2. 维生素 E，100mg，日 3 次，口服。

3. 维生素 C、B_1 常规口服。

二诊：2001 年 8 月 2 日。

用药后，阴道褐色分泌物减少，但未净，仍时下时止，色黯；腹痛腰酸较前减轻。恶心明显，晨起干呕。

查体：舌质淡红，苔薄微黄，脉弦滑略细。

理化检查：

1. 复查超声回报：子宫增大，宫内探及一妊囊，大小 3.8cm×3.3cm×2.9cm，胎芽（+），胎心（+）。

2. 血清 HCG＞10000mIU/mL，血清 P 34ng/mL。

处理：

1. 方药：党参 15g，白术 15g，山药 25g，陈皮 15g，菟丝子 20g，桑寄生 15g，续断 15g，熟地黄 25g，白芍 25g，甘草 10g，阿胶 15g（烊化），艾炭 10g，杜仲 15g，茜草 10g，地榆 15g。6 剂，水煎服。

2. 维生素 E，100mg，日 3 次，口服。

三诊：2001 年 8 月 9 日。

用药后，阴道流血已净，偶有小腹隐痛，时有腰酸。早孕反应较前明显，饮食减少，小便频，大便时有秘结。

查体：舌质淡红，苔薄，脉弦滑。

处理：

1. 方药：党参 15g，白术 15g，山药 25g，陈皮 15g，菟丝子 20g，桑寄生 15g，续断 15g，熟地黄 25g，白芍 25g，甘草 10g，阿胶 15g（烊化），肉苁蓉 10g，姜半夏 10g。6 剂，水煎服。

2. 维生素 E，100mg，日 3 次，口服。

四诊：2001 年 9 月 2 日。

患者今日复诊，现已孕 90 天，无明显不适，早孕反应已缓解。

查体：舌质淡红，苔薄，脉弦滑。

理化检查： 复查彩超回报：子宫增大，宫内探及胎儿，BPD：2.9cm，CRL：8.9cm，胎心152次/分，胎动（+），羊水径线3.1cm，胎盘附着子宫后壁。

处理： 嘱孕妇定期产检，病变随诊。

★ **按 语**

滑胎是指堕胎、小产连续发生3次或3次以上者，亦称"数堕胎"。《医宗金鉴·妇科心法要诀》云："数数堕胎，则谓之滑胎。"最早在隋代《诸病源候论》中即提出"妊娠数堕胎候"专论，随着中医妇科学的发展，对滑胎的病因病机及辨证论治论述较为全面的是《景岳全书·妇人规》，提出："凡妊娠数堕胎者，必以气脉亏损而然，而亏损之由，有禀质之素弱者；有年力之衰残者；有忧怒劳苦而困其精力者；有色欲不慎而盗损其生气者。此外如跌仆、饮食之类皆能伤其气脉，气脉有伤而胎可无恙者，非先天之最完固者不能，而常人则未之有也。"临床导致滑胎的因素主要有两大方面：一是母体的功能不足，二是胎元的素质不健。就母体因素而言，主要责之肾虚、脾肾虚弱、气血虚弱、血热、血瘀等，但杨老认为，虽诸多因素，本证仍以肾虚为主，肾为女性生理之本，胎居母体，赖母肾系之，母肾健壮，冲任固之则胎安无恙。且每一次的堕胎都是对肾的又一次的损伤，使生殖之本逐渐减弱，甚至功能全无。

滑胎相当于现代医学的习惯性流产，现在多称之为复发性流产，其定义也将流产的次数改为2次或2次以上。早期复发性流产的原因多为胚胎染色体异常、母体免疫功能异常或黄体功能不足等。近年在免疫因素中又认为与母体封闭抗体不足关系密切，封闭抗体是指在正常孕妇的血清中，存在一种抗配偶淋巴细胞的特异性IgG抗体，它可抑制淋巴细胞反应（MLR），封闭母体淋巴细胞对培养的滋养层的细胞毒作用，防止辅助T细胞识别胎儿抗原的抑制物，并可阻止母亲免疫系统对胚胎的攻击，封闭同种抗原刺激的淋巴细胞产生巨噬细胞移动抑制因子（MIF），故称其为封闭抗体。体外研究显示妊娠时母体可产生致敏T细胞，它能破坏胚细胞。但致敏T细胞的杀伤功能可被性抗体所抑制，然而习惯性流产的妇女约80%～90%测不到这种特异性的封闭抗体，体内存在未被抑制的细胞毒细胞。这些细胞可直接作用于胚胎，或通过释放炎性介质间接损害胎儿或胎盘，而导致流产。而晚期复发性流产的常见原因为宫颈内口松弛、子宫畸形或发育不良及子宫肌瘤等，若子宫颈内口松弛，随着胎儿的增大、羊水的增多，宫腔内压力增加使胎膜早破而发生流产，并多发于妊娠中期。复发性流产的临床经过与一般的流产相同，但其特点是每次发生流产的时间几近相同，这就使治疗的原则有所不同。复发性流产应以预防为主，且早期流产用药治疗的时间应超过每次流产发生的时间，或者尽可能超过妊娠10周以上；晚期流产宫颈内口松弛者，应在妊娠前行宫颈内口修补术，或妊娠后12～18周行宫颈内口环扎术，术后定期复查，分娩发动前拆除缝线。杨老指出，对本病的中医药治疗干预分两个时期：一是未孕之前，注意生活起居的调摄，用药调理机体的全身机能，以补肾为主，兼以健脾养血，"预培其损"；二是妊娠后及早用药保胎治疗，勿等发生流产先兆方再用药，治已晚乎！故治疗时除针对现有病症治疗，还要考虑其远期结果，虽然用药后临床症状可能暂时消失，但每至其流产孕周，又有可能病情反复，这正是滑胎的病症特点，故用药时间一定超过流产孕周的时间，才使胚胎相对安全。杨老还经常告诫我们，滑胎患者的心理治疗不能忽视，因其妊娠后有甜蜜，也有焦虑，对妊娠结局信心不足，最恐再次流产，过于紧张的心理也是导致流产的原因之一。

初诊时以八珍汤补气养血加入止血药，补肾安胎，益气止血；二诊时阴道流血减少，去黄芩清热、当归活血，加杜仲温肾安胎，茜草、地榆化瘀止血；三诊阴道流血已净，故去艾炭、茜草、地榆止血药，以补肾益气养血为主，并入肉苁蓉益气通便，姜半夏温胃止呕，促进胚胎及胎儿发育，增强胚胎及胎儿在母体内的生存能力，增加其自身的抵抗能力，使胎有所系，胎有所载，胎有所养，胎固结实而不再滑坠。

总之，胎漏、胎动不安及滑胎的发生，究其病因病机见诸多方面。凡劳累过度，感受外邪，饮食不调，起居不慎或不禁房事等，均可导致冲任脉虚、胎元不固而发病。但从临床发病来看，素体不足，先天肾虚乃是本病发病的主要因素，是发病的基础，冲任不固乃是本病的核心机理。任何一个环节导致精血不足，冲任不固，均可使胚胎不能健康发育成长而致胎漏、胎动不安，故肾气虚弱、气血不足等因素是不容忽视的。冲任之本在于肾，冲为血海，任主胞胎，因为肾为先天之本，生命之源，肾为五脏之根，主命门、主胞宫以系胎，故胞宫及胎儿的妊养依赖于肾。肾主生殖，与气血相互作用共同维系着正常的妊娠过程。肾气坚固,阴精充盛则胎孕可安;若肾虚冲任不固,胎失所系可致胎漏、胎动不安。尤其是滑胎者,屡孕屡堕,更以肾虚为本。肾、气、血三者除共同作用外,它们之间又是相互影响的。肾气不足乃致脾气匮乏,进而不能化生精血;血虚则气耗,气虚不能载胎,血虚不能养胎,冲任不足,胎失所系而发生胎漏、胎动不安。因此,素体虚弱,气血不足亦是本病发生不可忽视的机理。正如《景岳全书·妇人规》所云:"凡妊娠之数见堕胎者,必以气脉亏损而然……况妇人肾以系胞,而腰为肾之府,故胎妊之妇最虑腰痛,痛甚则坠,不可不防……凡胎孕不固,无非气血损伤之病,盖气虚则提摄不固,血虚则灌溉不周,所以多致小产。"因此,杨老认为,肾气虚弱,气血不足终致冲任不固,胎失所系是本病的主要发生机理。病位在胞宫、冲任,病性为本虚标实。治疗大法以补肾为主,补肾益气,养血固冲安胎。

常用方药的基本组成:熟地黄25g,菟丝子20g,当归15g,白芍25g,桑寄生25g,白术15g,黄芩15g,山药25g,续断15g,阿胶15g(烊化),艾炭10g,甘草10g。

加减:出血多者加地榆25g、茜草10g;血虚甚者加桑叶10g、竹茹10g、丝瓜络10g。水煎服。

本方是杨老临床应用多年的治疗胎漏、胎动不安的方剂,寿胎丸合胶艾汤加减化裁而来,在临床收到较好的疗效。寿胎丸出自张锡纯《医学衷中参西录》,药少而精,效彰而强。原方中叙述菟丝子无根,蔓延草木之上,而草木为之不茂,其善吸他物之气化以自养可知,胎在母腹,若善吸其母之气化,自无下坠之虞,且男女生育,皆赖肾脏作强,菟丝子大能补肾,肾旺自能荫胎也。桑寄生根不着土,寄生树上,善吸空中气化之物,犹胎之寄母腹中,气类相感,大能使胎气强壮。续断亦补肾之药,而其节段之处,皆有筋骨相连,大有连属维系之意。阿胶以阿井之水熬驴皮成胶,最善伏藏血脉,滋阴补肾。胶艾汤出自张仲景《金匮要略·妇人妊娠病脉证并治第二十》妊娠下血条,云:"妇人有漏下者,有半产后因续下血都不绝者,有妊娠下血者,假令妊娠腹中痛,为胞阻,胶艾汤主之。"原方中四物汤养血和血,阿胶养血止血,艾叶温经暖宫止血,甘草调和诸药,黄芩、白术为安胎妙药。诸药合用,共奏补肾益气、养血固冲安胎之功。杨老指出,按"分经养胎"

说，妊娠1、2月肝胆养胎，肝主藏血，妊娠后全身气血下聚冲任、胞宫养胎，机体处于相对的阴血不足、阳气偏亢的生理状态，若素体阴虚，则更致肝阳偏亢，故早孕时肝火上扰清窍可出现头晕；中克脾土则出现恶心呕吐、倦怠乏力等早孕反应；但肝火旺盛，疏泄太过，下扰血海则致胎漏、胎动不安（即先兆流产），故治疗以养肝血（养阴）安胎为主。且"产前多热，产后多虚"，随着妊娠进入3、4月时又心包、三焦养胎，主火，故以黄芩清热安胎。寿胎丸合胶艾汤既补肾之根本，又补肝养血安胎。

药理研究证明：菟丝子有增强性腺功能的作用，具有雌激素样活性，且能明显刺激体外培养的人早孕胎盘绒毛滋养层组织分泌HCG。续断的总黄酮能显著降低动脉压和平滑肌的紧张度，可缓解子宫平滑肌的痉挛。熟地黄水煎剂可促进贫血动物红细胞、血红蛋白恢复，加快多能造血干细胞、骨髓红系造血祖细胞的增殖、分化作用，对小鼠粒系祖细胞的生长有促进作用，体现中医滋补精血之效。当归对子宫的作用取决于子宫的功能状态而呈现双向调节作用，既可使子宫平滑肌兴奋，又能抑制其收缩，在保胎、安胎时可促进子宫平滑肌松弛。白芍有明显的镇痛作用及对平滑肌有抑制或解痉作用，对子宫平滑肌也有一定的抑制作用，并能对抗缩宫素所致的子宫收缩。黄芩有抑菌、抗炎作用，并对动物有镇静、解热作用，可清热安胎。阿胶能促进血中红细胞和血红蛋白的生成，作用优于铁剂；能促进健康人淋巴细胞转化作用；能使总外周血管阻力增高，血黏度上升，改善微循环，同时伴有代偿性扩容作用及血小板计数明显增加，对病理性血管通透性增加有防治作用。艾叶醇提取物对ADP诱导的血小板聚集有明显抑制作用。总之中药安胎安全可靠，学者刘燕宁等通过对寿胎丸保胎后出生婴幼儿的细胞遗传学研究证明，寿胎丸对子代的遗传物质无明显的影响。

笔者认为，行流产手术者，均有情志损伤的因素影响，初孕者因此次妊娠不能保留，恐慌今后的孕育能力；已产者行手术治疗，则担心今后的月经及衰老问题，故造成"肝郁血瘀"，也是流产术后月经病及不孕不育常见的病机。无论何种方式的人工流产，包括器械流产和药物流产，都是强行阻断正常妊娠的进程，即破坏了"肾主生殖"之本，损伤"肾系胞胎"之功。即使是自然流产之屡孕屡堕，多次的肾之损伤，必定对母体及以后的孕育、胚胎的发育造成不同程度的影响及弊端，如习惯性流产，其特点就是多发生

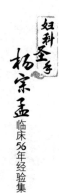

于相同的孕周,显示出胞宫的记忆功能,有"在此时间阶段要排除胚胎"之意,故审慎流产是对生殖功能最好的保护措施。否则,肾虚导致阴阳平衡失调,是影响生殖及孕育的病理基础。

(四)妊娠肿胀

病案　脾肾气虚证

刘某,女,25岁,已婚,家庭妇女。

初诊:2003年9月14日。

主诉:孕 6^+ 月,下肢浮肿半月。

现病史:患者既往月经正常。末次月经2003年3月4日,停经52天时超声检查确定宫内妊娠,并见早孕反应。现孕6月余,自觉因天气变化着凉后而下肢浮肿、冷感,曾自行热水泡脚,但浮肿未减轻而反加重,且逐渐出现颜面浮肿,晨起明显,伴气短乏力,周身不适,腰酸痛胀,纳差,小便清,大便正常,故前来就诊。

查体:舌质淡,边有齿痕,苔薄白微腻,脉弦滑而细。孕妇体态,查体合作,下肢浮肿(++)。血压:130/86mmHg。

产科检查:宫底脐上一指,触及胎动,胎心音146次/分。

理化检查:

1.血常规:血红蛋白98g/L,余尚正常。

2.尿常规:尿蛋白(-)。

2.超声检查:子宫增大,宫内可探及一胎儿,BPD:6.4cm,CRL:30.6cm,胎动(+),胎心145次/分。提示:单胎,中期妊娠。

诊断:中医诊断:子肿(脾肾气虚证)。

　　　　西医诊断:妊娠浮肿。

辨证:脾肾阳虚,水湿内停,泛溢肌肤而致子肿。

治法:健脾补肾,消肿安胎。

处理:

1.方药:党参15g,白术15g,黄芪15g,陈皮15g,木香10g,茯苓皮10g,生姜皮10g,桑白皮10g,车前子15g,大腹皮10g,菟丝子20g,巴戟天15g，甘草10g。4剂，水煎服。

2. 每日吸氧30分钟。

3. 低盐饮食，卧床休息，下肢抬高。

二诊：2003年9月20日。

用药后诸症减轻，仍觉身重不适，尿频，但程度不重。

查体：舌质淡红，苔薄，脉弦滑细。

处理：中药继服4剂，肿消停药，以生活、饮食调理为宜。

★ 按 语

古籍对本病的论述，早在《金匮要略·妇人妊娠病脉证并治第二十》即有记载，谓"妊娠有水气，身重，小便不利，洒淅恶寒，起即头眩，葵子茯苓散主之"；《内经》指出："诸湿肿满，皆属于脾""肾者，胃之关也，关门不利，故聚水而从其类也"。妊娠肿胀的发生机理，主要与水液代谢失常密切相关，加之素本虚衰，因妊重虚，故致脾虚湿盛，流溢肌肤而浮肿；脾虚不能温熏肾阳，水湿下注四肢泛溢肌肤而浮肿。妊娠中、晚期出现肢体及颜面浮肿，多见于妊娠期高血压疾病，指孕妇在妊娠期出现一过性高血压、蛋白尿症状，常伴有浮肿，但本患者并无高血压及蛋白尿症状，只是单纯的浮肿，尚无明显的器质性病变，故属于中医所述之功能失调而致。故治疗以健脾补肾、利水消肿安胎为主，杨老临证善用补中益气汤合五皮饮加减，补中益气汤健脾补气以治本，五皮饮利水消肿以治标，利水而不伤阴，消肿而不滞气。补中益气汤去升麻、柴胡、当归等理气活血之品，加车前子，取《内经》"腰以下肿，当利小便"之意。本案患者四肢浮肿有冷感，加巴戟天温肾助阳兼通血脉，虽利水消肿不忘安胎，故用菟丝子滋肝肾、固胎元。五皮饮方出自《华氏中藏经》，原方为治疗皮水之剂，"治头面四肢水肿，小便不利，心腹胀满，上气喘促，以及妊娠水肿诸症"，其茯苓皮淡渗利水健脾，走表善利肌肤之水肿，如《本草纲目》曰"茯苓，主水肿肤胀，开水道，开腠理"，现代药理研究其利尿机制可能与影响肾小管对Na^+的重吸收有关，而非钾盐所致，并茯苓聚糖有提高机体免疫功能的作用；陈皮理气化湿和中；生姜皮、大腹皮温经通脉，利水消肿，二药并有发汗之功，又取《内经》"腰以上肿，当发汗乃愈"之意；桑白皮可泻肺降气，行水消肿，其水提取物、正丁醇提取物均有明显的利尿作用，其煎剂有抑菌作用，又能改善

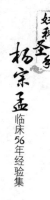

胃肠功能而促进药物及营养物质的吸收；木香理气行滞安胎，防水气壅塞而气机不畅。

杨老指出，本证虽以脾肾阳虚为根本，但临证治疗应注意兼顾泻肺，因正常水液代谢无不与肺的宣降密切相关，《内经》云："饮入于胃，游溢精气，上输于脾，脾气散精，上归于肺，通调水道，下输膀胱，水精四布，五经并行"，即说明了肺在水液代谢过程中的功能。而《傅青主女科》也说："妊娠有至五个月，肢体倦怠，饮食无味，先两足肿，渐至遍身头面俱肿，人以为湿气使然也，谁知是脾肺气虚乎！……总以健脾补肺为大纲"，更强调了治肺的重要性。另五皮饮药物均用皮入药，取其药性走表而不伤胎，但临证仍需"中病即止"，治疗的同时，注意密切监测血压、尿蛋白，一旦发现异常立即对症治疗，以免贻误病情。

（五）妊娠合并疾病

病案　妊娠合并上感

戴某，女，23岁，已婚，家庭妇女。

初诊：2010年10月4日。

主诉：孕 5^+ 月，咳嗽、少痰一周。

现病史：患者既往月经正常。末次月经2010年4月21日，停经56天时曾感冒一次，未用药物治疗，饮姜糖水而愈。现孕5月余，自觉因天气变化着凉后而咳嗽、少痰，也自行饮姜糖水，但病情未愈而反加重，伴头痛、鼻塞、流涕，但无发热，周身不适，纳差，小便清，大便秘结，故前来就诊。

查体：舌质淡红略暗，苔薄白，脉弦滑略数。孕妇体态，查体合作，下肢无浮肿。

产科检查：宫底平脐，触及胎动，胎心音136次/分。

理化检查：

1. 血常规：中性粒细胞增高，余尚正常。

2. 超声检查：子宫增大，宫内可探及一胎儿，BPD：5.2cm，CRL：26.6cm，胎动（+），胎心140次/分。提示：单胎，中期妊娠。

诊断： 中医诊断：子嗽（风寒束表证）。

西医诊断：妊娠合并上感。

辨证： 风寒束表，肺气不得宣发而致咳嗽。

治法： 益气养血，疏风散寒。

处理：

1. 方药：苏叶10g，羌活10g，茯苓15g，杏仁15g，白术15g，黄芩15g，山药25g，陈皮15g，姜半夏10g，桔梗10g，甘草10g。4剂，水煎服。

2. 每日吸氧30分钟。

二诊： 2010年10月10日。

用药后诸症减轻，仍觉身重不适，但程度不重。

查体： 舌质淡红，苔薄，脉弦滑。

处理： 中药治疗停止，以生活、饮食调理为宜。

★ **按　语**

子嗽是指妊娠期间，咳嗽不已。《女科百问》解释子嗽曰："肺主气，外合皮毛，风寒外感入射于肺，故为咳也。有涎者谓之嗽，无痰者名曰咳。……妊娠而嗽者，谓之子嗽，久而不已则伤胎。"对病机的认识《诸病源候论》曰："肺感于微寒，寒伤于肺，则成咳嗽。所以然者，肺主气，候皮毛，寒之伤人，先客皮毛，故肺受之。"认为本病的发生主要责之于肺，治疗以润肺为主。

杨老指出，咳不离于肺，也不只限于肺，《内经》"五脏六腑皆令人咳，非独肺也"之论，提示我们治疗时注意他脏的损伤及功能不足，尤其妊妇为特殊的生理体质。若不及时治疗，可伤及胞胎，尤须加以重视。正如《陈素庵妇科补解·胎前杂症门》说："妊娠咳嗽因感冒寒邪伤于肺经，以致咳嗽而不已也。肺主气，外合皮毛，腠理不密则寒邪乘虚入肺，或昼甚夜安、昼安夜甚；或有痰，或无痰，名曰子嗽，久则伤胎，宜紫菀汤。"本患者孕5月余，因不慎而感受风寒之邪，风寒束表，肺气不得宣发，故发为咳嗽。按分经养胎理论，此时乃脾胃养胎，脾气虚正气不足，易感风寒之邪，故治疗时选方用药要注意顾护胎元，解表不宜太过，以免伤胎。杨老以《通俗伤寒论》之苏羌达表汤疏风散寒、宣肺止咳，达到治疗目的。方中苏叶辛温发表散寒，理气安胎；羌活解表散寒，二者相伍肺、脾、肾三脏同治；茯苓、白术健脾利湿；又白术、黄芩为安胎妙药；杏仁降气化痰、止咳平喘、润肠通便，肺与大肠表里，腑通肺宣；桔梗辛散苦泄、宣肺化痰；姜半夏、陈皮温中理气止呕；甘草调和诸药。全方共奏益气养血、疏风散寒之功。现代药理研究证实苏叶味辛性温，归肺、脾经，其水煎剂对金黄色葡萄球菌有抑制作用，水及甲醇提取物均有一定的解热、镇静作用。羌活辛、苦，性温，归膀胱、肾经，其挥发油有降热作用，对多种菌有抑制作用；并有抗炎、抗过敏、抗氧化作用。桔梗苦、辛，性平，归肺经，有祛痰镇咳、抗炎作用，其祛痰作用主要是对口腔、咽喉部位黏膜的直接刺激，反射性地引起呼吸道分泌亢进，从而使痰液稀释，易于排出。尤其孕妇，不宜用力咳嗽咳痰，孕期使用更加安全有效。苏叶、羌活、桔梗三药配合，疏风散寒止咳效增。杨老还常告诫我们，不必拘于妊娠期不敢用药，"有是病用是药""衰其大半而止"是不会伤及胎元的。否则病情加重，不仅伤胎，更易致堕胎或小产。

四、产后病

(一)产后身痛

病案一 肝肾阴虚证

刘某,女,30岁,已婚,职员。

初诊: 2003年5月26日。

主诉: 产后54天,关节疼痛1个月。

病史: 患者于2003年4月11日,因孕足月在吉大二院行剖宫产术分娩一男性活婴,生产过程无异常。产后恶露10天已净。无明显诱因而自觉周身不适,关节疼痛,追问病史,孕期曾小腿抽筋、手指麻木。目前以左膝、双肘、指关节疼重,屈关节时尤甚。夜眠可,二便和。

查体: 舌质红绛,少苔薄白,脉弦细略数。形体中等,面色潮红,自动体位,查体合作,四肢关节无肿胀。

妇科检查: 未见异常。

理化检查:

1. 抗"O"及类风湿因子:未见异常。

2. B超检查提示:子宫复旧良好。

3. 血、尿常规:未见异常。

诊断: 中医诊断:产后痹症(肝肾阴虚证)。

西医诊断:产后身痛。

辨证: 肝肾阴虚,精血不足,筋脉失养,"不荣则痛"。

治法: 滋养肝肾,活络止痛。

处理:

1. 方药:沙参25g,麦冬25g,枸杞25g,生地黄25g,当归15g,白芍

25g，桑枝 50g，丝瓜络 15g，川楝子 20g，鸡血藤 50g，蜈蚣 2 条，土鳖虫 10g，地龙 10g，甘草 10g。4 剂，水煎服。

2. 复合维生素，口服（自备）。

3. 钙尔奇 D，每日 1 粒，口服。

二诊：2003 年 6 月 3 日。

服药后膝肘关节疼痛减轻，但手指关节仍酸胀麻木疼痛。

查体：舌红，苔少，脉弦细。

处理：考虑患者为产后，气血虚损，"衰其大半而止"，故上方去蜈蚣、土鳖虫，继服 8 剂。

三诊：2003 年 6 月 15 日。

服药后诸痛缓解。

查体：舌淡红，苔薄，脉弦滑细。

处理：药物治疗停止，嘱其生活调理，注意避风寒。

★ 按 语

古代医籍对产后身痛的论述，最早见于唐代《经效产宝·产后中风方论》，指出其因"产伤动血气，风邪乘之"所致；病名首见于宋代《当归堂医丛·产育宝庆集》，曰："产后遍身疼痛"，并指出本病的病因为气弱血滞，并立"趁痛散"以治疗。产后身痛的发生，与产褥期的"多虚多瘀"的生理特点密切相关。以体虚为本，外邪为标。该患者产时、产后失血致阴血亏虚，精血不足，血行迟滞，筋脉失养，"不荣则痛"，故四肢关节疼痛，舌脉为阴血不足之征。

中医理论认为，痹证多为风、寒、湿三邪合而致病，治以温经散寒除湿为主，但并非所有痹证均为三邪致病。本案患者自述无明显诱因，且产后未见明显的外邪侵袭，经追问病史，孕期缺钙较严重，杨老指出"物质属阴，功能属阳"，肝主筋，肾主骨，"膝为筋之会"，故考虑该患者肝肾阴虚，阴虚有热，血行迟滞而血瘀。故选用一贯煎为主方加减，取"养金制木、隔一治法"之意，在滋阴养血的基础上活络止痛。方中生地黄滋养肾阴，清解血热；麦冬、沙参养阴清热，现代药理研究也证明，麦冬水、醇提取液，可增强网状内皮系统吞噬能力，升高外周白细胞，促进抗体的生成并延长其免疫功能；沙参可提高淋巴细胞转换率，具有调节免疫平衡的功能；枸杞子滋肝补肾；当归、白芍补血养血；白芍、甘草缓急止痛；川楝子理气止痛；桑枝、丝瓜络祛风通络；蜈蚣、土鳖虫、地龙活血通络止痛；鸡血藤养血活血；甘草调和诸药。全方合用，共奏滋养肝肾、活络止痛之功。

病案二　血虚证

艾某，女，33 岁，已婚。

初诊：2011 年 1 月 22 日。

主诉：产后 2 个月，关节痛 7 天。

病史：2010 年 11 月 8 日行剖宫产术，生产过程无异常。产后恶露 10 天已净。7 天前出现周身各关节疼痛，上肢尤甚，伴足跟痛，腰酸痛。现患者哺乳期，月经未潮，为求中医药治疗，今日前来本院就诊。现症：周身关节疼痛，足跟痛，上肢尤甚，腰酸痛，自汗，乏力，饮食尚可，寐差，二便正常。

查体：形体一般，神态正常，面色少华，舌淡白，苔淡黄，脉弦细无力。

妇科检查：外阴已婚型，阴道通畅，宫颈光滑，宫体前位，稍大，常硬，活动可，双侧附件未见异常，分泌物量少，色白，无味。

理化检查：彩超示：子宫前位，大小 7.0cm×5.0cm×4.5cm，子宫内膜回声清晰，厚 0.5cm；左侧卵巢大小 2.6cm×2.5cm，右侧卵巢大小 2.2cm×2.7cm。

诊断：中医诊断：产后身痛（血虚证）。

　　　　西医诊断：产褥期中风。

辨证：产后营血亏虚，经脉失养，或风寒湿邪乘虚而入，稽留关节、经络所致。

治法：益气温经，和血通痹。

处理：

方药：黄芪 30g，当归 15g，桂枝 15g，桑枝 15g，丝瓜络 15g，川楝子 15g，党参 25g，炒白术 15g，茯苓 25g，川芎 10g，桑寄生 15g，川断 15g，牛膝 10g，甘草 10g，白芍 15g，防风 15g，大枣 5 枚，生姜 3 片。6 剂，水煎服。

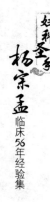

二诊：2011年1月29日。

患者服药后周身关节疼痛、自汗、足跟痛较前明显减轻，但手指关节仍酸胀、麻木、疼痛，偶有轻微腰酸痛，饮食尚可，睡眠较前改善，二便正常。

查体：舌淡白，苔薄白，脉弦细。

处理：续用前方，增加鸡血藤50g，地龙10g，养血活血，通痹止痛。6剂，水煎服。

三诊：2011年2月4日。

患者服药后诸痛缓解，余症悉除，自觉乳汁较前充足。

查体：舌淡白，苔薄白，脉弦细。

处理：上方减去防风，投8剂，即止。

★ **按 语**

古代医籍关于本病的论述，明代《校注妇人良方·产后遍身疼痛方论》在前人基础上补充了"血瘀滞"与"血虚"之不同，并指出："血瘀者宜补而散之，血虚者宜补而养之。"本病的发生多为风、寒、湿三邪合而致病，治以温经散寒除湿为主，但并非所有痹证均为三邪致病。《金匮要略·血痹虚劳脉证并治》云："血痹阴阳俱微，寸口关上微，尺中小紧，外证身体不仁，如风痹状，黄芪桂枝五物汤主之。"而《经效产宝》曰："产后中风，由产伤动血气，劳损脏腑，未平复起，早劳动，气虚而风邪气乘之，故中风，风邪冷气，客于皮肤经络，但疼痹羸乏""产后中风，四肢拘束筋节掣痛，不得转侧，角弓反张"。认为产后身痛的病因是产后气血耗伤，风寒之邪入侵，伤及脉络而导致四肢关节疼痛痉挛。若风寒之邪传于肌肉、筋脉甚至侵犯内脏可危及生命。本案患者素体气血虚弱，加之产后气血亏虚，"物质属阴，功能属阳"，肝主筋，肾主骨，"膝为筋之会"，且产后未见明显的外邪侵袭，故考虑经脉失养，营卫失调，腠理不密，产后百骸空虚而致遍身关节疼痛，血行迟滞而血瘀。故在产褥期内表现为肢体或关节酸楚、疼痛、麻木、重着，俗称"产后风"。

杨老治疗本病，常喜选用黄芪桂枝五物汤为主方加减，取"养血为主、稍参通络"之意。基本方为：黄芪30g，桂枝15g，白芍15g，白术15g，党参30g，防风10g，羌活10g，独活10g，当归15g，川芎15g，甘草10g，生姜3片，大枣5枚。方中黄芪、党参、白术益气固表为君，桂枝、川芎、丝瓜络、地龙、当归、川楝子、鸡血藤养血通络，桑寄生、牛膝、川断补肝肾，甘草调和诸药。生姜温中，可增强桂枝的温煦之力，芍药和营，生姜、大枣合用调和营卫。黄芪和桂枝两者相辅相成，寓通于补，通中有补，益气通阳，实卫固表而不留瘀。桂枝主生发，芍药主收敛，两药配伍寓发汗之中敛汗，不至发汗太过伤阴。黄芪补气，根据"血脱者，益其气"，黄芪配伍芍药可补血生气。桂枝和生姜配伍，生姜可以增强桂枝的解表温里作用。芍药和大枣两者配伍和中养营，增强缓急之效。生姜可增强大枣调脾胃作用。黄芪的主要成分是黄芪皂苷、黄芪多糖，并含有多种微量元素、氨基酸。桂枝中的桂皮油能扩张血管，增加循环血量，增强桂枝的发汗作用。白芍总苷是白芍的主要成分。黄芪桂枝五物汤益气温经，和血通痹，同时配伍川芎、防风、桂枝等祛风除湿药以达到"补虚不留瘀，祛邪不伤正"的目的，若瘀血留滞则选用当归、川芎、丝瓜络、地龙等活血化瘀通络之药。

一诊杨老选用黄芪桂枝五物汤为主方加减，取"养血为主、稍参通络"之意。二诊患者服药后周身关节疼痛、自汗、足跟痛明显减轻，但手指关节仍酸胀麻木疼痛，偶有轻微腰酸痛，饮食尚可，睡眠较前改善，二便正常。查体：舌淡白，苔薄白，脉弦细。主证未变，续用前方，增加鸡血藤50g、地龙10g，增强活血通络之功。三诊患者服药后诸痛缓解，舌淡白，苔薄白，脉弦细。上方减去防风，继续予养血益气、温经通络调养。投8剂，即止。杨老指出：产后痹证不同于一般痹证，虽有外邪，总以正虚为本，产后气血尚虚，任何致病因素导致经络闭阻发生疾病，均以虚损不足为主。

（二）产后恶露不绝

病案 阴虚血热证

赵某，女，25岁，已婚，工人。

初诊：2003年9月9日。

主诉：产后62天，恶露淋沥未净。

病史：患者既往月经正常。于2003年7月8日因孕足月剖宫产一男性活婴，产时出血不多，但产后恶露持续至今62天仍淋沥未净，因哺乳未用

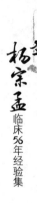

药治疗。阴道流血少量，血色鲜红，质稠或伴黏液；伴心烦，口干口渴，手足心热，食纳可，乳汁减少，不足喂养；小便黄，大便和。

查体：舌质红绛，苔少薄黄，脉弦滑较细略数。形体中等，面色潮红，自动体位，查体合作。

妇科检查：子宫稍大，稍软，活动可，压痛（−）；阴道少量血性分泌物，色鲜红，余未见异常。

理化检查：

1. 血、尿常规：未见异常。

2. 实验室检查：凝血常规正常。

3. B超检查提示：子宫前位，大小为 8.1cm×4.8cm×4.0cm，内膜回声杂乱，欠规则；附件（−）。

诊断：中医诊断：产后恶露不绝（阴虚血热证）。

西医诊断：子宫复旧不良。

辨证：产时出汗、失血，致阴血不足，阴虚血热，迫血妄行；精血亏虚，化乳不足，致乳汁减少。

治法：滋阴清热，养血止血。

处理：

1. 方药：女贞子50g，旱莲草25g，生地黄25g，黄芩15g，黄柏10g，荆芥穗10g，侧柏叶20g，地榆50g，茜草10g，甘草10g，乌梅25g，当归15g，白芍25g。6剂，水煎服。

2. 抗生素预防感染，青霉素V−钾，常规口服。

二诊：2003年9月15日。

服药后阴道流血将净，有小血块，仍觉手足心热，小腹微胀，余无不适。

查体：舌质红，苔少，脉沉细略数。

处理：上方去茜草、侧柏叶，加熟地黄25g、菟丝子20g、枸杞子20g、三七15g、益母草15g，以增强滋阴养血、化瘀止血之力。6剂，水煎服。

三诊：2003年9月24日。

服药后阴道流血已净，自觉症状缓解，无明显不适。

查体：舌质淡红，少苔，脉沉细。

因患者为产后哺乳期,"中病即止",停止用药。复查B超子宫恢复良好。

★ **按 语**

关于产后恶露不绝,早在汉代《金匮要略·妇人产后病脉证并治》中称为"恶露不尽";隋代《诸病源候论》首列"产后恶露不尽候";清代《胎产心法》指出"产后恶露不止……由于产时损其气血,虚损不足,不能收摄,或恶血不尽,则好血难安,相并而下,日久不止"。产后恶露不绝发生的主要病因是气虚、血热及血瘀。多见于西医学产后子宫复旧不全、晚期产后出血等。临床多见证候为气虚、血热及血瘀。本案患者乃产时失血、出汗,耗伤阴血,阴虚血热,热扰冲任,血海不宁,迫血妄行而恶露不止。方选杨老根据多年经验自拟的调经汤加减。方中女贞子、旱莲草、生地黄滋补肝肾,填精益髓;黄芩、黄柏滋阴清热;荆芥收敛止血;侧柏叶、地榆、茜草清热止血;乌梅酸甘化阴,收敛止血;当归、白芍养血柔肝;甘草调和诸药。全方共奏滋阴清热、止血调经之功。二诊阴道流血将净,故去止血药,加熟地黄25g、菟丝子20g、枸杞子20g、三七15g、益母草15g,以增强滋阴养血、化瘀止血之力。临床调经汤不仅用于阴虚血热之月经不调,用于阴虚血热产后疾病亦疗效满意。杨老指出,产时、产后出汗、出血,均可伤及阴血,若产后护理不慎,子宫复旧受到影响,除子宫形态大小受影响外,子宫内膜的修复也会受到影响,使恶露持续不止,故应以滋阴清热止血为主,及时治疗,否则日后可发生子宫内膜炎、功血等子宫异常出血的疾病。但患者为产后妇女,并在哺乳期哺乳,按产后疾病多虚多瘀的特点,用药既要照顾气血为先,又不可妄补留瘀,中病即止,及时停药,以免损伤机体正气。

(三)产后缺乳

病案 气血虚弱证

孙某,女,30岁,已婚,教师。

初诊: 2003年9月18日。

主诉: 产后3周,乳汁量少。

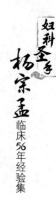

病史： 患者既往月经正常。末次月经2002年11月20日，于2003年8月30日孕足月顺产一名男婴，生产过程顺利，出血量正常，产后母乳喂养至今。现乳汁量少，不能满足婴儿需要，需要配合奶粉人工喂养，乳房柔软无胀感，纳食不多，神疲乏力，腰酸不适，夜眠可，二便和。血性恶露至今未净，量不多，色淡红，无明显腹痛。

查体： 舌质淡，苔薄，脉沉细弱。面色无华。

妇科检查： 外阴已婚已产型；阴道通畅，黏膜正常，少量血性分泌物；宫颈略充血，外口尚未完全闭合；子宫、附件未见异常。

理化检查：

1. 血常规：血红蛋白90g/L，白细胞7.2×10^9/L。

2. 乳房超声：双侧乳腺腺体增厚，未见明显占位性病变。

3. 超声检查：子宫前位，大小7.9cm×5.8cm×4.3cm，子宫内膜回声欠清晰，厚0.4cm，左侧卵巢大小3.6cm×3.1cm，右侧卵巢大小3.3cm×2.9cm，子宫直肠陷凹探及无回声区大小2.8cm×2.0cm。

诊断： 中医诊断：缺乳（气血虚弱证）。

　　　　西医诊断：产后乳少。

辨证： 素有体虚，产时失血伤气，产后调摄不当，气血愈虚，化源不足，化乳不多而致量少。

治法： 补气养血，佐以通乳。

处理：

方药：党参15g，白术15g，山药25g，黄芪20g，熟地黄25g，当归15g，白芍15g，麦冬15g，知母10g，香附10g，漏芦15g，砂仁10g，王不留行15g，甘草10g。6剂，猪蹄汤煎药，日2次口服。

二诊： 2003年9月30日。

用药后乳汁量较前增多，但仍需加配奶粉人工喂养。恶露已净一周，现已满月，饮食量、疲乏无力较前改善。

查体： 舌质淡红，苔薄，脉弦细略滑。

处理： 效守原方，继服6剂。

★按　语

产后缺乳，是指母乳量不足，不能满足婴儿的需求，甚至乳汁全无。中医理论认为，产后缺乳主要有虚实两个方面的病因病机，一是由于素本脾虚，气血生化乏源，加之分娩失血过多，气随血耗，气血衰少，影响乳汁的生成；二是由于产后情志不畅，肝气郁结，肝失条达，乳脉涩滞，阻碍乳汁运行而缺乳。正如宋代陈自明《妇人大全良方·产后乳汁或行或不行方论》指出："凡妇人乳汁或行或不行者，皆由气血虚弱，经络不调所致也。……盖妇人之乳，资于冲脉，与胃经通故也。有屡经产而乳汁常多者，亦妇人血气不衰使然也。大抵妇人素有疾，在冲任经者，乳汁少而其色带黄，所生之子怯弱而多疾。"强调了缺乳病机以虚损不足为主。在治疗上既要补虚，更要疏郁，正如《傅青主女科》曰："妇人产后绝无点滴之乳，人以为乳管之闭也，谁知气与血两涸乎。治以补气以生血。乳汁不通，人以为阳明之火热也，谁知肝气之郁结乎，故治法宜大舒其肝木之气。"提示了缺乳的治疗大法应为补气养血，疏郁通乳。现代医学认为，任何精神因素如情绪紧张、焦虑、忧虑、睡眠等因素都可以直接或间接地通过神经反射抑制催乳素和缩宫素的分泌，影响乳汁的合成与分泌。由于下丘脑功能与情绪有关，故泌乳受情绪的影响较大，同时心情压抑可刺激肾上腺素分泌，使乳腺血流量减少，阻碍滋养物质和有关激素进入乳房，从而使乳汁分泌减少，与中医学因气血虚弱、肝气郁结所致的乳汁减少，甚或乳汁全无的机理相吻合。

该患者素体气血不足，加之产时失血伤气，产后调摄不当，气血愈虚，化源不足，化乳不多而致量少。治疗以八珍汤为主方加减，方中党参、白术、山药、黄芪、甘草益气健脾；熟地黄、当归、白芍补气养血活血；知母、麦冬滋阴养血兼以清热，使补而不滞；砂仁、漏芦、王不留行通经活络下乳；香附理气疏郁；猪蹄做药引增加化乳下乳之功。

杨老指出，产后缺乳以虚损不足为主，通乳需在乳汁充足的基础上使之畅通下行，无乳者单以通乳则无益，故强调补足乳汁，使之化乳力强，方可通乳，临证喜用四物汤为主方加减，气虚者加以补气，肝郁者加以疏肝解郁，每获良效。杨老还善用穿山甲配王不留、漏芦治疗产后缺乳。穿山甲乃动物类药，味咸，性微寒，归肝、胃经，有较强的活血通乳作用，药理研究证明其水提醇沉剂能增加犬动脉血流量，降低外周阻力，对血管壁有直接扩张作用，提示了其化乳通乳的机理。临证常与王不留行、漏芦同用，后二者也均有活血通乳的作用，且药理显示二药可有抗动脉粥样硬化作用。杨老也告诫我

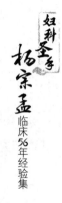

们，产后缺乳是产后常见并发疾病，虽不甚影响母体健康，但影响婴儿发育成长，因母乳喂养是首选的喂养方式，故应重视缺乳的治疗。

笔者体会，目前产后缺乳患者，应注意情志的调理。由于社会环境、家庭环境等因素的影响，产后抑郁症的病例有增多的趋势，虽很多产妇还不能完全确诊抑郁症，但有不同程度的抑郁倾向，尤其是产后自己抚养婴儿的产妇，再加之缺乳等因素，故在药物治疗的同时注意精神心理方面的调理，可提高治疗的效果。

（四）产后发热

病案　热毒壅盛证

蔡某，女，30岁，已婚，工人。

初诊： 2004年8月3日。

主诉： 产后20天，发热2天。

病史： 患者既往月经正常。20天前孕足月阴道顺产分娩一男性活婴，但生产过程时间较长，出血稍多，产后恶露至今未净，会阴切口延期2天拆线。2天前自觉出汗受风，出现发热，初始恶寒发热，但热势不高，波动在37.8℃～38.5℃之间，因恐影响母乳喂养，行物理降温，未及时用药，体温逐渐增高至39.3℃持续不降，伴小腹疼痛拒按，恶露量多色黯有臭秽味，口渴口苦，心烦不寐，小便短少色黄，大便秘结，阴部灼热疼痛。

查体： 舌质暗红，尖、边有瘀点，苔薄黄而腻，脉弦滑细数。

妇科检查： 外阴：黏膜充血，阴唇轻度水肿，会阴切口红肿，挤压切口见少量脓汁溢出，触痛（＋）；阴道：通畅，黏膜充血，分泌物量多，色黄，质黏稠；宫颈：光滑，充血，宫口尚未完全闭合；宫体：前位，手拳大，活动可，压痛（＋/-）；附件：未触及压痛。

理化检查：

1. 血常规检查：白细胞 $15.6\times10^9/L$，中性粒细胞 0.79。

2. 超声检查：子宫前位，大小 9.3cm×6.9cm×5.5cm，子宫内膜回声杂乱欠清晰，左侧卵巢大小 4.6cm×3.5cm，右侧卵巢大小 4.0cm×3.5cm，子宫直肠陷凹探及无回声区大小 4.3cm×2.1cm。

诊断：中医诊断：产后发热（热毒壅盛证）。

西医诊断：产褥感染。

辨证：素有瘀热，产时耗气伤血，正气虚弱，产后余血未尽，复感外邪，正邪交争，营卫失调而发热，余血与外邪相搏结，瘀久化热，瘀热互结，阻滞胞络，"不通则痛"而下腹疼痛；瘀热阻滞胞宫，恶露排泄不畅而恶露不止。

治法：清热解毒，养血和营。

处理：

1. 方药：生地黄25g，熟地黄25g，金银花15g，野菊花6g，蒲公英15g，当归15g，赤芍15g，白芍15g，丹皮15g，北沙参15g，黄精25g，益母草15g，淡竹叶15g，川牛膝15g，玄胡10g，鸡血藤50g，甘草10g。2剂，水煎服。

2. 会阴切口创面清创，雷呋诺尔纱布，每日1～2次换药。

3. 青霉素800万单位、甲硝唑注射液500mL，每日一次，静点，连续5天。

4. 发热时物理降温，必要时安痛定2mL，肌注。

5. 暂停止哺乳。

二诊：2004年8月6日。

用药后，体温明显下降，波动在37.5℃～38.0℃之间，恶露较前增多，色暗红质稠，腹痛较前减轻，虽口渴但口干减轻，小便增多，大便改善。

查体：舌质红，边有瘀点，苔薄黄，脉弦滑略细。

妇科检查：外阴：黏膜充血，会阴切口微肿，挤压切口无脓汁溢出，触痛（+/−）；余未查。

理化检查：超声检查：子宫前位，大小9.0cm×6.5cm×5.5cm，子宫内膜回声欠规则，厚7.3cm，双侧卵巢（−），子宫直肠陷凹探及无回声区大小2.3cm×2.0cm。

处理：

1. 方药：生地黄25g，熟地黄25g，金银花15g，当归15g，白芍15g，党参15g，麦冬15g，北沙参15g，黄精25g，益母草15g，淡竹叶15g，玄胡10g，鸡血藤50g，甘草10g。2剂，水煎服。

2. 会阴切口创面清创，雷呋诺尔纱布，每日1～2次换药。

3. 青霉素800万单位、甲硝唑注射液500mL，每日一次，静点，继用2天。

4. 发热时物理降温，必要时安痛定2mL，肌注。

三诊： 2004年8月9日。

用药后体温已降至正常，腹痛缓解，恶露停止，夜眠可，二便和。

查体： 舌质淡红，苔薄，脉弦滑。

妇科检查： 外阴黏膜正常，会阴切口微红，触痛（－）；余未查。

处理： 停止药物治疗，恢复哺乳。

★ **按　语**

产后发热，最早记载见于《素问·通评虚实论》，其云："帝曰：乳子而发热，脉悬小者何如？岐伯曰：手足温则生，寒则死。"指出根据脉象、手足寒温判断产后发热的转归与预后。至明代《景岳全书·妇人规》对本病的认识愈加深入，将产后发热分为外感风寒、邪火内盛、水亏阴虚、劳倦虚烦、去血过多等，其分型论治至今基本沿用。引起产后发热的原因很多，但致病的机理主要与体质和产后特殊的生理状态密切相关，产后"正气易虚、易感病邪、易生瘀滞"，感受外邪后正邪交争，营卫失调而致发热。

产后发热热毒壅结证，多为现代医学产褥感染，是指生殖道的创面受到致病菌的感染而引起全身或局部症状。产后发热还有因产褥病率而引起者，即发热非生殖器官病变所致，故临证时应详查病因而用药。杨老指出，患者处于产后特殊的生理时期，虽病程不长，但正气亦虚，选方用药应注重顾护气血，在"调气血、和营卫"的同时，时刻不忘"多虚多瘀"的特点，既不可治标过于发表攻里，又不可一味地补虚，且注意"中病即止"，避免长时间用药，进一步耗伤正气。

该患者初诊时邪气正旺，故以治标祛邪为主，以苦寒清热兼以补气养血；二诊病情明显减轻，故去苦寒清热之菊花、蒲公英，去活血之赤芍、川牛膝、丹皮，以免耗伤正气，取"衰其大半而止"之意；加党参、麦冬益气养阴之品以助正气的恢复；三诊病情缓解及时停药。

五、杂 病

（一）妇人腹痛

病案一 瘀热证

邱某，女，33岁，已婚，家庭妇女。

初诊：2002年6月13日。

主诉：小腹疼痛半年，加重1个月。

病史：患者既往月经正常。半年前因经期劳动劳累后小腹疼痛，阵发性发作，经期及性交后加重，曾中西药治疗，病情反复发作，时轻时重，重时伴带下量多。近一个月又因劳累腹痛加重，小腹坠胀不适，伴腰酸，口干口苦，大便秘结，小便短黄、灼热，带下量多，色黄黏稠。末次月经2002年5月21日。

既往生育史：24岁结婚，孕4产2，人流术2次，末次流产为2001年7月。

查体：舌质暗红，尖、边有瘀点，苔薄，脉弦细而涩。

妇科检查：外阴：已婚已产型；阴道：通畅，黏膜充血，分泌物量多，色黄，质黏稠，后穹隆触痛（+）；宫颈：光滑，充血，呈紫蓝色，举痛（+）；宫体：后位，常大常硬，活动受限，压痛（+）；附件：右侧未触及，左侧触及条索状增厚，压痛（+）。

理化检查：

1. 血清 CA125：26.3U/L；血沉：27mm/h。

2. 超声检查：子宫后位，大小 7.1cm×4.9cm×3.5cm，子宫内膜回声清晰，厚0.7cm；左侧卵巢大小 3.6cm×2.5cm，右侧卵巢大小 3.2cm×2.7cm，子宫直肠陷凹探及无回声区大小 3.3cm×2.5cm。

诊断：中医诊断：妇人腹痛（瘀热证）。

西医诊断：盆腔淤血综合征。

辨证：素有停瘀，经期余血未尽，劳动劳累复感外邪，余血停滞，结而成瘀，瘀久化热，瘀热互结，阻滞胞络，"不通则痛"。

治法：活血祛瘀，凉营清热。

处理：

1. 内服方药：生地黄25g，大黄10g，当归15g，赤芍15g，白芍15g，丹皮15g，茯苓25g，桃仁10g，蒲黄15g，五灵脂15g，川牛膝15g，郁金10g，玄胡10g，鸡血藤50g，甘草10g。6剂，水煎服。

2. 中药灌肠方：丹参30g，赤芍15g，丹皮15g，水蛭5g，蜈蚣2条，金银花20g，白花蛇舌草20g，续断15g，桂枝15g，细辛5g，玄胡15g。3剂，水煎浓缩，保留灌肠，日一次。

二诊：2002年6月27日。

用药后，自觉症状明显减轻。月经于6月19日来潮，量色正常，腹痛较前减轻，经期5天，现净后3天。

查体：舌质淡红，边有瘀点，苔薄，脉弦滑略细。

妇科检查：外阴：已婚已产型；阴道：通畅，黏膜正常，分泌物量不多，色白质黏；宫颈：光滑，充血；宫体：后位，常大常硬，活动受限，压痛（+）；附件：右侧未触及，左侧触及条索状增厚，压痛（+/-）。

理化检查：

1. 复查血沉：19.8mm/h。

2. 超声检查：子宫后位，大小6.9cm×4.8cm×3.3cm，子宫内膜回声清晰，厚0.3cm，左侧卵巢大小3.5cm×2.6cm，右侧卵巢大小3.0cm×2.7cm，子宫直肠陷凹探及无回声区大小2.0cm×2.2cm。

处理：

1. 方药：生地黄25g，大黄10g，当归15g，白芍15g，丹皮15g，茯苓25g，金银花20g，蒲黄15g，五灵脂15g，郁金10g，玄胡10g，鸡血藤50g，甘草10g。6剂，水煎服。

2. 盆腔炎丸（院内制剂，其主要药物组成为：人参、黄芪、白术、丹参、桃仁、莪术、当归、蜈蚣、土鳖虫、全蝎），5瓶，汤剂结束后服用，常规剂量，口服。

★ **按　语**

妇人腹痛最早记载见于《金匮要略方论·卷下》："妇人腹中诸疾痛，当归芍药散主之。"又说："妇人腹中痛，小建中汤主之。"妇人腹痛是指妇女不在行经期、妊娠期及产褥期间发生的小腹或少腹疼痛，甚至痛连腰骶。临床多见于生育年龄妇女。主要机理为虚实两个方面，实者，冲任阻滞，胞脉不畅，"不通则痛"；虚者，冲任虚衰，胞脉失养，"不荣则痛"。现代医学多为盆腔炎性疾病及盆腔淤血综合征等引起的腹痛。盆腔淤血综合征是由于慢性盆腔静脉血液流出不畅、盆腔静脉充盈、淤血所引起的一种独特疾病。引起疼痛的原因，可能是扩张弯曲的静脉压迫了伴随的淋巴管和神经纤维而产生的。本症严重程度与疼痛性质呈正相关，其临床特点为"三痛两多一少"，即盆腔坠痛、低位腰痛、性交痛，月经多、白带多，妇科检查阳性体征少。临床发现，开腹手术可见盆腔静脉增粗、迂回、曲张或成团。该患者素有停瘀，经期余血未尽之时，劳动劳累复感外邪，余血停滞胞中，结而成瘀，瘀久化热，瘀热互结，阻滞胞络，"不通则痛"。杨老指出，患者体质差，又病程长，正气不足，选方用药应详尽辨证，在治标时应注意固护正气，故本《内经》通因通用之法，予活血祛瘀，凉营清热，方用生地大黄汤加味。生地大黄汤原载于《千金方》，名神验不传方，主要用于治疗吐血、便血，功效凉血止血，泻火通便，杨老根据其功效，以异病同治之法，用于本病的治疗。杨老认为此方虽仅地黄汁、生大黄末二味，但药简意深，配伍精当。地黄甘寒育阴，凭凉营以清热；大黄苦寒直行，藉涤荡以祛瘀。地黄补其虚，大黄泻其实，地黄守而不走，大黄走而不守，两者相伍，则动静相合，开阖相济，有补有泻，亦填亦削。地黄得大黄，则养阴而不腻滞，止血而无留瘀之弊。大黄得地黄，则清泻而不伤阴，逐瘀而少耗血之虑。相反而实相成，乃本方之特色。

病案二　湿热瘀阻证

薛某，女，41岁，已婚，家庭妇女。

初诊：2000年4月17日。

主诉：小腹疼痛1年，加重1个月。

病史：患者既往月经正常。一年前因行人流术后休息不足，加之工作劳累，小腹疼痛，反复发作，时轻时重，尤其经期及性交后加重，曾中西药治疗，效果不显，伴带下量多，色黄黏稠有味。近一个月又因劳累腹痛加重，

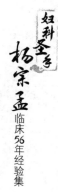

小腹坠胀疼痛，伴腰酸，口干口苦不欲饮，夜眠欠佳，大便秘结，小便短黄、灼热。末次月经 2000 年 3 月 21 日。

既往生育史： 23 岁结婚，孕 3 产 1，人流术 2 次，末次流产为 1999 年 3 月。

查体： 舌质暗红，苔黄薄腻，脉弦滑细数。

妇科检查： 外阴：已婚已产型；阴道：通畅，黏膜充血，分泌物量多，色黄，质黏稠，后穹隆触痛（+）；宫颈：光滑，充血，呈紫蓝色，举痛（+）；宫体：后位，常大常硬，活动受限，压痛（+）；附件：双侧触及条索状增厚，压痛（+）。

理化检查：

1. 血清 CA125：37.3U/L；血沉：29.3mm/h。

2. 超声检查：子宫后位，大小 6.9cm×5.0cm×4.5cm，子宫内膜回声清晰，厚 0.9cm；左侧卵巢大小 3.7cm×2.7cm，右侧卵巢大小 3.4cm×2.8cm；子宫直肠陷凹探及无回声区大小 4.3cm×3.5cm。

诊断： 中医诊断：妇人腹痛（湿热瘀阻证）。

西医诊断：慢性盆腔炎（盆腔炎性疾病后遗症）。

辨证： 素有湿热，加之流产术后休息不当，感受湿热之邪，困阻下焦，蕴久成瘀，瘀久化热，瘀热互结，阻滞胞络，"不通则痛"。

治法： 清热利湿，祛瘀止痛。

处理：

1. 方药：丹参 25g，赤芍 15g，丹皮 15g，知母 10g，黄柏 10g，桃仁 15g，莪术 15g，败酱草 25g，薏苡仁 25g，续断 15g，柏子仁 15g，牛膝 15g，车前 15g，蜈蚣 2 条，土鳖虫 10g，鸡血藤 50g，甘草 10g。6 剂，水煎服。

2. 同方煎药，中药保留灌肠，日一次，经期停药。

二诊： 2000 年 4 月 30 日。

用药后月经于 4 月 22 日来潮，周期 35 天，量色正常，血块减少，腹痛较前减轻，持续 5 天净，现净后 3 天。

查体： 舌质暗红，苔薄腻，脉弦滑。

妇科检查： 外阴、阴道正常，分泌物少量，色黄白质黏；宫体、附件区压痛（+/−）。

处理：

1. 内服方药：丹参 25g，赤芍 15g，丹皮 15g，黄芪 20g，桂枝 15g，茯苓 25g，桃仁 15g，莪术 15g，败酱草 25g，薏苡仁 25g，续断 15g，牛膝 15g，车前 15g，土鳖虫 10g，鸡血藤 50g，甘草 10g。10 剂，水煎服。

2. 同方煎药，中药保留灌肠，日一次，连续 15 天。

三诊： 2000 年 5 月 27 日。

月经于 5 月 19 日来潮，量色正常，持续 6 天净。平素及经期腹痛均缓解，偶有带下量多。现净后 2 天。

查体： 舌质淡红，苔薄，脉弦。

妇科检查： 未见明显异常。

理化检查：

1. 复查血清 CA125：31.3U/L；血沉：20.3mm/h。

2. 复查超声回报：子宫后位，大小 6.7cm×5.0cm×4.3cm，子宫内膜回声清晰，厚 0.3cm；左侧卵巢大小 3.5cm×2.5cm，右侧卵巢大小 3.2cm×2.6cm；子宫直肠陷凹探及无回声区大小 1.3cm×0.5cm。

处理： 盆腔炎丸，5 瓶，继服，巩固疗效。

★ **按　语**

盆腔炎性疾病后遗症（过去称之"慢性盆腔炎"）是妇科最常见的杂病之一，常因其病程长、易复发而造成女性患者的困扰及痛苦。本病为中医"妇人腹痛"，究其病因病机，主要为湿热壅盛，且湿热蕴久必致血瘀凝滞，气血运行不畅，阻滞冲任、胞宫、胞脉，"不通则痛"。从临床发病特点来看，湿热之邪（无论内湿、外湿，内热、外热）是发病的主要原因，正气不足（体质因素）是发病的基础，血瘀气滞是本病的核心机理。

该患者素有湿热，加之流产术后休息不当，感受湿热之邪，困阻下焦，蕴久成瘀，瘀久化热，瘀热互结，阻滞胞络，"不通则痛"。故治疗以清热利湿、祛瘀止痛为主，方选活络效灵丹加减，方中丹参、赤芍、丹皮凉血化瘀，知母、黄柏清热解毒泻火，桃仁、莪术活血消癥，败酱草、薏苡仁清热利湿，柏子仁养心安神，续断、牛膝、车前补肾活血通经，蜈蚣、土鳖虫活血祛瘀止痛，软坚散结，鸡血藤养血活血，甘草调和诸药。全方共奏清热利湿、祛瘀止痛之功。二诊为经后期，症状减轻，故去破血之蜈蚣，去解毒之知母、黄柏，加黄芪、桂枝、茯苓补气温阳祛湿，扶助正气以增强机体自身

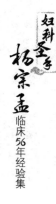

的抗病能力，达到治疗目的。

杨老指出，湿与瘀均可成为疾病发生的原因，亦均可成为疾病形成的病理产物。慢性盆腔炎之疼痛，虽往往并不严重，亦应予以足够的重视，因湿与瘀互结，因果交织，反复发作而致顽疾，并变生造成月经不调、不孕症等病。治疗本病杨老强调"治湿重在健脾，治瘀贵于流通"，无论内湿外湿，脾气健旺，除湿力强，均可将湿祛除；而无论新瘀久瘀，或温经，或清热，或补气，或理气，活动流通，血运畅行，只有让血液流通起来，才不至于瘀，方可瘀散病除。

病案三　气虚血瘀证

焦某，女，34岁，已婚，家庭妇女。

初诊：2005年5月27日。

主诉：小腹疼痛8个月，加重1个月。

病史：患者既往月经正常。8个月前因经期劳作后休息不足，小腹疼痛，反复发作，时轻时重，尤其经期及性交后加重，曾中西药治疗，效果不显，伴带下量多，色黄白质稀，腰酸如折，倦怠无力，偶有午后低热，夜眠欠佳，大便不爽，或秘结或溏薄，末次月经2005年5月8日。

既往生育史：27岁结婚，孕3产1，药物流产术1次，人流术1次，末次流产为2003年3月。

查体：舌质淡红略黯，苔白薄腻，脉沉弦细而滑。

妇科检查：外阴：已婚已产型；阴道：通畅，黏膜充血，分泌物量稍多，色淡黄，质黏腻；宫颈：光滑，充血；宫体：水平位，常大常硬，活动受限，压痛（+）；附件：双侧触及条索状增厚，压痛（+/-）。

理化检查：

1. 血清CA125：52.9U/L；血沉：31.3mm/h。
2. 超声检查：子宫水平位，大小6.7cm×4.7cm×4.3cm，子宫内膜回声清晰，厚0.8cm；左侧卵巢大小3.5cm×2.9cm，右侧卵巢大小3.7cm×2.5cm；子宫直肠陷凹探及无回声区大小3.3cm×3.0cm。

诊断：中医诊断：妇人腹痛（气虚血瘀证）。

西医诊断：慢性盆腔炎（盆腔炎性疾病后遗症）。

辨证：素体虚弱，加之经期劳作，感受外邪，留着于冲任下焦，日久正不胜邪，血行不畅，蕴久成瘀，阻滞胞络，"不通则痛"。

治法：益气健脾，祛瘀止痛。

处理：

1. 方药：党参 15g，白术 15g，黄芪 30g，白芍 15g，赤芍 15g，丹皮 15g，知母 10g，山药 25g，桃仁 15g，薏苡仁 25g，续断 15g，覆盆子 15g，玄胡 10g，土鳖虫 10g，鸡血藤 50g，甘草 10g。6 剂，水煎服。

2. 同方煎药，中药保留灌肠，日一次，经期停药。

二诊：2005 年 6 月 15 日。

用药后自觉症状减轻，月经于 6 月 6 日来潮，量色正常，经行腹痛较前减轻，经期 6 天。现月经净后 4 天，时有腹痛，带下不多，大便状态改善，但仍觉腰酸不适，乏力。

查体：舌质淡红略黯，苔白薄，脉弦滑略细。

妇科检查：子宫、附件轻度压痛（+）；余（－）。

处理：治疗后疗效明显，固守前方，再口服及外治（中药保留灌肠）半月，巩固疗效。

三诊：2005 年 7 月 13 日。

用药后自觉症状消失，月经于 7 月 3 日来潮，量色质正常，经期 5 天。目前无明显不适。

查体：舌质淡红，苔薄，脉弦滑。

妇科检查：未见异常。

理化检查：

1. 复查血清 CA125：32.4U/L；血沉：18.5mm/h。

2. 复查超声回报：子宫水平位，大小 6.3cm×4.5cm×3.7cm，子宫内膜回声清晰，厚 0.3cm；双侧卵巢（－）；子宫直肠陷凹探及无回声区大小 2.1cm×1.0cm。

处理：人参健脾丸 3 盒、盆腔炎丸 5 瓶，日一次，口服，巩固疗效善后。

★ **按　语**

妇人腹痛是临床常见病、多发病。临床常见证候以湿热瘀阻证和气虚血瘀证为多见。总结杨老多年用药经验如下。

中药内服基本方：丹参 15g，赤芍 15g，丹皮 15g，桃仁 15g，莪术 15g，玄胡 15g，香附 15g。

加减：若腹痛拒按，痛连腰骶，低热起伏，经行或劳累时加重，带下量多，色黄质黏稠，加薏苡仁20g、败酱草20g、牛膝15g、车前15g、金银花20g、地丁15g；若腹部胀痛或刺痛，经期加重，经量多有血块，瘀块排出则痛减，或经前乳房胀痛，加柴胡15g、川楝子15g、枳壳15g、甘草10g；若小腹冷痛，或坠胀疼痛，或腰骶冷痛，喜热恶寒，伴经行错后，经血量少，色黯，带下淋沥，小便频数，加川芎10g、小茴香15g、当归15g、枳壳15g、乌药15g、续断15g；若下腹疼痛结块，缠绵日久，痛连腰骶，经行加重，经血量多有块，精神不振，疲乏无力，食少纳呆，加党参25g、白术15g、黄芪20g、蜈蚣2条。水煎服，日2次。

中药保留灌肠基本方：桃仁15g、莪术15g、败酱草20g、薏苡仁20g、牛膝15g、车前15g、蜈蚣2条、土鳖虫10g、鸡血藤25g。

加减：气虚体弱、病程日久者，加党参25g、白术15g、黄芪20g、山药15g；腹痛严重、带下色黄，瘀象明显者，加丹参15g、赤芍15g、丹皮15g、知母10g、黄柏10g。用法：将上药加水煎煮浓缩至100～150mL，用一次性导尿管插入肛门14cm以上，用大注射器将温热好的药液缓慢注入直肠，然后卧床30分钟，使药液在肠道内至少保留30分钟以上。可同时配合灸疗神阙穴或腹部热熨疗法。

中药保留灌肠加灸疗神阙穴，是杨老治疗盆腔疾病创立的外治法之一，在临床应用，得到很好的疗效及验证。笔者曾经对中药保留灌肠治疗慢性盆腔炎的规范化进行了研究（吉林省中医药管理局课题）发现，在操作方法上需要进一步完善和规范，否则可能影响疗效。

1. 导管插入的深度

课题研究病例发现，导管插入14cm以上均可收到较好疗效。现有临床研究认为导管插入20～30cm、在乙状结肠部位，可缓解直肠刺激症状，而延长药液存留时间可增强疗效。笔者认为，妇女生殖脏器深居盆腔，慢性盆腔炎的中药保留灌肠治疗不完全同于外科肠道疾病的保留灌肠治疗。若肠道刺激症状明显者，可将药液进一步浓缩至80～100mL；若仍不能适应者可考虑导管插入深度或更换治疗方法。

2. 药物保留的时间

灌肠后药液在肠道内的存留时间能保证超过2～4小时，即可使药物充分吸收；能及时排出已发挥完药效的残液，也是对肠道的冲洗，且有利于下一次的灌注。

3. 药物的温度及药量

药物的温度可选择在37℃～40℃左右，接近肠道内的温度。灌肠药物的药量可选择在100～200mL，一般平均为150mL左右，若肠道刺激症状明显者，可再进一步将药液浓缩至80mL左右。

4. 灌注操作的方法

目前许多医者将过去用注射器缓慢推注药液的方法称为"传统灌肠法"，将药液用静脉输液器滴注灌入法称为"改良灌肠法"或"新式灌肠法"。笔者认为，两种方法均可应用，而传统灌肠法更适合基层医院及家庭应用。

（二）不孕症

病案一　脾肾气虚证

邱某，女，29岁，教师。

初诊：1995年5月23日。

主诉：结婚5年余未育，月经不调半年。

病史：患者1990年1月结婚同居，1990年3月孕1^+月行人流术。术后工具避孕至1994年6月解除，但一直未孕。月经初潮13岁，周期37～50天，经期4天，量中，色暗红，块（−），痛（−）。1994年10月开始月经不调，周期2～3月一行，经期4天，量色同前。1994年12月因宫颈糜烂Ⅲ度在本院行宫颈烧灼术，术后停经一个半月，之后间隔3个月再至。末次月经1995年5月12日行，周期3个月，持续4～5天净。

查体：舌淡红，苔少薄白，脉弦滑较细无力。

妇科检查：外阴：已婚未产型；阴道：通畅；宫颈：光滑；宫体：前位，常大常硬，活动受限；附件：左侧增厚压痛（+）；分泌物：量少色白质黏。

诊断：中医诊断：月经不调、继发性不孕（脾肾气虚证）。

　　　　西医诊断：月经不调、继发性不孕。

辨证：患者脾肾气虚，化源不足，精血亏虚，经行不畅，难以摄精成孕。

治法：健脾益肾，调经种子。

处理：

1. 测 BBT。

2. 查血常规、血沉、肝功、乙肝三对。

3. 在常规无菌消毒下行通水术：注入药液 20mL，有阻力，无反流。

二诊：1995 年 5 月 30 日。

末次月经为 5 月 12 日，现处于周期第 19 天，前次通水术后，当日少量阴道流血，次日干净，无腰腹痛感。

查体：舌淡白，苔白薄腻，脉弦滑较大濡缓。

处理：

1. 夫妻双方进一步化验检查。

2. 盆腔炎丸，维生素 C、B_1、E，常规口服。

三诊：1995 年 6 月 15 日。

月经 6 月 14 日下午 5 点来潮，现来潮 16 小时，建议行诊刮术。由于患者恐惧疼痛拒绝，诊刮术未进行。

处理：女宝（杨老研制的中成药），2 瓶，4 粒，日三次，口服。

四诊：1995 年 12 月 14 日。

患者因工作忙，中断治疗半年，期间月经不调，周期后延，2 个月一行，量中、色暗红，块（-），伴小腹隐痛，右侧少腹痛，腰酸。

末次月经 12 月 12 日来潮，周期 2 个月，量色如前，尚未净。平素带下量多，色白或黄，有味，伴阴痒，常感腰酸，右侧少腹扯痛。

查体：舌红细腻，少苔薄白，舌下络脉粗大青紫，脉弦滑。

处理：

1. 月经净后 3 天来诊。

2. 盆腔炎丸，4 瓶，6 粒，日 3 次，口服。

3. 维生素 C、B_1、E，继服自备。

五诊：1995 年 12 月 21 日。

月经已净 4 天，前来行通水术。

处理：

1. 在常规无菌消毒下行通水术：注入药液 20mL，注入过程稍有阻力，无反流。

2. 氟哌酸自备，术后常规服 3～5 天。

3. 建议：再次行通水术。

六诊：1995年12月24日。

前次通水术术后阴道少量流血，伴小腹痛，外阴痒，目前血止痛缓，但仍感外阴痒，前来询问是否可行通水术。

处理：

1. 内诊妇检：未见明显异常。

2. 在常规无菌消毒下行通水术：注入药液20mL，注入过程稍有阻力，无反流。

七诊：1995年12月28日。

前次通水术后，阴道少量流血，后稀如水，持续3天净，今为净后第一天。月经12月12日来潮，现处于月经周期第17天，BBT无排卵迹象，目前无明显不适。

查体：舌红少苔薄白，脉沉弦细无力。

处理：

1. 方药：人参15g，黄芪30g，白术15g，山药25g，当归15g，白芍15g，熟地黄25g，紫河车15g，香附10g，陈皮15g，泽兰叶15g，鸡血藤50g，甘草10g。6剂，水煎服。

2. 维生素C、B_1、E，继服自备。

八诊：1996年1月5日。

月经12月12日来潮，现处于周期第25天，BBT无排卵迹象，近5天两乳胀疼，两侧少腹掣痛绵绵，伴腰疼背酸，面部红肿刺痒。

查体：舌质淡细腻，少苔薄白，脉沉弦细略滑，面部有散在片状丘疹。

妇科检查：外阴：已婚未产型；阴道：通畅；宫颈：光滑；宫体：前位，稍小，普硬，活动可；附件：双侧索条状增厚压痛（+）；分泌物：白，黏，多。

处理：

1. 方药：木通10g，苍术10g，苦参10g，知母10g，荆芥15g，防风10g，牛蒡子15g，蝉蜕10g，土茯苓50g，白茅根50g，何首乌50g，川楝子20g，玄胡15g。4剂，水煎服。

2. 三虫散，1瓶，4粒，日一次，睡前服。

3. 月经来潮当天6~24小时内来行诊刮术。

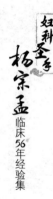

九诊：1996 年 1 月 16 日。

月经 12 月 12 日来潮后至今未行，已 36 天，BBT 无排卵迹象，服上方后面部痤疮减轻，目前右侧少腹痛。

查体：舌质淡，苔薄，脉弦细。

处理：

1. 方药：人参 15g，黄芪 30g，白术 15g，丹参 25g，桃仁 15g，莪术 15g，当归 15g，蜈蚣 2 条，土鳖虫 10g，全蝎 10g，鸡血藤 50g，甘草 10g。10 剂，水煎服。

十诊：1996 年 1 月 29 日。

月经 12 月 12 日来潮后至今未行，BBT 上升 10 天，乳胀痛 4～5 天，面部肿胀痤疮加重一周。

查体：舌淡红细腻，苔少薄白，脉弦细滑。

处理：

1. 投 1 月 5 日原方 4 剂。

2. 维生素 C，2 瓶，日 4 次，口服。

十一诊：1996 年 2 月 5 日。

月经 2 月 4 日晚 6 点来潮，量中，色黑红，无块，伴右侧少腹痛，现来潮 15 小时。在常规消毒下行诊刮术，探得宫体后位，宫腔 7.0cm，用小号刮匙刮出宫内膜中量，送病理并查支原体，宫内膜病理回报：子宫内膜分泌反应欠佳；子宫内膜解脲支原体培养（−）。

十二诊：1996 年 2 月 17 日。

月经于 2 月 4 日来潮，现处于周期第 14 天，前来查激素水平，目前无明显不适，但外阴痒，白带多。

查体：舌质淡嫩，苔薄白，脉沉弦细而缓。

处理：

1. 宫颈黏液检查：典型的羊齿叶状结晶。

2. 抽血查激素水平。

3. 方药：蛇床子 50g，苦参 25g，黄柏 25g，白鲜皮 25g，甘草 25g。4 剂，水煎外洗。

十三诊：1996 年 3 月 1 日。

月经 2 月 4 日来潮，现处于周期第 27 天，BBT 上升 8 天。

理化检查：

1.宫颈黏液检查：无羊齿叶状结晶，显示椭圆体。

2.查血激素水平回报：FSH：13.3mIU/mL，LH：14.6mIU/mL，LH/FSH=14.6/13.3=1.10（＜3）；PRL：17.8ug/L，T：69nmol/mL，E_2：81.2pg/mL，T/E_2=69.0/81.2=0.85；P：26.0ng/mL。

十四诊： 1996年4月2日。

月经2月4日来潮至今未行，乳胀已半月，目前时有恶心，食纳可，尿频，大便正常，眠佳，倦怠嗜睡。

查体： 舌淡红，苔薄白，脉弦滑。

理化检查： B超检查：膀胱充盈下探查，子宫增大期内可见胎囊大小3.6cm×3.3cm，胎芽（+），胎心（+）。AGE：7W6d。确诊早孕。

处理： 维生素E，100mg，日三次，口服，自备。

十五诊： 1996年4月4日。

孕61天，近2天BBT稍有下降趋势，但无明显不适，要求保胎治疗。

查体： 舌淡红，苔薄白，脉弦细略显无力。

处理：

1.方药：当归15g，白芍25g，熟地黄25g，山药25g，山萸肉20g，菟丝子20g，桑寄生25g，川断15g，覆盆子25g，艾炭10g，甘草10g。4剂，水煎服。

2.维生素E，100mg，日三次，口服。

十六诊： 1996年5月16日。

月经2月4日来潮，现孕三月余，目前无明显不适，前来复查。

查体： 舌质淡红嫩，苔少薄白，脉弦细滑利。

理化检查： B超检查回报：子宫增大，宫内探及一胎儿，双顶径29mm，胎心（+），胎动（+），胎盘附着后壁，羊水暗区40mm。

嘱患者定期行产前检查，病变随诊。

★**按 语**

患者为继发性不孕。继发性不孕是指曾经孕育过而后未避孕而未再受孕，而不育指孕后不能孕育胚胎或胎儿成活。现代医学认为不孕不育的主要原因是排卵障碍和输卵管因素。中医认为主要为母体的功能失调，以肾虚为本，不能摄精成孕。《医学衷中参西录》曰："男女生育，皆赖肾气作强，肾旺自能荫胎也。"肾为先天之本，元气之根，主藏精气，既藏先天之精，又藏后天水谷之精，为生殖发育之本源。肾精壮盛、充足则生殖能力强，肾精虚衰、不足则生殖能力弱。受孕之前，有赖于父母肾精之旺盛、强壮而结合成形；受精之后，又借助母体肾气充盛的支持、滋养而生长发育。该患者初始就诊时乃月经不调，经追问病史是由于第一次怀孕行人工流产术后，输卵管发生慢性炎症，以至于输卵管通而不畅，并发卵巢功能下降，排卵障碍，子宫内膜反应不良，多方因素导致患者继发性不孕。杨老指出，不孕症的治疗，首先要查清其原因在男方，还是在女方；是先天性的生理缺陷，还是后天的功能失调。进而则因人、因病、因时而辨证施治，但应强调的是，先天性生理缺陷非人力、药物所能改善，即使是后天功能失调，亦并无绝妙神方每人皆宜，应审因论之，对症下药，方可取效。从本例患者而言，输卵管通畅试验是达到治疗目的的方法之一，输卵管通而不畅，可以通过通水术达到逐渐扩张输卵管的作用。且患者中间中断治疗后加重病情，使治疗增加难度，需在治疗炎症的同时，恢复排卵功能。故以毓麟丹为主方加减治疗，受孕后为使胚胎正常发育，又以四物汤合寿胎丸加减益气养血，固肾安胎，使胚胎孕育成活至足月分娩。方中当归的应用是杨老用药的特点之一，很多医家在妊娠期间不敢使用活血药，恐其流产。杨老说，当归虽有活血作用，但在四物汤中主要是养血作用，同时归、芍配伍可以养血止痛安胎。现代药理作用也提示，当归挥发油和阿魏酸能抑制子宫平滑肌收缩，而其水溶性或醇溶性非挥发性物质，则能使子宫平滑肌兴奋，当归对子宫的作用取决于子宫的功能状态而呈现双相调节作用。

病案二　湿热下注证

张某，女，35岁，厨师。

初诊：1998年2月20日。

主诉：继发不孕4年，自然流产2次，月经不调20年。

现病史：1991年1月结婚，1992年4月孕2月余自然流产，并行清宫术后未避孕，1994年4月孕3月自然流产并行清宫术，术后未避孕至今，4年同居未孕。

月经15岁初潮，5～7天/17～23天，量不多，色深红，块（+/-），伴腰痛腹痛轻微。末次月经2月12日，持续7天净，现净后2天，月经周期第17天。带下量多，色黄白，味（+/-），时有阴痒。睡眠尚可，嗜睡，饮食可，二便和。

查体：舌质红绛，少苔薄黄，脉弦细略滑。

妇科检查：外阴：已婚未产型；阴道：通畅；宫颈：糜烂Ⅱ度；宫体：前位，常大常硬，活动可；附件：双侧（-）；分泌物：白、黏、少。

诊断：中医诊断：带下病（湿热下注证）。

　　　　　　不孕症。

　　　　西医诊断：慢性宫颈炎。

　　　　　　继发性不孕症。

辨证：湿热下注，损伤冲、任、带脉，冲任热瘀，不能摄精成孕；任带不固，流注阴部而发病。

治法：清热利湿，滋肾种子。

处理：

1. 测BBT。

2. 在常规无菌消毒下行通水术：注入20mL液体，稍有阻力，反流1mL，结论：欠通畅。

3. 术后常规服螺旋霉素6天，预防感染。

4. 夫妻双方常规检查。

二诊：1998年2月27日。

前次通水术后，阴道流血，腹痛，3天后血止，痛缓，今天前来再次行通水术。

处理：

1. 常规消毒下行通水术，注入20mL液体，无阻力，反流3mL。

2. 利君沙，2盒，2片/日，4次，口服。

三诊：1998年3月3日。

月经2月12日来潮，现处于月经周期第20天，体温现无排卵迹象。

查体：舌红，苔少黄白，脉沉细无力。

处理：

1. 夫妻双方常规检查。

2. 乌鸡白凤丸，2盒，用法：1丸/次，2次/日，口服。

3. 螺旋霉素，继服，自备。

四诊：1998 年 3 月 19 日。

月经 3 月 8 日来潮（早 6：00），量中，色深红，有块不多，无腰腹痛，持续 5 天净。现干净 7 天，净后带下量不多，无腰腹痛。

三诊常规化验回报：夫妻双方均有支原体感染。

精液常规：量 3.0mL；色：乳白色；液化时间 20 分钟；pH：7.4；黏稠度（++）；精子计数：162×10^6/mL；精子活力↓；精子活率：40%～45%↓；畸形 10%～15%，白细胞 3～6/HP↑；酸性磷酸酶：1920IU/mL。

解脲支原体：精液（+）；女：尿道（++），白带（++），宫颈（++）。

查体：舌红尖赤，苔白薄腻，脉沉弦细无力。

处理：

1. 利君沙，男女双方同时服用，1 个疗程结束后停药 5 天，前来复查。

2. 下次月经来潮 6～24 小时内来行诊刮术。

3. 方药：丹皮 10g，赤芍 15g，丹参 15g，金银花 15g，白花蛇舌草 25g，黄柏 15g，青黛 15g，土鳖虫 10g，牛膝 15g，车前子 15g，鸡血藤 50g，甘草 10g。6 剂，水煎服。

五诊：1998 年 3 月 22 日。

月经今早 6：00 来潮，量不多，色红，块（－），现来潮 7 小时，前来行诊刮术。（周期 15 天，BBT 无排卵迹象）。

处理：

1. 诊刮术：在常规消毒下探得宫体前位，稍小，宫腔深 6.5cm，用小号刮匙，刮出宫内膜中量并查支原体，并送病理。

2. 利君沙，术后常规连续服用 6 天。

六诊：1998 年 3 月 26 日。

诊刮术后血量减少，持续 2 天净，现净后 6 天，净后带下量增多，色黄无味。

宫内膜病理回报：增生性子宫内膜（无排卵月经，相当于月经中期增生期改变）；宫内膜的解脲支原体培养（－）。

查体：舌红无苔，脉沉弦无力。

处理：

1. 利君沙继服，自备。1 个疗程服完后，停药 10 天复查支原体。

2. 六味地黄丸、乌鸡白凤丸，早晚各一丸。

3. 方药：上方加芡实 10g，继服 10 剂。

七诊：1998 年 4 月 29 日。

利君沙治疗后，现停药 10 天，前来复查支原体。

末次月经 4 月 17 日来潮，周期 25 天，量色正常，持续 4 天净，带下量不多，无其他明显不适。

处理：

1. 复检男女双方支原体。

2. 中药汤剂，继服。

八诊：1998 年 5 月 25 日。

月经周期第 38 天，月经未潮。自行检查尿妊娠试验（+），今晨有少量阴道流血，前来要求保胎治疗。

查体：舌红，苔黄根薄腻，脉弦滑较细。基础体温升高 22 天。

理化检查：超声示子宫前倾，其内见胎囊，大小 2.0cm×1.6cm×1.6cm，胎芽（+/-），提示：早孕，AGE：6W。

处理：

1. 考虑有流产迹象，给予中药汤剂保胎治疗：

当归 15g，白芍 25g，熟地黄 25g，白术 15g，黄芩 15g，山药 25g，菟丝子 20g，桑寄生 25g，川断 15g，艾炭 10g，甘草 10g。6 剂，水煎服。

2. 维生素 E，100mg，3 次/日，口服。

九诊：1998 年 6 月 6 日。

上方已服完，服后感觉良好，阴道流血已净，无明显腰腹痛，已有恶心呕吐早孕反应。

查体：舌脉同前。

处理：投 5 月 25 日原方，再 6 剂，水煎服，巩固疗效。

十诊：1998 年 7 月 17 日。

孕近 3 月，目前无不适。

查体：舌红，苔薄白，脉沉弦细无力略滑。

中药停服。

后来人代述，于 1999 年 1 月 21 日，在妇幼保健院剖腹产一女孩，体重 3.0kg，小孩发育良好。

★ 按 语

阴道及宫颈是生殖的通道,其异常将影响受孕。临床较常见的影响生殖的疾病主要为阴道及宫颈炎症性病变。

生育年龄妇女常见支原体性阴道炎。支原体阴道炎是性传播疾病中的一种,病原体是人型支原体(MH)、解脲支原体(UU)和生殖支原体(MG)。尤其解脲支原体,是一种原核微生物,呈球杆状,大小为125～250nm,分子量4.5×10^8,高度多形性,没有坚硬的细胞壁,能在无细菌的培养物中增殖,能产生尿素分解酶分解尿素。

若单纯从阴道中检出支原体,而没有任何伴随的症状,尤其是已经生产女性,这种"支原体阳性"是正常的携带状态,并不意味着致病,并不等于支原体感染,支原体可以与人共同生存而不表现出感染征象,因此可不必治疗。而且,作为正常人群,即便通过药物治疗使其转阴或降低了其携带率,但经过一段时间的正常性行为,再检测时还会出现"支原体阳性",携带率也会恢复原有水平。但是如果"支原体阳性"同时合并感染,阴道分泌物增多、混浊、子宫颈水肿、充血或表面糜烂,阴道pH值异常,炎细胞渗出,影响精子的活力,不利于精子的生存和上行运动,不仅会发生不孕症,还很有可能发生孕后的胚胎停止发育、流产、早产、死胎、低体重儿、新生儿脑膜炎等。因此,出于优生优育的考虑,支原体阳性应正规治疗,治疗结束一周后,支原体培养阴性,方可准备生育。若不及时治疗,支原体感染常合并输卵管炎,少数患者可出现子宫内膜炎及盆腔炎而影响生殖功能。

解脲支原体在不孕夫妇中检出率较高。其对生育的影响虽未完全得到肯定一致的评价,但其作为致病微生物寄生感染的指标,应得到重视,需进一步深入研究。准备孕育的女性,一般原则上,是支原体转阴后再行受孕。杨老临床将其作为治疗阴道、宫颈、子宫内膜炎症的观测指标,已成为治疗不孕症的常规检测项目,治疗多投予利君沙、红霉素、阿奇霉素、强力霉素、美满霉素等,经1～2个月的治疗,多数夫妇检测结果转阴或好转。

近年来,杨老对支原体感染影响生育的机制和治疗进行了深入的观测和研究,她认为,支原体泌尿生殖道感染的发病机制以"湿热蕴积于内为本,邪毒侵蚀于阴器为标",临床治疗以利湿通络、清热解毒为治疗原则,通过改善调理内环境,从而达到标本兼治,扶正祛邪之目的。杨老根据多年的临床经验,自拟了消支系列药物,其中消支Ⅱ号胶囊,由白花蛇舌草、鸡血藤、丹参、丹皮、青黛、黄柏、牛膝、车前子等组成。方中以白花蛇舌草、鸡血藤利下焦之湿而通络，清湿热而祛浊毒，辅以丹参、丹皮、青黛清热泻火，入气分以清热毒，入血分以散郁火，入肝经以清泻肝经湿热，配黄柏加强除下焦湿热、泻火解毒之效。佐以牛膝、车前子既可佐诸药清热利湿，活血通络而祛邪，又可引之下行直达病所。全方有较好的利湿通络、清热解毒之功。若带下量多，外阴瘙痒者，杨老以苦参汤熏洗外阴，药用苦参、白鲜皮、黄柏、艾叶、甘草。熏洗坐浴，每晚1次，每次10～15分钟。

病案三　肝肾阴虚证

王某，女，29岁，已婚，营业员。

初诊：2004年11月13日。

主诉：婚后3年未孕，月经停闭3个月。

病史：患者既往月经尚正常。3年前结婚后同居未避孕至今未孕，配偶生殖功能检查未见明显异常。近一年月经周期错后，经量较前减少，经期尚可。末次月经2004年8月7日，至今未潮。无明显自觉症状。

查体：舌质红绛，苔少，脉沉弦细无力。形体中等，面色潮红，自动体位，查体合作。

妇科检查：未见异常。

理化检查：

1. 血、尿常规：未见异常。

2. 免疫学检查：抗卵巢抗体（＋），余（－）。

3. B超检查提示：子宫前位，大小5.7cm×4.0cm×3.5cm，子宫内膜回声清晰，厚0.7cm；左侧卵巢大小3.3cm×2.6cm，右侧卵巢大小3.0cm×2.3cm。

诊断：中医诊断：月经后期（肝肾阴虚证）。

　　　　　　无子（肝肾阴虚证）。

　　　西医诊断：月经不调。

　　　　　　原发性不孕症。

辨证：肝肾阴虚，精血亏少，血海不能按时满盈则经行延后；肝肾阴虚，虚火灼精，难以摄精成孕。

治法：滋养肝肾，调经种子。

处理：

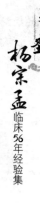

1. 方药：柏子仁 15g，卷柏 15g，牛膝 15g，车前 15g，续断 15g，泽兰叶 15g，熟地黄 25g，当归 15g，生地黄 25g，枸杞 25g，沙参 25g，麦冬 25g，桑枝 30g，白芍 15g，鸡血藤 50g，甘草 10g。6 剂，水煎服。

2. 同时给予黄体酮引经。20mg/次，1 次/日，肌肉注射，连续 5 天。

3. 测 BBT。

二诊：2004 年 12 月 2 日。

黄体酮引经，月经于 11 月 21 日来潮，量少，色鲜红，无明显腰腹痛，持续 6 天净。现净后 5 天，无性交，带下不多。

查体：舌质红，苔薄，脉弦滑细。

处理：

1. 输卵管通水术：注入药液 20mL，无阻力，无反流。

2. 守前法，上方继服 6 剂。

三诊：2004 年 12 月 8 日。

服药后无明显不适。现为月经周期的 18 天，为经前期。

查体：舌质红，少苔，脉沉弦细。BBT 无明显上升。

处理：上方去沙参、麦冬，加仙茅 15g，仙灵脾 15g，阴中补阳，再服 6 剂。

四诊：2004 年 12 月 18 日。

月经周期第 28 天，月经尚未来潮，自觉乳房胀痛，小腹坠胀。

查体：舌红，少苔，脉弦滑细。BBT 上升 7 天。

治法：养血活血，调经种子。

处理：

方药：柏子仁 15g，卷柏 15g，牛膝 15g，车前 15g，泽兰叶 15g，熟地黄 25g，当归 15g，桑枝 30g，仙灵脾 15g，桃仁 15g，莪术 15g，鸡血藤 50g，甘草 10g。再服 6 剂停药，等待月经来潮。

五诊：2004 年 12 月 28 日。

月经于 12 月 26 日自行来潮，周期 35 天，经量较前增多，色暗红，质稍稠，持续今日未净，伴腹痛轻微。余无不适症状。

处理：考虑月经延后来迟，但未用孕激素能够自行来潮，量、色、质均可。按上法继续治疗 4 个月后，抗卵巢抗体转阴性，月经病愈。

追踪随诊，患者 10 个月后妊娠。

★按 语

月经后期，也称"月经延后""经迟"等。首见于汉代《金匮要略·妇人杂病脉证并治》温经汤条下谓"至期不来"。唐代《备急千金要方·妇人方》中有"隔月不来""两月三月一来"的记载。其发生的机理有虚实之分，虚者精血不足，冲任不充，血海不能按时满盈而经迟；实者邪气阻隔，血行不畅，冲任受阻，血海不能按时满盈。

本案患者为抗卵巢抗体阳性。抗卵巢抗体是一种靶抗原在卵巢颗粒细胞、卵母细胞、黄体细胞和间质细胞内的自身抗体。引起抗卵巢抗体阳性的原因是多方的、复杂的。抗卵巢抗体的产生可影响卵巢和卵泡的发育和功能，导致卵巢早衰、卵泡发育不良、月经不调，甚至不排卵产生抗生育效应而导致不孕。抗卵巢抗体阳性属自身免疫性疾病，无论何种原因引起抗卵巢抗体阳性，均可使卵巢组织遭到破坏，失去正常的生理功能。临床上常表现为无排卵月经。西医治疗本证常采用人工周期，或抑制免疫功能，或诱发排卵等。杨老采用中医辨证治疗该病，临床以脾肾阳虚或肝肾阴虚为主。本案患者为肝肾阴虚，精血不足，胞宫不能按时满盈，至期无血可下，舌脉为阴虚血热之征。故杨老采用柏子仁丸合一贯煎为主方加减，滋肾养肝，按照胞宫的藏泻规律行中药人工周期治疗，收到较好疗效。方中生地黄、熟地黄滋养肾阴，清解血热；麦冬、沙参养阴清热；枸杞子、续断滋肝补肾；柏子仁养心安神；卷柏、泽兰叶活血通经；当归、白芍补血养血；桑枝祛风通络，药理研究证实其对淋巴细胞转化率低下的患者，有一定的治疗作用；牛膝、车前补肾活血渗利，引血下行；鸡血藤养血活血；甘草调和诸药。全方合用，共奏滋养肝肾、补血调经之功。本案患者治疗4个月后，抗卵巢抗体转阴，虽未能近期受孕，但月经恢复正常是孕育的基础，而且中药治疗抗卵巢抗体阳性是改善卵巢功能的又一有效方法，值得进一步探究。

病案四 湿热瘀结证

齐某，女，30岁，工人，已婚。

初诊：2007年12月20日。

主诉：不孕2年，腰酸腹痛反复发作1年，加重1周。

病史：患者既往月经正常。2003年5月结婚，2004年10月孕50天因口服感冒药行人流术，术后带环避孕至2005年11月，后取环计划妊娠，至

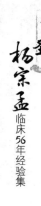

今未孕。一年前出现小腹胀痛，伴腰酸，曾至个体诊所就诊，予左克、甲硝唑等静点，坤复康胶囊口服，病情好转但未愈。近一周因劳累自觉症状加重。为求中医药治疗，来我院门诊。现症：小腹胀痛，腰酸，带下量多，色黄，质黏稠，胸闷纳呆，二便和，睡眠佳。末次月经：2007年12月10日，持续5天净，现净后5天。

查体： 舌质红，苔黄白而腻，脉弦滑。形体中等，营养良好，自动体位，查体合作。

妇科检查： 外阴：已婚已产型；阴道：通畅；宫颈：光滑；宫体：后位，常大常硬，活动受限，压痛（+）；附件：左侧未触及，右侧触及条索状增厚，压痛（+）；分泌物：量多，色黄，质黏稠。

理化检查：

1. 血、尿常规：未见异常。

2. B超检查：子宫后位，大小6.9cm×4.4cm×3.5cm，内膜线回声欠规则，厚0.4cm；子宫直肠陷凹见液性暗区，最深直径3.2cm。

3. 2个月前曾在我院检查输卵管通水术，结果：欠通畅。

诊断： 中医诊断：妇人腹痛（湿热瘀结证）。

　　　　　　　　不孕症。

　　　西医诊断：慢性盆腔炎。

　　　　　　　　继发性不孕症。

辨证： 湿热下注，瘀阻胞脉、冲任，不通则痛；瘀热内滞，不能摄精成孕。

治法： 清热利湿，活血止痛，化瘀助孕。

处理：

1. 方药：丹参25g，丹皮15g，赤芍15g，知母10g，黄柏10g，三棱15g，莪术15g，败酱草25g，薏苡仁25g，牛膝15g，车前15g，蜈蚣2条，土鳖虫10g，鸡血藤50g。6剂，水煎灌肠。连续2周。

2. 神阙穴敷药：三虫散，盐水调敷。

3. 配合TDP治疗仪灸疗神阙穴。

4. 盆腔炎丸，6粒，日3次，口服。

二诊： 2008年1月17日。

月经于2008年1月8日来潮，量色可，有血块，伴经行腹痛，持续5

天净。现净后 4 天，自述腰酸腹痛较前减轻，带下量减少，余症明显好转。

查体：舌质暗红，苔黄白，脉弦滑略细。

妇科检查：宫体压痛较前减轻，分泌物少量，黄黏。

处理：

1. 继续上法治疗一个月经周期。

2. 口服药暂停治疗。

三诊：2008 年 2 月 15 日。

2008 年 2 月 7 日月经来潮，量色正常，经行腹痛较前减轻，经血持续 5 天净。现净后 3 天。已经无明显腰腹痛。

查体：舌质淡红，苔薄，脉弦。

妇科检查：宫体附件压痛（-），分泌物少量，白黏。

理化检查：复查 B 超检查显示子宫后位，大小 6.8cm×4.3cm×3.5cm，内膜线回声清晰，厚 0.3cm，子宫直肠陷凹见液性暗区 1.2cm×0.7cm。

处理：

1. 行通水术。在常规无菌消毒下注入药液 20mL，稍有阻力，无反流。

2. 抗生素预防感染。

3. 继用前法治疗。

四诊：2008 年 3 月 20 日。

月经于 3 月 10 日来潮，量色正常。无明显不适。经期 6 天。现净后 4 天。无性交，带下不多。

查体：舌质淡红，苔薄，脉弦滑。

处理：

1. 再次行输卵管通水术。结果：通畅。

2. 嘱患者停止中药内服及外治，准备孕育。

患者治疗 3 个月经周期，诸症消失。于 2008 年 7 月因停经来诊，查尿妊娠试验（+），B 超显示：宫腔内见一妊囊。2009 年 3 月孕足月分娩一男婴。

★ **按　语**

中医古籍并无盆腔炎的病名，但根据其发病特点可属于"癥瘕""妇人腹痛""不孕""带下""热入血室"等病证范畴。如《金匮要略·妇人杂病脉证并治》说："妇人腹中诸疾痛，当归芍药散主之。"该病临床证型复杂，常见的有湿热瘀结、寒湿凝滞、气滞血瘀、湿毒壅盛等，尤以湿热瘀结最为多见。常因经行、产后调摄不当、房事不洁，或体虚感染外邪，湿热蕴于胞宫胞络，日久则邪与血结，阻碍气机，冲任气血运行不畅，瘀阻胞脉，不通则痛，发为本病，甚则日渐而成癥瘕。《景岳全书·妇人规》曰："瘀血留滞作癥，唯妇人有之，其证则或由经期，或由产后，凡内伤生冷，或外受风寒，或恚怒伤肝，气逆而血留……总由血动之时，余血未净，而一有所逆，则留滞日积，而渐以成癥矣。"湿热下注，则带下量多，色黄，质黏稠；湿热瘀结内伤，则胸闷纳呆。

不孕症是妇科常见疑难杂病，输卵管阻塞是女性不孕最常见的两大原因之一，输卵管炎症是导致输卵管不通的主要病因。淋菌、葡萄球菌、大肠杆菌、变形杆菌、链球菌等皆可引起输卵管的炎症。淋菌主要经性交传播，并沿黏膜上行播散感染，通过宫颈管、子宫内膜、输卵管内膜，最后累及盆腔腹膜而导致盆腔炎症。另葡萄球菌、大肠杆菌、链球菌，也多在分娩、流产、宫腔阴道内手术或检查后感染，或阑尾炎等累及。该类输卵管炎多属间质型输卵管炎，常演变成慢性，形成输卵管积水或积脓，或结节型峡部输卵管炎。

而慢性盆腔炎因其病程迁延，病原体毒力不强，甚至难以检测出病原体，因此慢性盆腔炎的治疗是一个较为棘手的问题。现代医学抗生素治疗，有一定的疗效，但长期使用可产生耐药性并副作用大，且抗生素对控制盆腔炎急性期敏感细菌感染较为有效，对于慢性盆腔炎症，由于组织增生、粘连，局部循环障碍，难于渗入局部发挥作用，从而对消除炎症浸润之纤维组织和结缔组织效果较差，且抗生素不具备缓解粘连及止痛作用。中医药治疗慢性盆腔炎有独特的优势与良好的治疗效果，但由于慢性盆腔炎往往病程长，耗伤正气，缠绵难愈，长期口服药治疗患者难以接受和坚持。

杨老治疗输卵管性不孕，常以消炎通管为主，以恢复输卵管的生殖功能，既有全身用药，亦常常采用输卵管通水，保留通液等治疗。选用庆大霉素等抗生素，以及蛋白溶解酶、地塞米松等药物加入注射用水，通过双腔管注入宫腔以疏通输卵管的粘连、闭塞。在中医药治疗上，杨老创立中药保留灌肠加灸疗神阙穴法治疗，使药物效能渗透直肠壁直达盆腔病灶，局部药液浓度增高，作用部位集中，同时加入灸疗的温热刺激，使"血得热则行"，促进血液循环，改善组织营养，降低毛细血管通透性，减少炎症渗出，有利于抑制结缔组织增生和促进包块的吸收，解除局部组织粘连，达到治疗目的。

对于湿热瘀阻证，杨老常选用张锡纯活络效灵丹加减。丹参、丹皮、赤芍等凉血活血，逐瘀止痛；败酱草、薏苡仁、知母、黄柏等清热利湿，泻火解毒；三棱、莪术、蜈蚣、土鳖虫等活血化瘀，软坚散结；牛膝"走而能补，性善下行"；鸡血藤活血养血，诸药相配伍，能清热利湿，活血祛瘀，消痈止痛。现代药理研究显示：清热利湿类药配伍解毒化瘀类药物对慢性增殖性炎症有明显的抑菌作用，并能改善微循环，降低炎症区毛细血管通透性，减少炎症渗出，抑制结缔组织增生，加强炎性物的软化吸收，并有明显的解热镇痛作用，从而使临床症状和体征得到明显改善。

病案五　肝肾阴虚证

史志红，女，26岁，已婚，幼师。

初诊：1995年3月6日。

主诉：月经不调1年余，结婚1年$^+$未孕。

病史：月经初潮15岁，周期16～20天，经期7天，量多，色深红，块（±），痛经（+），近一年来上述诸症尤显。1994年2月结婚，婚后同居未避孕至今未孕。末次月经3月4日来潮，周期16天，量多，色红，有小血块，伴小腹痛，腰痛，现来潮3天未净；平素带下量多色黄质黏有味，食纳可，睡眠多梦，二便和。

查体：舌红尖赤，苔薄白，脉滑略数。

妇科检查：外阴：已婚未产型；阴道：通畅，分泌物血性如月经样，少量；宫颈：Ⅲ度糜烂，肥大；宫体：后位，稍小，普硬，活动差；附件:（-）。

理化检查：

1. 血常规：血红蛋白9g/L。

2. 凝血常规：正常。

3. B超：子宫前位，大小为7.3cm×5.4cm×4.1cm，内膜厚6.3cm；左侧卵巢大小为3.6cm×2.9cm×2.6cm，右侧卵巢大小为3.7cm×2.9cm×2.5cm。

诊断：中医诊断：崩漏（肝肾阴虚证）。

　　　　　　　不孕症（肝肾阴虚证）。

　　　　西医诊断：功血，继发性贫血。

　　　　　　　慢性宫颈炎（Ⅲ度糜烂）。

　　　　　　　不孕症。

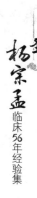

辨证：肝肾阴虚，不能镇守胞络，相火妄动，迫血妄行，发为崩漏；月经紊乱，冲任失调，难以摄精成孕。

治法：滋养肝肾，养血调经，摄精助孕。

处理：

1. 方药：女贞子50g，旱莲草25g，黄芩15g，荆芥穗15g，茜草10g，白芍25g，乌梅15g，地榆50g，生地黄25g，侧柏叶20g，甘草10g。4剂，水煎服。

2. 维生素C、B_1、E，常规口服。

3. 硫酸亚铁片，常规口服，自备。

4. 测BBT。

二诊：1995年3月24日。

月经3月4日来潮，持续不净，服上方后于3月10日阴道流血净，净后10天于3月21日再次来潮，量不多，色黑红，无块，经行不畅伴小腹痛甚。

查体：舌淡红，苔薄白，脉沉弦细无力。

处理：

1. 方药：桃仁10g，玄胡10g，丹皮10g，五灵脂10g，川芎10g，肉桂10g，赤芍10g，益母草25g，艾炭10g，鸡血藤25g，甘草10g。6剂，水煎服。

2. 测BBT。

三诊：1995年4月3日。

阴道流血于3月21日开始，服上方后流血量减少，但未净，色深红，质黏稠；昨日腹痛，今日痛缓。

查体：舌红尖赤，苔少薄白，脉沉弦细略滑。

处理：

1. 黄体酮，20mg，日1次肌注，连用5天。

2. 方药：原方4剂水煎服。

3. 测BBT。

四诊：1995年4月9日。

黄体酮于4月3日至4月7日连续肌注5天，肌注时阴道流血量减少，现停药2天，阴道流血未见增多。

查体：舌淡红，苔薄白，脉弦滑较细。

处理：

1. 方药：当归 25g，川芎 10g，牛膝 15g，车前子 10g，肉桂 10g，益母草 50g，赤芍 15g，香附 15g，乌药 15g。2 剂，水煎服。

2. 复方新诺明，0.5g×30 片，2 片，日 2 次。

3. 测 BBT。

五诊：1995 年 5 月 20 日。

黄体酮停药 5 天后阴道流血量增多，色鲜红，血块（+），腹痛轻微，持续 6 天净。净后于 5 月 15 日再次行经（中午 11 点），量中等，持续至今已 5 天尚未净，色黑红，无块，经前 2 天小腹胀痛甚剧，两乳胀痛，经行痛缓，BBT 无排卵迹象。

查体：舌红尖赤，苔少薄黄，脉弦滑较细无力。

处理：

1. 已烯雌酚 1mg，日 1 次，睡前服，从今晚开始连服 21 天，服至第 17 天时加用黄体酮，用法同前。

2. 维生素 C、E、B_1、B_6，常规继服。

3. 方药：女贞子 50g，旱莲草 25g，黄芩 15g，荆芥穗 15g，当归 15g，白芍 25g，生地黄 25g，山药 25g，乌梅 15g，地榆 50g，甘草 10g。6 剂，水煎服。

4. 夫妇双方检查支原体、激素水平。

5. 月经干净后 3～7 天，前来行宫颈烧烙术。

6. 测 BBT。

六诊：1995 年 6 月 5 日。

患者于 5 月 22 日经净，并于 5 月 26 日行宫颈糜烂烧烙术，术后阴道水样分泌物量多；现处于月经周期的第 20 天，BBT 无排卵迹象。宫颈烧烙术后，第一次前来复查上药。

五诊化验回报：抗精子抗体：血清（-），宫颈黏液（-）。解脲支原体：尿道（-），白带（-），宫颈（-）。血激素测定回报（周期 15 天）：FSH：20.3mIU/mL，LH：23.3mIU/mL，LH/FSH=23.3/20.3=1.15（<3）；PRL：5.0ug/L；E_2：62.1pg/mL；P：3.1ng/mL；T：96.5nmol/mL，T/E_2=96.5/62.1=1.55。

查体：舌红，苔少薄黄，脉弦滑较细无力。

处理：

1. 经阴道宫颈上药（院内制剂：紫草油）一次；并嘱患者每周一次阴道上药。

2. 六味地黄丸 1 瓶，盆腔炎丸 3 瓶，按说明服用。

3. 测 BBT。

七诊：1995 年 7 月 7 日。

末次月经 5 月 15 日，现处于周期第 53 天，尚未来潮，查看 BBT 无明显排卵迹象。近 3～4 天时感小腹坠痛，发胀，腰酸痛，两乳胀疼，口干渴，喜冷饮，带下中时夹血色。宫颈已局部上药 4 次。

查体：舌红尖赤，苔薄白，脉弦滑较大无力。

妇科检查：宫颈表面炭化结痂已脱落，创面愈合良好；余未见异常。

理化检查：复查超声回报：子宫前位，大小为 7.0cm×5.3cm×4.0cm，内膜厚 11.3cm；左侧卵巢大小为 3.5cm×2.9cm×2.5cm，右侧卵巢大小为 3.5cm×3.0cm×2.4cm。

处理：

1. 继续宫颈上药一次。

2. 黄体酮 20mg×5 支，20mg／次，1 次／日，肌注。

3. 方药：当归 15g，川芎 10g，香附 15g，郁金 15g，香橼 15g，麦芽 50g，白芍 25g，牛膝 15g，车前子 15g，肉桂 10g，益母草 50g，白术 15g，茯苓 25g，甘草 10g。4 剂，水煎服。

4. 测 BBT。

八诊：1995 年 9 月 27 日。

患者中断治疗约 2 个月，月经自然来潮 2 次，周期仍大于 35 天。末次月经 8 月 25 日，现为月经周期第 28 天，查看 BBT 上升 5 天，无明显不适。

查体：舌质红，苔薄，脉弦滑细。

理化检查：复查超声回报：子宫前位，大小为 7.1cm×5.2cm×4.1cm，内膜厚 6.3cm；左侧卵巢大小为 3.4cm×2.9cm×2.6cm，右侧卵巢大小为 3.6cm×3.0cm×2.5cm。

处理：

1. 女宝 3 盒，3 粒／次，3 次／日，口服。

2. 月经来潮前来行诊刮术。

3.继续测 BBT。

九诊：1995 年 10 月 12 日。

月经于 10 月 5 日来潮，来潮后 3 小时行诊刮术：在常规消毒下探得宫体前位，宫腔深 6.5cm，用小号刮匙刮出宫内膜少量送病理，术后给予复方新诺明常规口服 3～5 天预防感染。诊刮术后经血量减少，持续至今尚未净，质稀如水。内膜病理回报：子宫内膜分泌反应差。

查体：舌淡红，苔薄白，脉弦滑较细无力。

理化检查：复查血常规：血红蛋白 11.6g/L。

处理：

1.方药：女贞子 50g，旱莲草 25g，黄芩 15g，熟地黄 25g，菟丝子 20g，白芍 25g，枸杞子 15g，五味子 15g，生地黄 25g，茺蔚子 15g，香附 10g，鸡血藤 25g，甘草 10g。6 剂，水煎服。

2.测 BBT。

十诊：1995 年 10 月 25 日。

月经 10 月 5 日来潮后，经量不多，持续 8 天方净。现为月经周期第 20 天，查看 BBT 有排卵迹象，体温上升 3 天，但幅度不高。患者无明显自觉症状。

查体：舌质淡红，苔薄，脉弦滑而细。

处理：

1.方药：女贞子 50g，旱莲草 25g，丹皮 10g，熟地黄 25g，当归 15g，白芍 25g，枸杞子 15g，仙灵脾 15g，巴戟天 15g，紫石英 15g，益母草 15g，川牛膝 15g，香附 10g，鸡血藤 25g，甘草 10g。6 剂，水煎服。

2.测 BBT。

十一诊：1996 年 5 月 14 日。

患者同法中药调理 3 个月经周期，月经恢复正常，停药备孕。末次月经 3 月 30 日行后至今未行，查看 BBT 上升 24 天未下降，两乳胀痛一周，伴恶心，不欲食，小腹胀痛，择食厌食，尿频，大便和。患者恐流产，要求保胎治疗，前来就诊。

查体：舌红，苔少薄白，脉弦滑较细和缓。

理化检查：查 B 超回报：子宫增大，宫腔内可探及胎囊 1.9cm×1.7cm，胎芽（-）。

处理：

1. 方药：当归 15g，白芍 25g，熟地黄 25g，山药 20g，白术 15g，黄芩 15g，菟丝子 20g，桑寄生 25g，川断 15g，姜半夏 10g，陈皮 10g，甘草 10g。4 剂，水煎服。

2. 定期产检，病变随诊。

★ 按 语

不孕症是妇科常见疑难杂病，排卵障碍亦是女性不孕最常见的两大原因之一。排卵障碍包括功血、多囊卵巢综合征等无排卵疾病，亦有有排卵但排出之卵子质量低下或功能不足，难以精卵结合而成孕，或孕后发生胎停育及流产而致不孕。而崩漏相当于无排卵功血，出现周期紊乱、经量或多或少、经期长短不一等症状，月事不调故无子。

杨老治疗排卵障碍性不孕，常以中药人工周期治疗为主，调经恢复自主排卵以恢复生殖功能，正如《万氏妇人科》中指出"女子无子，多因经候不调……此调经为女子种子紧要也"。该患者为排卵障碍同时合并宫颈重度炎症，初诊正属经血非时而下，以"塞流"止血为主；二诊病情复发，未至经期又非时而下，且伴痛经，故急则治标，以膈下逐瘀汤为主加减；三、四诊时考虑患者月经紊乱严重，反复出血，故予黄体酮撤退出血，重建月经周期，同时配合中药引血下行，使胞宫内容物彻底清除，达到"药物刮宫"的目的，并予抗生素预防治疗子宫内膜炎等感染性疾患；五诊时为使月经周期规律以治疗宫颈炎症，予雌激素控制月经周期，同时给予中药人工周期滋补肝肾、养血调经，调理卵巢功能以助恢复排卵；七诊考虑患者子宫内膜增生厚度已达行经标准，查看 BBT 又无排卵迹象，若待自行来潮，恐其量多且难以自行停止，故再予黄体酮引经，同时予中药理气活血通经。患者经过中药调理 3 个月，月经恢复正常试孕，十一诊时确定已受孕，但病人有小腹胀痛，唯恐流产要求保胎治疗，故给予补肾养血、理气安胎治疗，经追踪患者足月分娩。

诊余漫话

《傅青主女科》治疗妇科急性出血性疾病的用药规律

杨老博览群书，在古代医家和古籍经典著作中，她尤其重视傅氏之观点。傅氏治疗带下、子宫异常出血等疾病经验颇丰，杨老对傅氏治疗妇科急性出血性疾病的用药规律总结如下。

妇科急性出血是临床常见症状之一，可概分为功能性和器质性两大类。《傅青主女科》将妇科急性出血分为血崩、妊娠下血、小产后下血不止及产后血崩等几个方面。在血崩中，除少妇血崩属妊娠下血以外，余皆指非妊娠期的子宫不正常出血。傅氏确立了固本止崩汤、加减当归补血汤、逐瘀止血汤及清海丸等6个方剂进行调治，论述较详尽。

妊娠下血有妊娠血崩胎坠及妊娠胎漏，傅氏以固气汤及助气补漏汤两个方剂进行治疗。小产及产后出血，傅氏分为行房小产，用固气填精；闪跌小产，用理气散瘀汤；大怒小产，用引产归血汤。对产后血崩有救败求生汤、生血止崩汤、补气解晕汤、独参汤、当归补血汤等共16方。杨老经常督促我们要熟读《傅青主女科》，依据傅氏对妇科急性出血性疾病的用药规律，指导我们临床诊疗要遵循如下原则。

1. 固本治崩在于补脾益肾

傅氏认为"经水出诸肾"。冲任之本，在于脾肾。脾肾气虚，冲任不固，故血崩大下。固冲任之本，当补脾肾。如固本止崩汤、引精止血汤、固气汤以及治疗产后血崩证的救败求生汤、补气解晕汤等均本此意而立方。

2. 疏肝解郁在于培土

肝藏血，主疏泄。肝郁化火生风，风阳妄动，血失所藏，疏泄于下，则血崩大下或淋沥不断。世人治疗肝郁，多用疏肝理气，芳香解郁，如逍遥散之类。傅氏认为疏肝解郁重在扶正育阴，培土植木。慎用或少用芳香升燥之品。

3. 逐瘀不忘益气养血

傅氏认为"瘀血作祟，并非血崩可出，尚不知解瘀而用补涩，则瘀血内攻，瘀无止时，反致新血不得生，旧血无由化"。治宜行血以祛瘀，活血以止痛。方用逐瘀止崩汤。对闪跌小产、血崩大下、血流紫块，昏晕欲绝者，用理气散瘀汤。

4. 清热泻火重在育阴培阳

子宫血海太热而不固，发为血崩，治宜清热泻火。傅氏用清海丸。清海丸虽为清子宫血海之热而设，但方中却重用熟地黄、黄芩、白芍，均量达一斤，以滋肾养阴。全方重在育阴以培阳，壮水以制火，达到补阴而无浮动之虑，缩血而无寒凉之苦。

综上所述，可以看出《傅青主女科》对妇科急性出血性疾病的治疗，重在培补脾肾，补益气血，因有血瘀、气滞、血热等，固在调冲固本的基础上少佐散瘀、理气、清热之品，以达"扶正祛邪"目的。用药以归、芍、术、芩为数最多，用量亦大，凡活血破血、行气散气之品，基本不用，或用量甚微。杨老总结的这一用药规律，对今天临床实践仍有其较高的指导意义及实用价值。

谈学习脉诊的体会

切诊为四诊之一，是中医诊断学的重要组成部分，诊脉又是切诊中的主要内容之一。杨老之师马志教授在临床诊疗中尤其重视切脉，认为脉诊是中医辨证论治中不可缺少的一环，是正确诊断疾病的主要手段，并在具体应用中有其独特心得。杨老早在1965年初学中医时就将马老切脉经验系统总结并应用于临床。

一、切脉指法

切脉指法有多种，马志教授临床常用者，是以单持、总按结合进行。

总按——即以三指同时按下，并以同等压力作用在脉管上，以浮中沉的法则来测定所属脏腑气血之虚实，邪正之盛衰，阴阳之消长等。

单持——由于肌肉的厚薄，骨头的凸凹，脉管走行深浅程度的不同，总按15菽之重已不适用于寸关部，因此而采用了单持法。所谓单持，即以食指或中指按寸、关、尺三部所属部位之不同，分别以3～6菽之重切寸，7～12菽之重切关，12～15菽之重切尺的法则，单独切取之。以期达到了解所属脏腑之病变情况的目的。

二、对于寸关尺定位及脏腑分配的应用

（一）寸关尺定位及脏腑分配

马志教授在前人的基础上，除以掌后高骨定为关，关前为寸，关后为尺的定位外，并主张以浮取为寸，沉取为尺，介于浮沉之间为关，并以轻重浮沉法分别脏腑。

浮——以3～6菽之重，候至皮脉而得者谓之浮。《难经》曰："心肺俱

浮"，故浮主心肺。其中 1～3 菽之重，与皮毛相得者，肺部也。若脉见浮而短涩为肺平脉。4～6 菽之重，与血脉相得者，心部也。若脉见洪而大散为心平脉。

中——以 7～9 菽之重，候至肌肉相得者，谓之中。中主脾胃。若脉见缓而大者为脾家平脉。

沉——以 10～12、3～15 菽之重，候至筋骨间而得者，谓之沉。《难经》曰："肝肾俱沉"，故沉主肝肾。其中 10～12 菽之重，与筋平者，肝部也。若脉见弦而长者，为肝平脉。13～15 菽之重，按之至骨，举指来疾者，肾部也。若脉见沉而濡滑，为肾平脉。

脏与腑同气，"数则为腑，迟则为脏""浮以候腑，沉以候脏"。古人以浮沉以别脏腑，以迟数二脉以别脏腑，故不另立六腑脉。

浮而短涩，洪而大散，缓而大，弦而长，沉而濡滑之五脏平脉，又非施以一种指压力而能同时出现既浮涩而短，或既洪大而散……之象，其中又有浮沉轻重之别。大体言之：15 菽之重，按之至骨为濡，举指至 13 菽之重，脉来滑疾者，为滑。故 13 至 15 菽合之始为肾之沉而濡滑。肾脉虽沉，但沉中又有浮沉，浮为阳，沉为阴，故 15 菽之重为沉属阴，13 菽之重为浮属阳，而 14 菽之重即为中。此即"沉中有浮，浮中有沉，阴中有阳，阳中有阴"之谓也。以此类推，则：

12 菽之重为弦，10 菽之重为长；

9 菽之重为缓，7 菽之重为大；

6 菽之重为洪大，4 菽之重为散；

3 菽之重为浮短，1 与 2 菽之重为浮涩。

由此可知 1～3 菽之浮而涩短，是来源于 4～6 菽之洪而大散，洪而大散来源于 7～9 菽之缓而大，缓而大来源于 10～12 菽之弦而长，弦而长却又来源于 13～15 菽之沉而濡滑，13～15 菽之沉而濡滑为脉之根本。《难经》曰："人之有尺，犹如树之有根。"

《医宗金鉴》亦云："命门属肾，生气之源，人无两尺，必死不痊。"故肾为脉之根，而肺、心、脾、肝、肾五脏，其气相通，有着相互为依、升降出入、迂回曲折的错综复杂联系（如下图所示）。正如《内经》云："五脏相通，移皆有次。"崔紫虚说："气如橐……血如波澜，血脉气息，上下循环……"

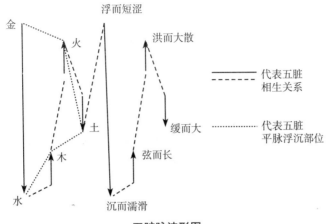

五脏脉波形图

（二）理论基础及临床应用

杨老指出，这种借用菽豆之数，来形象描述切脉时指力之轻重，并以皮脉肌筋骨五部分主肺心脾肝肾五脏之浮沉的切脉法，是从统一整体全面活动的观点出发，有其坚实的理论基础及较高的临床实用价值。

1. 理论基础

马志教授以浮取为寸，沉取为尺，介于浮沉之间为关，并以轻重浮沉法分别脏腑的切脉法，并非其凭空独创，而是有其理论依据的。

（1）寸关尺定位的理论依据　马院长以《难经·三难》为据，说明"尺寸终始一寸九分"非三个指头平行排列的脉管长度，而"阴得尺内一寸，阳得寸内九分"亦不是代表关前寸部之脉长九分，关后尺部脉长一寸的脉管长度，而是说明通过浮沉轻重的指压作用所反映脉搏振动幅度的强弱。具体来说，即浮取轻压所反映的脉搏振动幅度弱，沉取重压所反映的脉搏振动幅度强，弱的振动幅度相当于九分，强的振动幅度相当于一寸。而浮的九分，沉的一寸又应以肺肾为代表，即说要掌握浮的九分相当于3菽之重与皮毛相得者的"浮而涩短"的振动幅度，沉的一寸相当于15菽之重，按之至骨，举指来疾的振动幅度。因此，"尺寸终始一寸九分"是从浮而涩短及沉而濡滑的形象部位来衡量的一寸九分，并不是简单地代表脉管长度。又由于血管的走行是从上臂过肘至腕，而血液的流行亦是先尺次关后寸，因而引《难经·十四难》"上部有脉，下部无脉，其人当吐，不吐者死。上部无脉，下部有脉，虽困无能为害……"及《伤寒平脉法》中"寸脉下不至关为阳绝，尺脉上不至关为阴绝"二节说明扁鹊、仲景皆是以浮取为寸，沉取为尺，介于浮沉之间为关。盖"上部有脉，下部无脉"（或寸脉下不至关为阳绝）是浮取有脉，沉取无脉，脉来无根为阳气欲绝之象，故为死证不治。如兼有呕吐现象者，是邪实壅盛，中有阻隔，故通之即愈。反之"上部无脉，下部有脉"者，即沉取有脉，浮取无脉，脉有根本，人有元气，故虽症重病危，预后亦佳。如果不以浮中沉分寸关尺，而以掌后高骨为关，关前为寸，关后为尺的平行排列定位法来解释的话，那么"上部有脉，下部无脉"就应该是关前寸部有脉，而关后尺部无脉，这种远心端有脉，近心端反无脉者，在科学的理论上是不合乎逻辑的。因此，应以浮中沉分寸关尺，但可参合掌后高骨为关，关前为寸，关后为尺的平行排列定位法。

（2）脏腑分配的理论依据 马志教授在《难经》及《伤寒平脉法》的基础上以浮中沉分寸关尺，并以浮沉轻重法将五脏定位在五种不同的指压作用下，其理论依据是在"人与天地相应，日月相参""人身一小天地"的思想指导下，并以比物立象的方式而设的。

①"天人应一""人身一小天地"：人体内各部机能活动均体现了宇宙间自然现象的运动变化规律。因此，中医学中常以外在环境的变化来比拟人体内的各部机能活动。如《素问·五运行大论》曰："风寒在下，燥热在上，湿气在中，火游行其间……"即是以六气的运转规律与五脏五行的关系来说明人体内肝肾居下，心肺居上，脾胃居中，而少阳相火游行于三焦中。故体现在脉上亦应是沉候肝肾，浮候心肺，中候脾胃。

又如《素问·六元正纪大论》中有关四时之气运行规律的一段经文曰："帝曰：四时之气，至有早晏高下左右，其候何如？岐伯曰：行有逆顺，至有迟速，故太过者化先天，不及者化后天。帝曰：愿闻其行，何谓也？岐伯曰：春气西行，夏气北行，秋气东行，冬气南行；故春气始于下，秋气始于上，夏气始于中，冬气始于标；春气始于左，秋气始于右，冬气始于后，夏气始于前，此四时正化之常。"说明了春夏秋冬四气的运行方向是：春气西行，由东而起，经过南方的夏始至西方的秋；夏气北行，是由南而西而北；秋气东行，是由西而北而东；冬气南行，是由北而东而南，谓之"顺行"。

反之，即为逆行。这种四气的顺行方向，又是一元之气运行的四个阶段。

"春气始于下，夏气始于中，秋气始于上，冬气始于标"。"上下中标"是四气运行时的升降浮沉方向，用以描绘元气运行时的升降浮沉，犹如春规夏矩秋衡冬权（升散收藏）。

"春气始于左，秋气始于右，冬气始于后，夏气始于前"。"左右前后"为四季之起点，用以形象说明阴阳之终始及其运行的道路，春为阴中之阳，夏为阳中之阳，秋为阳中之阴，冬为阴中之阴，故前为阳，后为阴，左为阴中之阳，右为阳中之阴，"阴行至左时，阴即变为阴中之阳，阳行至右时，阳即变为阳中之阴"。故经曰："左右者，阴阳之道路也。"

这种大气的运转规律及升降浮沉法体现在脉上亦是如此。正如《素问·脉要精微论》曰："脉其四时动奈何？……岐伯曰：其与天运转大也。万物之外，六合之内，天地之变，阴阳之应，彼春之暖，为夏之暑，彼秋之忿，为冬之怒，四变之动脉与之上下，以春应中规，夏应中矩，秋应中衡，冬应中权。"

至于《素问·脉要精微论》中"尺内两旁则季胁也，尺外以候肾，尺里以候腹。中附上，左外以候肝，内以候膈，右外以候胃，内以候脾；上附上，右外以候肺，内以候胸中，左外以候心，内以候膻中……"一节，亦是说明脏腑的定位应为：

上——右外——肺……右内——胸中……3 菽

附——左外——心……左内——膻中……6 菽

上——右外——胃……右内——脾……9 菽

附——左外——肝……左内——膈……12 菽

中——尺外——肾……尺里——腹……15 菽

王叔和以左通心肝肾，右通肺脾命门，将五脏区分于左右两手。我们认为"左右"是指阴阳气血的运行道路而言，不是指的左右两手。而"内外"亦应在一条圆形的脉管上谈内外，五脏是从顷刻无间的宗气上划分的。所谓宗气又名大气、元气。《医宗金鉴》中给元气、宗气下一定义曰："元气者，太虚之气也，人得之则藏于肾，为先天之气，即所谓生气之源，肾间动气者也。生化于脾，为后天之气，即所谓水谷入胃，其精气行于脉中之荣气，其悍气行于脉外之卫气者是也。若夫合先后而言，即大气之积于胸中，司呼吸通内外，周流一身，顷刻无间之宗气者是也。总之，诸气随所在而得名，实一元气也。"故宗气（元气）资始于肾，资生于胃，积于胸中，存于气海，出于左乳下，为推动气血上下循环之基本动力。古人在作用反作用的定律上，以三指垂直的指压作用与脉管的反作用结合起来，以测定元气和宗气的正常与否。又用"中附上，上附上"把脉管分成5层，将五脏定位于3—6—9—12—15菽之重。其中15菽之重，按之至骨，举指濡滑者是尺是肾，是尺外。轻于15菽之重者是尺里主腹。而心肺却刚好相反，相当于3菽6菽之重为内，主胸中、膻中，轻于3菽6菽之重者为外，主肺心。故浮沉皆有外，上下皆有外，而脉管之里谓之"内"。

②效象形容，比拟动作：古人常以比物立象方式来形象描述机体各部的机能活动。体现在脉上亦是如此。如仲景《伤寒论·平脉法》云："……随时动作，效象形容，春弦秋浮冬沉夏洪……"即说外在环境、四时气候的变化对生物之发生发展各方面都起着不同的作用，因而亦表现了不同的反应。具体来说，又是以一棵树在四时气候的不同作用下，生长变化过程的各个不同阶段来比喻指下五种脉象的所见。如《素问·玉机真脏论》及《难经·十五难》中对四时脉象之形容，即以树之初生、旺盛、将衰3个阶段来形容肝木、心火、肺金之平脉所见，又以水凝如石来形容肾平脉象。其所以如此，是因树木盛受春气最早，且能因时变迁，自发自凋，不假人事，为植物中自然生命力最长者。所谓"水凝如石"是以冰结如石来形容冬脉虽沉，但触之濡滑。

人与天地相应，日月相参，人身即一小天地。而"弦洪毛石"之四时平脉能同时出现在一条脉管上正是人与天地相应，人是一小天地的具体体现。因此，我们认为四时平脉即五脏平脉，所不同者只是在某一季节里表现得更为突出一点而已。

四时平脉（春弦夏洪秋毛冬石四季脉迟缓）或五脏平脉（肝脉弦而长，心脉洪而大散，肺脉浮而短涩，肾脉沉而濡滑，脾脉缓而大）之所以呈现如此之象，并位于3、6、9、12、15菽之位者，正如前述是以一棵树的生长变化过程来比喻。具体来说，是以树之从根本到枝叶渐次上升来比喻；树之位于地下者为根，出于地面者为本（干），为枝，为叶。树之根为肾，象似肾之沉而濡滑，树之本（干）为肝，象似肝之弦而长，根与本同属树之下端，仅有地上地下之别，但在软硬程度上有所差别。故肝肾虽沉，但却有12菽与15菽之别及脉搏形象上的不同。本之上，枝之下，位于根本与枝叶之间者为中，象似脾之缓而大。故脾脉居中，近于枝叶，又近于根本。树木茂盛，垂枝布叶，皆下曲如钩，故曰钩，犹如平心脉象，洪大而散。当树叶脱落，露出枝梢，曰毛，犹如肺平脉象，浮而涩短。从四季的变化，亦体现了这五种脉象的定位，如心脉夏洪大而散，来盛去衰，来盛为洪，去衰即为过渡到长夏的演变过程。故这种从视觉过渡到触觉，以外在形象来比喻指下所见的切脉方法，是有现实意义的，是比较切于临床实用的。

2. 临床应用

马志教授认为脉管的内外活动就是人体一小天地的具体体现。通过诊脉即等于掌握了圆形宇宙的一个角落，太极的一个侧面。而临床更可以借助诊脉以测知脏气的太过不及，乘错移位，相侮相乘；阴阳气之升降浮沉以及邪正之消长，气血的盛衰等，从而指导治疗。马志教授就曾依据切脉诊治数例疑难杂症。举例如下：

（1）脏气的太过不及，相侮相乘

病例一：孟某，女，38岁，208医院住院病人。

主诉：咳嗽胸闷，间歇性发烧已八年，两手指皮肤变硬已年余，手足发凉，指节变形，屈伸受限，胃纳不香，精神郁闷不乐，常常惊骇恐惧，二便尚可。

查体：形体消瘦，神情淡怯，表情恬静，面色淡黄细腻，皮肉紧贴指骨，指端细瘦倾斜，手指厥冷，握之凉硬，不能伸直。声调低弱，语气连贯，未闻气少不续之音。

舌体不胖，舌质细腻，色红略深，于红中隐有瘀紫，舌苔不厚，略呈薄黄。

眼睑手指皮肤厚硬欠柔，用指提摄，干硬难起，其他皮肤亦欠柔和。

脉浮中取之微细短涩，重按如无。

诊断：硬皮症。

中医辨证：秋气太过，清燥当权，内伤营卫精血，外伤筋骨皮腠。

治疗：本《内经》"燥者润之，清者温之""燥淫所胜，平以苦温，佐以酸辛，以苦下之，以酸补之""金位之主，其泻以辛，其补以酸"意，治以辛温濡润之品，佐以苦甘。

方药：清燥救肺汤、一贯煎、当归四逆汤复方加减出入为治。

沙参9g，百合15g，柏子仁9g，生地黄9g，麦冬6g，桑叶18g，川贝6g，玉竹9g，当归9g，柏叶15g，丝瓜络12g，桑枝18g，龟板9g，茯神9g，枣仁15g，枸杞子9g，通草3g，细辛1.5g，桂枝3g，全蝎面1.8g。分二次冲服。

讨论：本例脉象浮中取之微细短涩，重按如无。如3菽之重浮而短涩，仍肺家本脉，今微细短涩见于浮中之位，系金中之阳不振，金中之阴太过，且心脾之阳亦被金中太过之阴所占据。阴阳失调，酿成太过之燥。由于秋金过敛，清燥当权，心营肺卫，皆被燥伤。按营出中焦，卫出下焦，营卫虽为上焦心肺所主，却又源于中下二焦。今燥气太过，不仅直伤心营肺卫，而且亦必伤及肺、脾、肾本脏。经曰："脾欲缓，肾欲坚，肺欲收。"今肺金清燥之气太过，对欲缓之脾收之太过，对欲坚之肾反显示收之不及。脾主肌肉，又主四肢，肾主藏精，又主于骨，故外证出现眼睑板硬，肢端枯细，指尖倾斜。又肺主皮毛。肺金凉清固敛太过，故皮腠紧贴，失于柔润，肢端清冷。

本例从"肺金过敛，清燥当权"之机予以治疗，约经半年余，症情大减，手指发凉发绀，不能伸屈已明显好转，胸闷咳嗽症状消失，皮肤僵硬亦变软（耳郭、口角、眼睑尤为明显），体重增加5kg，饮食睡眠好。后因工作调动，未及痊愈而出院。

病例二：任某，女，41岁。

主诉：咳嗽咳痰，气短，胸痛，头痛，全身筋骨酸痛已十数天，口干不喜饮，午后手足发烧，自汗，纳呆食少，二便睡眠尚可。

月经不调，周期超前，5～6天/20～25天，量少，色黑无块，现正潮三天未净。平时白带较多，质黏有味。结婚二十七年，正常生产四次，小孩七岁。

查体：形体较瘦，面色淡黄，两颧略有红晕。神态正常。舌质红，苔灰白根部薄黄微腻。脉浮取弦细数。

中医辨证：阴虚肝旺，乘土侮金，肃降失司，痰热壅郁而作咳。

治疗：清金肃肺，清化痰热之中，兼以镇肝潜阳。

方药：百合15g，川贝6g，枇杷叶9g，瓜蒌仁9g，冬瓜仁15g，陈皮

6g，紫菀 3g，黄芩 6g，竹茹 9g，玉竹 9g，石决明 15g。

讨论：本例脉象浮取弦细数。弦脉主肝，细主阴虚，数则为热。如沉取 12 菽之重，弦而长者，为肝家平脉，今弦脉不在 12 菽之位，而见于浮位，且兼见细数之象，显系肝阴不足，肝阳偏亢，阳亢化热生火，木夹子气乘土侮金；肃降无能，痰热壅郁而咳嗽之症作矣。

本例从上述治疗，连投数剂即愈。

（2）阴阳气之升降浮沉失调

病例一：朴某，男，36 岁。

主诉：失眠，不服安眠药则竟夜不眠。阳痿不举，健忘，口干喜饮，咳嗽，尿意频数，肠鸣便秘，食纳最近尚可。

查体：形体一般，面色晦暗，鼻准光泽，神态正常，喜于言谈。舌体较胖，苔黄褐灰白厚腻，分布不匀。脉沉取弦细涩滞。

诊断：神经衰弱。

中医辨证：阴虚阳陷，津液失运，痰热蕴结中宫，心肾不交，阴阳失和，故夜不入寐，阳陷于阴，郁遏不达，阳不用事，故阳痿不举。

治法：清化痰热之中兼以温养下元。

方药：温胆汤合二至丸加减。

竹茹 9g，天竺黄 9g，茯神 9g，枣仁 12g，川贝 9g，枇杷叶 9g，合欢 9g，柏子仁 9g，广陈皮 6g，桑叶 12g，玉竹 9g，枳壳 4.5g，姜半夏 6g，远志 4.5g，淫羊藿 6g，蛇床子 6g，沙苑 6g，巴戟肉 6g，女贞子 9g，旱莲草 9g，节菖蒲 3g，石斛 9g，生石决 15g，牡蛎 9g，龙齿 6g，枸杞子 9g。

讨论：本例脉象沉取弦细涩滞。弦长为肝家平脉，涩短为肺家平脉，若 3 菽之重浮而涩短，12 菽之重弦而长者，为正常现象。今弦细涩滞之象见于沉位，系肝郁脾弱，血少精伤。李时珍曰："细脉萦萦血气衰，诸般劳损七情乖，若非湿气侵腰肾，即是伤精汗泄来。"又曰："涩缘血少或伤精。"血少精伤，阳气不得振奋内陷于阴，津液失运，蕴而化痰生热，痰热纠结中宫，阻遏神气来归，心肾不交，阴阳不合，故致不寐等证发生。

本例从《内经》"虚则补之，实则泻之"之理以清热化痰治其中，温养下元治其下，中下同治，连服 40～50 剂，诸症消失，睡眠好，阳痿不举亦大有进步，脉来充实流利，细涩之象已不存在，厚腻舌苔亦化，仅留黄白薄

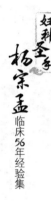

苔,因而停服汤药,改用丸药维持疗效。

病例二:王某,男,37岁。

主诉:失眠、头痛、眩晕已数十年。

自诉于1952年开始患神经衰弱,1958年以来加重,常感头痛眩晕,少寐多梦,1960年且伴发性神经衰弱,阳痿不举。

自1963年12月份开始症情尤重,常常竟夜不寐,服安眠药效果亦不显著,头痛剧烈,眩晕,两目干涩作痛,身疲无力,心烦焦躁,动则自汗出。食纳一般。大便稍溏,有时腹胀,排气较多,小便正常,色淡黄。

既往:1959年以来每于夏秋之际必患痢疾。

查体:形体一般,神态面色正常,白睛浅黄。舌体较胖舌边有浅痕,舌质边尖红赤,苔灰白略黄,薄而浊腻。脉弦大兼滑略数,浮中明显,鼓指外张,沉取无力。

诊断:神经衰弱。

中医辨证:肝肾阴虚,肝阳偏亢,阳亢化热生风,风热鼓动津液而生痰,痰凝液聚,神浮舍空,阴不潜阳,阳不入于阴,阴阳不相交合,故夜不入寐,寐则多梦,阴虚阳浮,阳不用事,故阳痿不举。

治法:化痰清热,镇肝潜阳,肃降肺胃。

方药:温胆汤合六一散加介类。

竹茹9g,天竺黄9g,橘红6g,枣仁9g,川贝6g,茯神9g,茵陈6g,枳壳6g,冬瓜仁15g,芦根15g,滑石15g,甘草1.5g,枇杷叶9g,桑叶12g,白芍9g,僵蚕3g,黄芩3g,生石决18g,牡蛎9g,竹叶1.5g。

讨论:本例脉象弦大兼滑略数,浮中按之明显有力,沉取无力,有外张之势。濡滑为肾之本脉,弦长为肝之本脉,缓大为脾之本脉,今弦大滑数之象见于浮中之位,按之有力,势呈外张。说明肝肾之阳张而不敛,鼓动津液聚湿成痰。又阳动则神浮,神浮则舍空,舍空则液聚,液聚则阻遏阳气来归,于是阳不入于阴,阴阳不相交,故夜不入寐。前阴为宗筋之会,所属于肝,今肝阳动于上,则相火弱于下,火弱则阳不用事,故有阳痿不举。此证因系阳气浮动外张,上多下少,与命门火衰之阳痿者,有所不同。

本例治法取《内经》"阳杀阴藏,泄春夏以补秋冬"之理,以镇肝潜阳,化痰清热,肃降肺胃,使不滋其阴则阴自旺,不振其阳,则阳自交。治疗约二月余，诸症消失，睡眠好，但有时不实。脉浮大之象已收敛恢复正常。惟阳痿未见好转，故改用丸药缓缓攻之。

病例三：彭某，男，34岁。

主诉：一周前因郁怒而致前胸胀闷，微感疼痛，呼吸不畅，睡眠不好，纳呆食少，小便色黄，大便正常。

查体：形体中等，神态面色正常，舌质红绛细腻，舌边有齿痕，舌苔黄而薄腻。脉弦大不数，浮中明显，沉按至筋骨则细濡如绝。

中医辨证：郁怒伤肝，肝郁气滞，气逆胸膈，气机痞塞。

治法：宽胸利气，清化痰热。

方药：仿小陷胸汤意加减出入。

瓜蒌9g，枳壳6g，枇杷叶12g，竹茹9g，天竺黄9g，苏梗6g，广皮6g，黄芩4.5g，茵陈6g，焦栀子4.5g，川贝4.5g，桑叶12g，石决明15g，竹叶4.5g，甘草6g。

讨论：本例脉象弦大不数，浮中明显，沉按至筋骨则细濡如绝，说明系气浮于上，气逆不降之征。经曰："怒则气上。"周学海亦云："浮沉以诊气之升降也，阳不能降，则脉见于浮，阴不能升，则脉见于沉……"本例因郁怒伤肝，肝旺乘土侮金，金土被制，肃降无能，加之素昔痰湿偏胜，郁气夹痰湿上逆胸膈，阻碍心肺阳气下降，气不得降，气机痞塞，故胸闷胀痛诸症发生。

本例从上述治疗后，数剂即愈。

病例四：高云清，女，35岁。

主诉：半月前流产中流血极多，经刮宫后血虽渐止，但腰痛腹痛不已。并感头晕目眩，惊悸怔忡，身倦乏力，动则自汗出，面红，手足发烧，午后尤甚，口干喜冷饮，胃纳一般，大便干燥如羊屎。五、六天一次，小便正常，睡眠尚好。

以往月经正常，婚后正常生产3次，流产3次。

查体：形体中等，神态正常，面色㿠白，素有雀斑，爪甲淡白。舌质淡红，苔灰白而薄。右脉浮取虚大兼数，左脉沉取略细无力。

中医辨证：产后失血，气随血耗，气血双虚，心肝失养。

治疗：初本《内经》"阳生阴长"意，投以大剂参芪类意在益气生血，但药后不效，后改用养血滋阴潜阳法，以补肾阴清肝阳方加介类。

女贞子9g，旱莲草9g，茯神9g，枣仁15g，沙参9g，麦冬6g，玉竹9g，石斛9g，肉苁蓉4.5g，火麻仁6g，生石决明15g，龙齿9g，炙甘草6g。

讨论：本例脉象为右脉浮取虚数，左脉沉取略细无力，此乃阳浮于上，阴虚于下之象。阴虚于下，阴不潜阳，致阳浮于上，故症见头晕目眩，惊悸怔忡，面红自汗等。初投益气之剂不效，后改用育阴潜阳法，数剂即愈，脉亦复常。

三、小结

1. 本文对临床习用的几种切脉方法、正常脉象及其理论机制作了概括介绍。

2. 通过上述所引证的病例，说明脏气的太过不及，相侮相乘，或阴阳气之升降失调，在脉的位置及形势上均体现了不同的变化。因此，临床借用诊脉可以测知脏腑气血之虚实，阴阳之消长，邪正之盛衰等，从而用以分析病机，指导治疗，效果多较满意。

3. 文中后一例，脉于浮位虽均见浮大之象，皆属气不得降，但却有因痰火、因郁怒、因血虚之不同等，因此治疗亦各异。

漫谈月经机制

月经是女性重要的生理现象之一，月经的正常与否是女性生理功能正常与否的外在表现。谈到月经的生理现象，杨老指出，从月经的名称、现象特点，都反映了月经是有规律的、周期性的子宫出血，是妇女性器官发育成熟后的一种生理特征。正如《景岳全书·妇人规》中所说："女体属阴，其气应月，月以三旬而一盈，经以三旬而一至，月月如期，经常不变，故谓之月经，又谓之月信。夫经者常也。"

月经产生的机理为何？月经为什么会表现为有规律的、周期性的来潮？对这些问题，中医学早在两千多年前的《内经》中就有所记载。《素问·上古天真论》云："女子七岁肾气盛，齿更发长；二七而天癸至，任脉通，太冲脉盛，月事以时下，故有子；三七肾气平均，故真牙生而长极；四七筋骨坚，发长极，身体盛壮；五七阳明脉衰，面始焦，发始堕；六七三阳脉衰于上，面皆焦，发始白；七七任脉虚，太冲脉衰少，天癸竭，地道不通，故形坏而无子也。"杨老说，认真解读这段经文可以看出，肾气的盛与衰，天癸的至与竭，冲任的通盛与虚损，与月经的来潮有着极为密切的关系。月经虽是由胞宫蓄藏和排出的，而胞宫却是在肾气、天癸、冲任的作用下才能行使其蓄藏精气、孕育胎儿和排出月经的功能。在谈到肾气、天癸、冲任与月经来潮的关系及月经来潮的规律性和周期性问题时，杨老的观点是：

1. 肾气、天癸、冲任与月经来潮的关系

（1）肾气　肾为先天之本，元气之根，藏精系胞，主髓化血，是人体生长、发育、生殖的根本，是其他各脏腑生理活动的本源。在女性生殖生理中起着极为重要的作用。

《素问·六节脏象论》说："肾者，主蛰，封藏之本，精之处也。"

《素问·上古天真论》中亦说："肾者主水，受五脏六腑之精而藏之。"故肾藏精，主藏先天之精和后天之精。先天之精，来于先天，禀于父母。

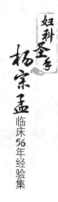

《灵枢·本神》云："故生之来，谓之精。"

《灵枢·经脉》更明确提出："人始生，先成精，精成而脑髓生，骨为干，脉为营，筋为刚，肉为墙，皮肤坚而毛发长……"

以上论述，均说明人的最初生成是从男女两精相结合的一个受精卵开始的，由此逐渐发育而形成一个人体——胎儿。这个精，即先天之精，当胎儿发育成熟，离开母体出生后，这种先天之精就成为促使机体各部发育、生长的动力和物质，名为肾气，即命门之火，亦叫肾间动气。赵献可的《医贯》中论及肾气（命门）的功能说："五脏之真，惟肾为根。"又说："命门无形之火，在两肾有形之中……命门为十二经之主，肾无此，则无以作强，而技巧不出矣；膀胱无此，则三焦之气不化，而水道不行矣；脾胃无此，则不能蒸腐水谷，而五味不出矣；肝胆无此，则将军无决断，而谋虑不出矣，大小肠无此，则变化不行，而二便闭矣；心无此，则神明昏，而万事不能应矣。正所谓主不明则十二官危也。"《景岳全书·命门余义》中对命门的功能亦概括为"命门为精血之海，为元气之根，五脏之阴气，非此不能滋，五脏之阳气，非此不能发"。由此可见肾气之重要。肾是人体生命活动的根本。《难经·三十九难》说："命门者，精神之所舍也，男子以藏精，女子以系胞，其气与肾通。"说明肾还主宰着人的精神活动，亦关系到男女的生殖功能。在女子一生从生长发育到衰老的全过程中，始终贯穿着肾气的作用，只有肾气盛，才能齿更发长，骨坚体壮，天癸至，任通冲盛，经调孕子；肾气衰则骨软体衰，天癸竭，经闭无子，故肾又为生殖之本。

后天之精，来于后天，由脾胃摄纳水谷精微所化生。但后天之精的化生，需靠先天之精的温养，而先天之精又需赖后天之精的补充供养，才能继续维持其活动。故有"先天生后天，后天养先天"之说。先后天互相滋生，彼此互为依存，不可分割，藏之于肾，总称为肾精。《内经》云："精化气，气生精。"肾精化生肾气，肾气资生肾精，精气互根，才能不断发挥其活动力，维持机体各部机能的正常，促使月经的正常来潮。

（2）天癸　从经文中可以看出，肾气盛而后天癸至，肾气衰而天癸亦竭。故天癸的"至"与"竭"全赖肾气的盛衰为转移。

天癸是什么？与月经来潮有何关系？马元台注解《内经》说："天癸者，阴精也。肾属水，癸亦属水，由先天之气蓄极而生，故谓阴精为天癸也。"

说明天癸是属水、属阴的一种物质，这种物质与月经来潮的关系，武之望在《济阴纲目·调经·论经主冲任二脉》一节中说："天谓天真之气，癸谓壬癸之水，故云天癸也。然冲为血海，任主胞胎，二脉流通，经血渐盈，应时而下，常以三旬一见，以象月盈则亏也。"对于这段论述，汪淇笺释曰："任脉主任一身之阴，血室太冲属阳明而为血之海，故谷气盛，则血海满而月事以时下。天真天一也，天一之气升而为壬，降而为癸。"阳生阴长，阳杀阴藏，由于阴阳的矛盾对立，共同作用于男女生殖器官，使男女在青春发育期以后，由于肾气盛，天癸至，在女子则导致任通冲盛，使月经规律来潮，在男子则有精气溢泻。此时，阴阳相合，便可有子。老年期以后，肾气衰，天癸竭，女子则因而绝经，男子则精少，体衰，生殖能力丧失。

天癸不仅关系到男女生殖生理的正常活动，而且还有关系到人体的生长发育和体质强弱这样一个重要的功能。正如《景岳全书·阴阳篇》所谈到的："元阴者，即无形之水，以长以立，天癸是也。强弱系之，故亦曰元精。"目前，有人认为天癸类似现代医学中的垂体、卵巢等所分泌的内分泌激素。我们知道，垂体所分泌的内分泌激素，与性腺有关的叫促性腺激素。促性腺激素却有 FSH 和 LH 两种既对立、又统一的物质，由于它们的对立统一，共同作用于卵巢，使卵巢中卵泡发育成熟、排卵、黄体形成和成熟。同时分泌雌激素和孕激素这样两种既对立又统一的性激素，又由于雌孕激素共同作用于子宫，使子宫内膜发生了修复再生、增殖、分泌、退化、脱落等周期性的变化，从而导致月经周期性的来潮。早在数千年前的中医学就已经认识到这样一个问题，这是非常难能可贵的。

（3）冲任　冲任二脉为奇经八脉之一。《灵枢·五音五味》云："冲脉、任脉皆起于胞中，上循背里，为经络之海。"陈良甫在《妇人良方》中论及冲任二脉之功能时说："冲为血海，任主胞胎，二脉流通，经血渐盈，应时而下。"说明冲任二脉与女性生殖功能有直接联系，是使月经、胎孕等正常的重要因素。但冲任二脉的功能又须在肾气全盛的基础上才能实现，正如王冰说："冲脉、任脉皆奇经脉也，肾气全盛，冲任流通，经血渐盈，应时而下。冲为血海，任主胞胎，二者相资，故能有子。"这就充分说明了肾对冲任的作用。只有肾气盛，天癸至，才能促使冲任通盛，精血旺盛，下注胞宫，月经才能应时而下。

以上论述了肾气、天癸、冲任在月经产生机理中的作用。但月经为什么会有规律地、周期性地来潮呢？下面谈谈第二个问题。

2. 月经来潮的规律性和周期性

月经所以表现有规律地、周期性来潮，现代医学认为主要是由于下丘脑－垂体－卵巢轴之间的相互依存、相互制约、协调统一的结果，当然，下丘脑－垂体－卵巢轴的活动又是在大脑皮层控制下进行的，亦受外界环境、精神情绪、全身健康状态以及其他内分泌腺功能活动等因素的影响。

中医学认为女子一生的发育过程可以归纳为下列两种情况：

肾气盛→天癸至→任通冲盛→经调、孕子。

肾气衰→天癸竭→任虚冲少→经绝、无子。

故肾气－天癸－冲任间亦构成了一个轴，相当于现代医学中的丘脑－垂体－卵巢轴。丘脑－垂体－卵巢轴以反馈、负反馈的相互依存、相互制约关系成为性周期调节的核心，而肾气－天癸－冲任轴则以肾中的阴阳消长盈亏、生克制化关系，成为其间的调节核心。《素问·玉机真脏论》说："五脏受气于其所生，传之于其所胜，气舍于其所生，死于其所不胜……"又说："肝受气于心，传之于脾，气舍于肾，至肺而死。心受气于脾，传之于肺，气舍于肝，至肾而死。脾受气于肺，传之于肾，气舍于心，至肝而死。肺受气于肾，传之于肝，气舍于脾，至心而死。肾受气于肝，传之于心，气舍于肺，至脾而死……"这里提到的受、传、舍、死的"死"字，不是死亡的死，而是终了的意思。从这段经文中充分看出五脏之气互蕴，五脏中每脏均包含着其他四脏之气，并以生我、我生、克我、我克及我五个方面的阴阳消长盈亏、生克制化规律相互联系。以肾为例，肝有肾，心有肾，脾有肾，肺有肾，肾有肾，心肝脾肺肾五脏却都有肾，而肾中亦存在心肝脾肺肾五脏之气，具木火土金水五行的生克制化规律。正如张景岳在《景岳全书·妇人规》中所谈到的"五脏五气无不相涉，故五脏中皆有神气、皆有肺气、皆有肾气、皆有胃气、皆有肝气，而其中之或此或彼，为利为害，各有互相依伏之妙……"由于肾中存在着"我中有你，你中有我"，在彼此互相依存，相互制约的或此或彼，或多或少的不平衡状态下维持着的动态平衡关系，使肾中阴阳气血的生生化化，不断地体现着"亢则害，承乃制，制则生化，外列盛衰……"的生克制化活动规律。这里谈到的"外列盛衰"的"衰"字，不是病理现象，是在生理活动中存在生得太过不及。而"承乃制"的"承"字，很像哲学语言里的"中介"。它和对立双方交叉在一起，组成丰富、复杂的矛盾整体。就"承"的本身意义来说，在不同的时间、空间，存在着大小、轻重、长短、隐显等等情况之不同。例如一部机器，其内部构造之各类部件，同样有大小、轻重、厚薄、粗细等等之各不相同。人体胜似一部高度精密而复杂的机器，因此，其承制关系更是多样而复杂，并且在不同的时间、空间表现了各种不同的形式。例如心脏的活动，每分钟即完成了60～80个"生长壮老已"的心动周期；肺脏每分钟亦可完成16个"生长壮老已"的呼吸活动；而肾的阴阳消长盈亏、生克制化规律，却不断地表现出如月廓空、月廓满的周期性变化。《素问·八正神明论》说："月始生则血气始精，卫气始行，月廓满则血气实，肌肉坚；月廓空，则肌肉减，经络虚，卫气去，形独居……"由此作用于天癸、冲任，进而影响胞宫，使胞宫蓄藏之精气亦不断地表现了月廓空、月廓满的周期性变化，不断地进行着"生长壮老已"的规律性活动，从而使月经表现出有规律性地"三旬一见"，以象"月盈则亏也"的周期性来潮。当然，在这一个月经周期"生长老壮已"的过程中，又蕴育着数亿万次不同质和量的"生长壮老已"的活动变化，才能使其得以顺利地进行。这种微妙的"消长盈亏，生克制化，亢害承制"关系，古人常用一个"神"字来进行高度概括，所谓"神转不回"。"神"不是鬼神而是言其微妙之机。

月经正是在肾和肾与天癸、冲任以及胞宫间这种微妙而复杂的造化之机中产生，并表现了有规律、周期性地来潮。

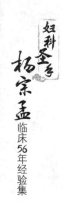

中药治疗功能性子宫出血的初步小结

功能性子宫出血（以下简称功血）是妇科临床常见的一种疾病，严重威胁着妇女的身体健康。杨老擅长治疗功血，1978年参加全国功血科研协作组，对功血病人开始进行临床观察，收效满意。

一、材料

1. 材料来源

本组病例均系能在本院妇科门诊（或病房）接受较长期观察治疗者，并经外院或本院妇科检查确诊为功血的病人共20例，按年龄划分为三组：青春期、育龄期、更年期。

2. 一般情况

（1）年龄

表1　年龄的分布

青春期（18岁内）	育龄期（19～44岁）	更年期（45岁以上）
5人	13人	2人

本组病例的年龄分布，最小年龄14岁，最大年龄50岁，其中以育龄期最多，13例，占全部病例的65%。育龄期年龄由19～44岁的年龄跨度比月经初潮到18岁和45岁到绝经期大，故说明问题困难。

（2）婚姻与妊娠

表2　婚姻与妊娠

已婚	未婚	经产	不育
8人	12人	6人	2人

本组病例，未婚妇女12例（占60%），已婚8例中，6例为经产妇女。可见本病发生与胎产有关，其中有一例曾生育10次。一般均在两次以上，符合中医"产多乳众，冲任损"。冲任损伤易致本病发生的理论。

（3）发病诱因

表3					发病诱因					单位：例
婚否	精神刺激	劳累	着凉	环境改变	产后	经产	内分泌治疗	不明	带环后	合计
未	2	6						4		12
已	1							6	1	8
合计	3	6						10	1	20

本组病例的发病诱因，除10例未问出明显原因外，余皆因精神刺激或劳累太过而诱发。在10例不明者中，有5例为原发性月经不调，而因劳累太过而诱发者中有一例曾有原发性月经不调病史，亦符合中医"冲任未充或冲任损伤"的观点。

二、方法

本组病例均按全国功血科研协作组要求，采用中西医结合的方法进行诊断和治疗。

1. 中医辨证分型与治疗

根据临床症状，结合脉、舌大致分为两型。

（1）肝肾阴虚型

主证：阴道流血量多，或淋沥不断，血色鲜红或紫红，质稠有块，腰酸腿软，头晕耳鸣，五心烦热，或有盗汗，口干喜冷饮，舌质红或舌边尖红，无苔或薄黄，脉细数。

治法：滋养肝肾，凉血止血。

方药：

出血阶段，用功血Ⅰ号止血方。

女贞子50g，旱莲草50g，生地榆50g，炙军炭10g。水煎服。

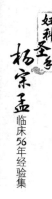

调整周期：用调周Ⅰ号丸。

生地黄25g，山药15g，茯苓15g，菟丝子30g，女贞子25g，枸杞子15g，炙甘草9g。制成丸剂，每丸重9g，日三次，每次2丸。

（2）脾肾气虚型

主证：阴道流血量多，或淋沥不断，色淡红，质稀无块，面色㿠白，形寒肢冷，气短懒言，腰酸肢软，或腰痛如折，面浮肢肿，或小便清长，或大便溏泻，舌体胖嫩，有齿痕，舌质淡，苔薄白，脉沉细或虚数。

治法：温补脾肾，益气止血。

方药：

出血阶段，用功血Ⅱ号止血方。

补骨脂50g，赤石脂20g，生白术20g，黄芪50g。水煎服。

调整周期：用调周Ⅱ号丸。

补骨脂25g，仙灵脾25g，菟丝子25g，白术15g，熟地黄15g，党参15g，枸杞子15g。制成丸剂，每丸重9g，日三次，每次2丸。

（3）兼证处理

①兼血瘀

主证：经血量多，或淋沥不断，色暗或有瘀块，或少腹疼痛拒按，块下痛缓，舌质红或舌边尖红，无苔或薄黄，脉细数。

治法：滋养肝肾，凉血止血。

方药：

出血量多时，主方加丹参30g、坤草30g、蒲黄9g。

出血量少，或淋沥不止者，主方加丹参15g、赤芍15g、桃仁9g、香附9g。

热瘀者，加丹皮9g。

寒瘀者，加肉桂5～10g。

②兼气郁

主证：精神抑郁，经前胸胁、乳房胀痛。

治法：兼疏肝理气。

方药：主方加柴胡6g、香附9g、白芍15～20g。

③兼湿热

主证：面色垢黄，平时带下量多，色黄且有腥臭味，舌苔黄腻。

治法：兼除湿清热。

方药：主方加茵陈 15g、薏苡仁 15g、土茯苓 50g、鸡冠花 15g、马齿苋 50g。

2. 阴道细胞学检查

已婚妇女于阴道上 1/3 两侧穹隆部，未婚妇女用棉签于阴道下 2/3 两侧阴道壁获得分泌物涂片，经用绍氏法染色后，按天津医学院《阴道细胞学图谱》的分类标准进行计数分类。本组病例均经涂片检查，每周二次，至少观察一个月经周期，个别长期随诊病例甚至长达一年以上（一年以上者未统计在本组病例中）。

3. 宫颈黏液结晶检查

对已婚妇女于阴道脱落细胞涂片的同时采取宫颈黏液进行观察。

4. 基础体温测定

本组病例均进行了基础体温的测定，于每日清晨醒后用口腔测定法进行观察。

5. 女性激素测定

对个别病例进行了女性激素的测定。孕二酮用化学发光免疫分析技术，雌激素用 Brown 法，收集 24 小时尿液，每周一次，或每隔三天进行一次生化测定。

6. 17- 羟皮质类固醇与 17- 酮类固醇测定

在测定女性激素的同时，曾测定尿中 17- 羟皮质类固醇与 17- 酮类固醇的排量，前者系根据《天津医药》1974 年 8 期所报道之方法，后者系根据福建省医院《最新生化检验法》中之方法。

以上二项测定均在吉林医大二院妇产科实验室进行，并经该实验室加以改进。

7. 宫内膜活体组织检查

部分病人进行了诊断性刮宫，取宫内膜活体组织检查。

三、结果

1. 三组中西医分型对比

表4　　　　　　　　20例病例分型　　　　　　　　单位：例

分型	无排卵		有排卵		合计
	肝肾阴虚	脾肾气虚	肝肾阴虚	脾肾气虚	
青春期	3	1	1		5
育龄期	8	4	1		13
更年期		1	1		2
共计	11	6	3		20

本组20例中，以无排卵型占绝大多数，17例，占全部病例的85%。从中医辨证分型，又以肝肾阴虚者为多见。

2. 止血情况

（1）止血标准

显效：服药后，在7天以内血止，出血量中等者（以一次月经量用纸一包计算）。

有效：服药后，出血不超过10天，或出血量不超过常量二倍者。

无效：服药后，出血超过10天以上，或出血量超过常量二倍以上。

（2）止血效果　见表5。

表5　　　　　　　　止血疗效

中医分型	年龄	无排卵型			有排卵型			总计
		显效	有效	无效	显效	有效	无效	
脾肾气虚	青春期	2	2					4
	育龄期	6	5	3				14
	更年期		2					2

续表

中医分型	年龄	无排卵型			有排卵型			总计
		显效	有效	无效	显效	有效	无效	
肝肾阴虚	青春期	6	7	2	1	3	1	20
	育龄期	12	12	3	2	2		31
	更年期						2	2
合 计		26	28	8	3	5	3	73

本组病例共观察了73个月经周期（其中有6例于第一周期来诊时，已无阴道流血情况，故未计算在内，实际观察数应为79个月经周期），其中显效者29周次，有效者32周次，总有效率83.6%。

3. 周期恢复情况

月经周期恢复正常标准：

（1）无排卵型功血，周期达23～40天者为正常；不及23天者为周期超前；超过40天以上者为周期错后，有排卵型功血，周期规律，或达25天以上者，为正常。

（2）周期恢复情况，见表6。

表6　　　　　　　　　　月经周期恢复情况

中医分型	年龄	无排卵型			有排卵型			总计
		超前	错后	正常	超前	错后	正常	
脾肾气虚	青春期		3	1				4
	育龄期	1	2	10				13
	更年期	1		1				2
肝肾阴虚	青春期		6	7		1	3	17
	育龄期	4	7	9		1	2	23
	更年期						3	3
合 计		6	18	28		2	8	62

本组病例共观察了62个周期（其中有17个周期血止后即不再来诊，故未计算在内），其中有36周次恢复了正常周期，约占80%。同时可以看出随着诊疗时间的延长，正常周期的恢复明显增加，并且以育龄期最好，而中医

辨证分型与正常周期恢复之间无明显差异。

4. 卵巢功能恢复情况

（1）基础体温

表7　　　　　　　　　　　静息体组基础体温

中医分型	年龄	无排卵型			有排卵型			总计
		不规律	单相	双相	不规律	单相	双相	
脾肾气虚	青春期	1	3					4
	育龄期	3	6	4				13
	更年期	2			1			3
肝肾阴虚	青春期	13	9	1			3	26
	育龄期	6	5				1	12
	更年期							
合　计		25	23	5	1		4	58

本组20例，共观察58个周期（与月经周期不符原因，是部分病人未测体温），其中无排卵型功血恢复了双相型体温者5周次，占无排卵型功血53周次之9.4%。有排卵型功血2例，来诊时基础体温虽呈双相，但为梯形上升，可能因黄体功能不足所致。其中1例属青春期功血，经治疗三个周期后即显示正常双相型体温；1例为育龄期功血，经治疗一个周期便恢复了正常。

（2）阴道脱落细胞涂片

表8　　　　　　　　　　　阴道细胞涂片

中医分型	年龄	无排卵型			有排卵型			总计
		正常	偏低	偏高	正常	偏低	偏高	
脾肾气虚	青春期	2	1					3
	育龄期	3	1	3				7
	更年期					2		2

续表

中医分型	年龄	无排卵型			有排卵型			总计
		正常	偏低	偏高	正常	偏低	偏高	
肝肾阴虚	青春期	3	7	3	1		3	17
	育龄期		7	7	1	1	1	17
	更年期						1	1
合　计		8	16	13	2	1	7	47

本组病例共涂片331次，47个周期，其中成熟指数曲线正常者仅10周次，占47周期的21.3%。

（3）宫颈黏液结晶　对已婚妇女8人，有6人于阴道涂片的同时取宫颈黏液进行了测定，测定结果与涂片中所反映的雌激素水平基本吻合。当涂片表现雌激素水平高度或中度影响时，宫颈黏液结晶多为Ⅰ型或Ⅱ型的羊齿状植物样结晶，如涂片表现为雌激素水平轻度影响或低落时，宫颈黏液常不易取出，镜下所呈现不典型结晶象或是一些上皮细胞及黏液丝等。

（4）宫内膜活检　我们对已婚妇女4例及曾在他院已经做过宫内膜活检的未婚妇女2例进行了宫内膜活检。结果是：1例为宫内膜高度不典型增生，1例为宫内膜息肉，1例为宫内膜轻度增生，1例为分泌期宫内膜，余2例皆为宫内膜增生过长。经治疗后，其中宫内膜息肉者，于第四周期月经来潮的第一天再次诊刮活检已恢复分泌期宫内膜象。余者未予复查。

（5）内分泌测定　本组20例中有2例曾进行了1～2个周期的女性激素生化测定，其中1例为雌激素水平偏高，1例为雌激素水平偏低。经治疗后，1例已痊愈并受孕（雌激素水平偏高者），1例虽尚未痊愈，但亦有不同程度的好转。

此2例尚做了17-羟皮质类固醇与17-酮类固醇的测定，因测定次数少，尚难说明问题。

本组病例，从上述各项检查中，初步看出，中药治疗对卵巢功能的恢复，促进排卵方面，尚不能令人满意。20例中无排卵型17例，其中1例于第四周期受孕，1例于第四周期诊刮病检为分泌期宫内膜，证明卵巢功能已恢复外，余者均未恢复排卵功能，尤其对卵巢功能低下，雌激素水平偏低者，效

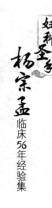

果更差。因此，如何提高卵巢功能，促进排卵，尚待今后继续努力。初步印象对有排卵型功血病例，效果似较满意，但例数太少，做结论还是困难的。

5. 贫血纠正情况

表9　　　　　　　　　贫血纠正情况　　　　　　　　　单位：例

血红蛋白水平		5g/L	6～11g/L	11.5g以上/L	合计
治疗前		1	15	3	19
治疗后	15天内		5	2	7
	16～30天		7	2	9
	31～60天		6	5	11
	61天以上		2	5	7

表10　　　　　　　　　红细胞治疗前后对比　　　　　　　　　单位：例

红细胞水平		2×10^{12}/L以内	$(2\sim3.5)\times10^{12}$/L	3.6×10^{12}/L以上	合计
治疗前		1	13	4	18
治疗后	15天内		4	3	7
	16～30天		5	4	9
	31～60天		4	8	12
	61天以上			5	5

本组病例，除一例未做化验检查外，其余19例中有16例治疗前血象显示不同程度的贫血状态。其中仅一例于入院当时因血红蛋白3.5g/L，红细胞1.3×10^{12}/L，予以输血600mL者外，其余病例均未作输血处理，但经中药治疗后，在短期内均有不同程度的好转。其中部分病例因血红蛋白正常，化验室即不予检查红细胞（故2项化验人数不符），其中值得提出的是例三朴名声，入院当时血红蛋白5.5g/L、红细胞2.1×10^{12}/L，经中药治疗仅两周时间，血红蛋白即上升一倍，达11.0g/L，红细胞3.6×10^{12}/L。一个月后，血红蛋白即上升到12g/L，红细胞4.35×10^{12}/L，完全恢复了正常血象。

四、讨论

1. 发病机制的探讨

功血的发病机制是一个复杂的问题。目前大多数学者认为此病为全身性疾病，由于神经体液失调而引起生殖器官功能失调。如因内外环境的改变，或精神刺激等，使大脑皮质功能紊乱，植物性神经系统功能失调，皮质下中枢丘脑、垂体与卵巢之间失去平衡与协调，或子宫内膜对激素的反应性不良，以及其他内分泌激素的影响等都可导致本病发生。

中医学根据其出血的性状而把它归属于"崩漏"的范畴。其发病机制，历代各家学说不一，近代以肾的阴阳失调为发病的原始动因。我们认为是合理的。从本组病例分析，在发病诱因中看出本病为冲任未充或冲任损伤所致。而导致冲任发病的机理与肝脾肾三脏机能失调有关，其中尤以"肾"为主。《素问·上古天真论》说："女子七岁肾气盛，齿更发长；二七而天癸至，任脉通，太冲脉盛，月事以时下，故有子。……七七任脉虚，太冲脉衰少，天癸竭，地道不通，故形坏而无子也。"说明女子月经来潮及孕育机能全在肾气充盛，肾精充足。肾气为肾精所化生（《素问·阴阳应象大论》云："精化为气"），故其根本在肾精充盛。如先天肾精不足；或妇女年过四十，肾精亏损（《素问·阴阳应象大论》云：年四十而阴气自半也，起居衰矣）；或因劳累太过，精神刺激等，损伤肝脾肾，脾虚则化源不足，肝郁则化火生风，肾虚则精亏血少。肝肾阴虚，精血不足，风阳内动，相火妄动，风火相扇，疏泄于下，热迫血海即所谓"风动、木摇、火燃、水沸"，于是血下如崩，或淋沥不净。故功血临床以肝肾阴虚者为多见，本组病例亦以肝肾阴虚居多。这正是《内经》所谓"阴虚阳搏谓之崩"的发病机理。

但肝肾阴虚并非永恒不变，当血下量多，或日久不止，因血脱气陷，阳气郁遏内闭，即可转为脾肾气虚。血止之后，因耗伤之阴血不能速生，阳气失于维系、潜藏，内动外浮，又复转为肝肾阴虚。同样，证本属脾肾气虚，亦常因流血之后，转为肝肾阴虚。正如《景岳全书》中所示："阴阳原同一气，火为水之主，水为火之源，水火原不相离"，即所谓"阴阳互相转化"的道理。

2. 治疗原则和疗效分析探讨

关于本病的治疗原则，本《内经》"调其阴阳，以平为期"的理论，在出血阶段，由于血脱气陷，阳气郁遏内闭，血脱者当益气，阳气下陷，郁遏内闭，亦当益气助阳，以治其标。因此，在止血方面，我们都采用了全国功血科研协作组的功血Ⅱ号止血方，以益气固脱，温肾助阳。通过临床观察，初步感到此方的止血效果较好。究其原因，根据近代对中药的研究，可能是此类药物振奋了全身机能，增强了机体的能量代谢，同时通过对下丘脑－垂体的调节机制而增强了卵巢功能，从而改善了子宫内膜的机能状况而达到了止血目的。是否如此尚待今后进一步研究探讨。血止之后，因其病之本在肝肾阴虚，故如继用此方，则鼓动阳气内动外浮，又复出现阴虚内热征象。本组病例曾有两例经历过这样的教训。因此，血止之后，在调整恢复正常月经周期方面，多采用了功血Ⅰ号调周丸方以治其本。通过临床观察，初步感到亦有一定效果。但尚有部分无排卵型功血，雌激素水平偏低者，仍然周期后延，不能按期来潮，最后需辅以西药黄体酮，诱发月经来潮。因此，如何提高雌激素水平，促进排卵，尚待今后继续努力。

复习中医学文献。《素问·痿论》说："悲哀太甚，则胞络绝，胞络绝，则阳气内动，发则心下崩，数溲血也。"《素问·评热论》说："月事不来者，胞脉闭也，胞脉者属心，而络于胞中，今气上迫肺，心气不得下通，故月事不来也。"从这两段经文中正说明了功血发病对立的两个方面。前者为功血流血的病机，后者由于心气不得下通，胞中阳气不足，肾精不得施化，胞脉闭塞，又致经闭不行。从功血的临床表现，非出血不止，即止血而不来，而出血或停经的时间长短，则因人而异。因此，我们设想对此类功血病例，在调整月经周期、恢复排卵方面，是否可分两步进行。当血止之后，予滋养肝肾，壮水制火，以控制再次出血；当月经届期未至，则予温肾益气，兼活血行瘀，以导火下行，因势利导，促使月经来潮。是否有效，有待今后观察印证。

另外，通过观察，发现中药治疗，不仅在止血、恢复月经周期方面，有初步疗效，在恢复全身机能，纠正贫血方面，亦具有一定效果。

总之，中医治疗是从整体观念出发，是在调整全身机能的基础上，而反映了某一个局部的疗效，并不是单纯作用在某一个局部，所以，治疗的效果是全面的。

清补化瘀皆治崩

杨宗孟教授从事中医临床56年，积累了丰富的临诊经验。治疗崩漏，是杨老的专长之一。不论是急则治标、缓则治本，或中药人工周期调理，都获得满意的临床疗效。其弟子陈丽文教授将杨老治疗崩漏的经验总结为"十法调治"；凌霞教授将杨老治崩经验中药调理总结为"补虚清热祛瘀、止血调经""血止之后，调周为重"两个部分，都充分反映了杨老的治崩经验。但杨老用一句"清补化瘀皆治崩"概括全面。在临证时杨老喜用清肝补肾、益气升阳及活血化瘀等法治疗崩漏，每获良效。

1. 清肝必补肾，水足火易清

清肝补肾法主要用于肝郁肾虚型崩漏。此类崩漏多先有将息失宜，起居失节，或情志不遂，抑郁不伸，引动包络阳气内动，耗损心营肾水，以致心肾阴虚，不能镇守包络命门之火，导致肝郁肾虚。肝郁化热，疏泄于下，肾阴不足，封藏失职，热迫血海，损伤冲任，而为崩漏。治当清肝补肾，滋水涵木，方用调经汤（杨老创立）。调经汤乃从二至丸、固经丸、惜红煎、四生丸等方化裁而来。方中重用女贞子、旱莲草、生地黄、山药、侧柏叶等滋肾养阴，封藏肾精；白芍、乌梅等酸敛肝阴；黄芩、地榆炭等苦寒清泄肝火。针对肝郁疏泄于下，少佐以荆芥穗炭或桑叶等以生发肝阳，发散郁火。方中虽不止血而血自止。火清水足则肝自疏、病自瘥。杨老曾治疗一王姓女患者，34岁，因分娩后将息失宜，情志抑郁致月经不调，经来超前，约18～20天一行，经来第1～2天量多，之后量少淋沥，持续10天或半月始净，血色红有块，块色紫黑，伴少腹胀痛，头晕目眩，纳少，夜寐欠佳，形体较瘦，两颧潮红，唇红如朱，舌质红，苔薄黄，舌尖及根部无苔，脉中沉取弦细而数。证属心营肾水不足，木郁不达，郁而化热，疏泄于下，致月经超前，经来淋沥不尽，投以调经汤加味。女贞子50g，旱莲草25g，生地黄25g，山药25g，侧柏叶20g，白芍25g，乌梅15g，黄芩15g，地榆炭50g，荆芥穗炭15g，甘草10g，麦冬25g，五味子15g。投药2剂即血止，继用3～4个月而痊愈。

2. 治崩重奇经，止崩须益气

崩漏的又一重要病因病机为脾肾气虚。如素本劳倦伤脾，或思虑饥饱伤脾，或肝肾阴虚日久不愈，血下量多，因血脱气陷，阳气郁遏内闭，又可转为脾肾气虚。气虚不摄，则血走如崩，此时又当益气升阳，大补奇经，以大剂参芪益气健脾，固脱止血，以补中益气汤为基本方，用以益气升提，加熟地黄、山药、白芍配当归以养血滋阴、固护阴精，更增入大剂血肉有情之品，如阿胶、鹿角胶、龟板胶，以大补奇经，固冲任，或少佐以棕榈炭、艾炭、龙骨、牡蛎等固涩止血，以达益气固脱、升阳举陷、固涩冲任之效。用之得当，疗效确切。如治徐某，女，47岁，师大教员，1972年10月10日初诊。该患者因"文革"中受惊，精神抑郁不伸，加之逾期流产后刮宫损伤冲任，致经血不调已年余，或血崩大下，或淋沥不断，血色浅淡，质稀无块，每次经期用纸在30包左右，必住院输血。此次就诊时经来已20多天未净，初时量多如注，继而量少淋沥，伴小腹胀坠，腰部酸痛，心悸怔忡，气短无力，面浮肢肿，纳少寐差，大便干结，4～5日一行，小便清长，面色㿠白，形体肥胖，倦怠懒言，舌淡，脉虚等一派脾虚气陷见证，故治以益气健脾，固涩冲任，投以补中益气汤加味。黄芪30g，赤参10g，白术25g，升麻7.5g，柴胡10g，陈皮15g，荆芥穗炭20g，阿胶15g，鹿角胶15g，龟板胶15g，乌梅炭15g，桑叶15g，甘草10g。2剂血少，3剂血止。继用此方随症加减，坚持服用约10个月，经量逐渐减少而至正常，诸症悉除而痊愈。

3. 凉营兼祛瘀，止崩当活血

崩漏虽为出血性月经病，其出血期也并非均需固涩止血。如素有停瘀，或经期、产后余血未尽，又感外邪，余血停滞，结而成瘀，瘀久化热，瘀热互结，阻滞胞络，血不循经，相搏而下，而致崩中漏下者，当本《内经》"通因通用"之法，予活血祛瘀，凉营清热，方用生地大黄汤加味。生地大黄汤首见于《千金翼方》卷十八吐血第四中，载为"吐血百治不瘥，疗十十瘥，神验不传方"。药仅地黄汁、生大黄末二味，但药简意深，配伍精当。地黄甘寒育阴，凭凉营以止血；大黄苦寒直折，藉涤荡以祛瘀。地黄补其虚，大黄泻其实，地黄守而不走，大黄走而不守，两者配用，则动静结合，开阖相济，且补且泻，亦填亦削。地黄得大黄，则养阴而不腻滞，止血而无留瘀之弊。大黄得地黄，则清泄而不伤阴，逐瘀而少耗血之虑。相反而实相成，乃本方之特色。在此方基础上，增入佛手散、失笑散及四乌贼骨一藘茹丸等，用治瘀血未净，瘀热互结之血崩证，屡屡获效。尤对产后或流产后，胎物未净，致血崩大下或淋沥不净，血色紫红或鲜红有块，腹痛拒按，烦热或潮热，大便干结，小便短黄，脉数，舌红或绛，舌边尖有瘀点或青紫者更佳。如治疗李某，女，36岁，1986年7月1日初诊。不全流产刮宫术后10天仍流血不尽，量反增多，色鲜有块，伴小腹胀痛灼热拒按，块下后痛稍减，腰部酸痛，烦热自汗，口干苦不欲饮，便秘溲黄，脉滑数较大，浮中明显，舌红隐青，苔黄薄腻。治拟育阴潜阳，祛瘀止痛固冲。方用生地大黄汤加味。生地黄20g，大黄炭10g，炒蒲黄15g，炒五灵脂15g，当归15g，川芎10g，茜草10g，乌贼骨40g，女贞子50g，旱莲草50g，牡蛎、龙骨各25g，甘草10g。服2剂后，随血排出肉团样物2块，外观似绒毛，送检病理回报为"妊娠绒毛组织，其中部分绒毛已变性坏死"。块下后腹痛渐减，血渐止。继以八珍益母丸调理而愈。

中医对多囊卵巢综合征的认识与治疗

多囊卵巢综合征,是临床常见的月经不调之一,也是月经病中的疑难病之一。谈到该病的治疗时,杨老指出,中医文献中虽无多囊卵巢综合征(PCOS)这一病名的记载,但根据其临床表现可归属于月经不调、闭经、不孕、崩漏等证范畴。杨老从1989～1993年对100例多囊卵巢综合征的病人进行了分析研究,究其病因病机、诊断、辨证论治,中医有其独到见解与治疗方法。

1. 病因病机

中医根据多囊卵巢综合征的临床特点,认为其发病主要是肾气-天癸-冲任-胞宫之间生克制化失调,而肾虚又是其主要因素,并与心、肝、脾、肺功能失调密切相关,其中又与肝、脾更为密切。

(1) 肾气亏虚　先天禀赋不足,或后天调理失宜,致肾气不足,肾精匮乏,天癸至迟,的候不现,冲任不盛,血海欠盈,故初潮至迟,月经稀发,量少色淡,甚或经闭而难以受孕。

(2) 肾虚肝郁　肾藏精,主闭藏;肝藏血,主疏泄,二者同居下焦,乙癸互化,精血互生,为女子经、孕、产、乳之源。如素多抑郁,气血失畅,或极意房帏,精血耗伤,肾阳不足,使肝木体用受戕,而致肝郁;反之,肝木失疏,子病及母,盗伐精气,必致肾虚。肾虚肝郁,冲任失资,血海匮乏,至经行后期,量少、色淡,或先期量多,或经闭不行,婚久不孕。又足厥阴肝经起于足大趾,绕阴器,抵小腹,布胸胁,上入颃颡,连目系,上出额,与督脉会于巅;其支者……环唇内……肝气郁结,血滞厥阴,致该经循行之处毛发浓密粗硬,状如男子。乳房属胃,乳头属肝,故乳晕处亦可见数根长毛;肝血随冲脉上行,滋润唇颐,生为胡须。

(3) 肾虚血瘀　女子胞脉、胞络、阴器皆属肝肾所主。如因肾虚,命火衰微,寒凝血滞;或肝郁气滞,气滞血瘀寒凝,冲任受阻,致经行后期,量少，色黯有块，或稀发闭经，婚久不孕。血留滞于下腹，致卵巢增大；滞于舌下则舌下络脉粗大青紫。气郁血滞，阴寒内盛则皮肤粗糙，畏寒肢冷，腰痛、乳房胀痛。

（4）肾虚痰湿　肾阳衰微，命火不足，致脾土失温；或素本脾虚，运化失司，聚湿停饮，化为痰湿，流注周身致躯脂满溢，阻塞冲任、胞宫，致月经稀发、闭经，婚久不孕。痰浊滞颐，发越头面，乃为痤疮；痰塞声门，则声音低钝。痰浊下注任带，则带下绵绵不断。

2. 诊断要点

（1）症状　月经不调、稀发、闭经，或频发量少，或漏下不止，或血崩大下渐至闭经。婚久不孕，多毛，肥胖，痤疮。

（2）妇检　外阴部阴毛浓密粗壮，波及肛门，或上延小腹、前胸、乳房，下延两下肢小腿部。子宫正常大小或稍小。两侧附件区可触及比正常稍大的卵巢。

（3）实验室检查

①BBT测定：多呈单相。

②诊断性刮宫：月经前，或经行6小时内行诊刮术，宫内膜病理回报：无分泌期、月经期变化。

③血清激素测定：FSH偏低、LH升高，LH／FSH值≥2.5～3，T、A_2升高，E_2水平衡定，无排卵前后的高峰值。

④B超：子宫稍小或正常大小，双侧卵巢均匀性增大，可见多个大小不等的无回声区围绕卵巢边缘，或散在于卵巢内。

⑤腹腔镜检查：见卵巢增大，包膜增厚，表面光滑，呈灰白色，无排卵征象。在腹腔镜下取卵巢组织活检，可确诊。

3. 辨证论治

（1）肾气亏虚

主证：月经初潮至迟，后期、稀发，甚或闭经，量少色淡，偶有经期延长或崩漏不止。乳房或／和子宫发育差。婚久不孕。形体瘦弱，面色无华，腰膝酸软，头晕耳鸣，乏力怕冷，大便稀薄，小便清长，或夜尿频数。带下量少，阴中干涩。

舌象：舌质淡黯，苔薄白，舌体胖大，边有齿痕。

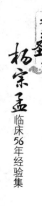

脉象：脉沉细或沉细而迟。

治法：温肾助阳，滋肾填精。

方药：右归丸（《景岳全书》）或归肾丸（《景岳全书》）加减。

右归丸（《景岳全书》）：肉桂、附子、熟地黄、山药、山茱萸、枸杞子、菟丝子、杜仲、鹿角胶、当归。

归肾丸（《景岳全书》）：当归、熟地黄、山药、山茱萸、茯苓、杜仲、菟丝子、枸杞子。

（2）肾虚肝郁

主证：月经后期，量多少不定，色淡黯有块，或稀发、闭经，或月经先期、量多、崩漏不止。婚久不孕。口苦咽干，经前胸胁乳房胀痛，或乳汁自出，毛发浓密，面部痤疮，上唇有胡须，便秘溺黄。带下量多，色黄，阴痒。

舌象：舌质红，苔黄或黄厚。

脉象：脉弦滑略数或弦数。

治法：补肾益精，疏肝达郁。

方药：丹栀逍遥散（《内科摘要》）或龙胆泻肝汤（《医宗金鉴》）加减。

丹栀逍遥散（《内科摘要》）：当归、白芍、白术、茯苓、柴胡、牡丹皮、山栀子、炙甘草。

龙胆泻肝汤（《医宗金鉴》）：龙胆草、黄芩、栀子、泽泻、木通、车前、当归、柴胡、生地黄、甘草。

（3）肾虚血瘀

主证：月经后期或稀发、闭经，量少色紫黯有块，经行小腹胀痛或刺痛拒按。婚后不孕。平素胸胁、乳房胀痛或小腹胀痛或刺痛，或多毛音钝，皮肤粗糙，形寒肢冷。

妇检：子宫略增大，双侧卵巢增大，或有其他包块。

舌象：舌质紫黯或/和边尖有瘀斑瘀点，舌下络脉粗大青紫。

脉象：弦细或沉弦涩。

治法：温肾逐瘀，荡胞通络。

方药：膈下逐瘀汤（《医林改错》）或桂枝茯苓丸（《金匮要略》）加减。

膈下逐瘀汤（《医林改错》）：桃仁、红花、牡丹皮、赤芍、乌药、延胡索、甘草、当归、川芎、五灵脂、枳壳、香附。

桂枝茯苓丸（《金匮要略》）：桂枝、茯苓、桃仁、赤芍、牡丹皮。

（4）肾虚痰湿

主证： 月经后期、稀发或闭经。量少色淡而黏。带下量多质黏。形体丰满、肥胖，胸闷泛恶，神疲乏力，头晕心悸，口中黏腻，多唾多痰，腰膝酸楚，畏寒肢冷，面色㿠白，痤疮，多毛，声粗低沉。

妇检： 卵巢增大。

舌象： 舌体胖大，边有齿痕，舌质淡嫩，苔白腻。

脉象： 脉沉细而迟或弦滑而缓。

治法： 温肾健脾，化痰除湿。

方药： 苍附导痰丸（《万氏妇人科》）加减。

苍附导痰丸（《万氏妇人科》）：苍术、香附、陈皮、半夏、茯苓、胆南星、枳壳、甘草、生姜。

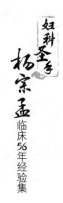

内外结合治疗女子肾虚不孕症 150 例体会

杨宗孟教授从事中医妇科临床已经 56 年，尤其擅长治疗女性不孕、不育等疑难杂症，有其独到之处。

1992 年，杨老将自己治疗肾虚不孕症的一部分病例进行了归纳总结。

1. 临床资料

本文 150 例均系我院门诊患者，符合肾虚不孕的辨证要点。按中医辨证分为肾虚、肾虚肝郁、肾虚痰湿、肾虚血瘀及肝肾不足五个证型。年龄 22～38 岁，平均 28.3 岁；不孕年限 1～10 年，平均为 3.5 年。原发性不孕症 117 例，继发性不孕症 33 例。月经正常者 25 例，其余 125 例均伴有各种月经不调症状。

2. 治疗方法

从月经周期第 5 天开始，以川椒、细辛按 2∶1 研末，每次 2.5g。用生理盐水调成糊状，药灸神阙穴，日 1 次，连用 10 次为 1 个疗程。

3. 治疗结果与分析

（1）总疗效　150 例痊愈 43 例（占 28.7%），显效 54 例（占 36%），无效 53 例（占 35.3%），总有效率为 64.7%。

（2）灸疗对月经的影响　治疗前月经正常者 25 例，异常者 125 例，经治疗后月经正常者 108 例，异常者 42 例，经统计学 χ^2 检验 $P<0.001$，治疗前后差异非常显著，结合临床说明灸疗可以提高调经效果。

（3）灸疗对卵巢功能的影响

①基础体温：经治疗后基础体温有非常显著性差异，表明灸疗有诱发排卵、改善黄体功能的作用。

②阴道脱落细胞涂片：治疗前后经统计学 H 检验 $P<0.01$，差异非常显著，说明灸疗可以调节卵巢功能，提高雌激素水平。

③宫内膜病理分类及疗效关系，见下表：

	痊愈	显效	无效	H	P
宫内膜增生	17	22	24		
分泌反应欠佳	16	26	14	2.0497	>0.05
正常内膜	3	6	8		

上表中可见疗效与宫内膜的病理分类差异不显著。

（4）灸疗对输卵管因素的影响　灸疗前后输卵管通畅度有显著性差异，表明灸疗有复通输卵管的作用。

4. 讨论

（1）肾虚不孕的发病机理及补肾法的临床应用　近年来大量临床实践和实验研究证实："肾主生殖"的实质主要为下丘脑-垂体-卵巢轴。中医认为肾气上通于脑，下连冲任二脉而下系胞宫，故丘脑-垂体-卵巢轴的功能协调与中医"肾气-天癸-冲任-胞宫"间的机能平衡相一致。故凡先天禀赋不足或后天诸病穷及于肾，使肾气不足，天癸匮乏，冲任失调，胞宫失养，则难以摄精成孕，而病为肾虚不孕。本法不仅能提高调经效果，且能调节卵巢功能，提高雌激素水平，诱发排卵，健全黄体，从而达到经调孕子的目的。此外，对输卵管部分粘连阻塞者，尚能起到疏通作用。

（2）药灸神阙穴的机理探讨　神阙穴属任脉，同三阴经脉密切相通，与督脉互为表里。督脉为病，在女子可出现不孕。督脉上通于脑，下入胞宫，与心肾密切相连，尤与肾关系更为密切。故督脉为病即肾虚不孕。"治督脉，治在骨上，甚者脐下营"。故取脐腹部之神阙穴，施以药灸疗法，以达温通督脉，调补心肾，治疗女子肾虚不孕。

另外，脐又是冲脉循行之处，冲、任、督三脉皆起于胞宫，具有蓄溢经脉气血的作用，故与女子月经、胎孕有着极密切的关系。

从解剖学来看，脐的皮下无脂肪组织，皮肤和筋膜、腹膜直接相连，脐周血管丰富，药物易于吸收。用川椒、细辛，是以川椒温通督脉，细辛宣阳通痹，借艾条芳香温通，以流通气机，温补心肾，使火生保暖，阳回大地，则孕育有期。其作用机理：一是可经皮肤表皮细胞间隙和皮肤本身的吸收而

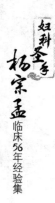
起作用，另一方面可通过对穴位的良性刺激，发挥经络的调节作用，从而激发、调节了下丘脑–垂体–卵巢轴的功能，通过神经–体液的途径，调节了神经、内分泌系统，使性腺功能得到恢复。

自然流产的基因调控与阴阳调节

自然流产是妊娠期常见病之一，其发生率占全部妊娠的10%～15%，引起早期自然流产的病因多种多样，如染色体异常、生殖器官异常及疾病、全身性疾病及感染、内分泌异常、免疫功能异常等因素均是导致自然流产的主要原因。

杨老在自然流产的基因调控和阴阳调节方面，进行了多年的研究与探索，其多名硕士研究生在该方面也进行了临床观察。随着研究的深入，有关细胞凋亡基因表达调控与自然流产的关系也逐渐被证实。杨老在2003年就研究得出结论：正常妊娠随着孕周增加，细胞凋亡比率增加，而各种病理妊娠细胞凋亡比率与正常对照组存在差异，其基因表达水平也相应改变，体现了基因调节与形态变化的一致。细胞凋亡与促／抑凋亡基因 $bax/bcl-2$ 的表达有关，前者有促进细胞凋亡的作用，后者有抑制细胞凋亡的作用，提示各种致病因素可能通过诱导绒毛与蜕膜组织 $bax/bcl-2$ 基因蛋白表达率比值的升高，从而诱导细胞凋亡而导致自然流产的发生。细胞凋亡的发生受其调控基因的制约，促／抑凋亡基因在相互对立统一过程中使机体处于协调平衡的状态，妊娠得以维持。这种功能相反的两类基因相互制约的基本规律与中医理论体系中的阴阳消长变化规律颇为一致，从调节阴阳入手达到基因调控的效果，确有殊途同归之势。

杨老指出，人体是一个有机的整体，中医认为的正常妊娠就是阴阳保持平衡协调的结果。中医的阴阳五行理论体系中蕴含着现代医学的分子生物学思想，有待于我们进一步研究与探讨。周敦颐《太极图说》及西晋王叔和《脉经》中记载了关于分经养胎的理论就是五行学说的具体运用。如早孕期木、火之气太旺，阴虚血热，耗伤营阴，内扰冲任；或脾肾气虚，命门火衰，不能温养脾土，脾气不摄，坎离失泰，则生发之气不足均可使胞宫不固，累及胎元，导致自然流产的发生。分经养胎的理论为胎儿逐月发育过程以及母体脏腑功能失调提供了辨证施治和预防保健的理论依据，对现代优生、优形、优心等研究有指导意义。

《内经》中记载："阴平阳秘，精神乃治。"受精卵在子宫内如阴阳调和，经养周全，则不断地发生生、长、壮、老、已的新陈代谢变化，逐渐发育成熟，形成一个新的形体——胎儿，足月分娩。如果胞宫内阴阳二气不调和，胞宫的藏泻功能失职，再加上经养不调，则将导致自然流产的发生。

杨老经研究体会到，人类基因学研究的整体观及其基因多态性的研究与个体化治疗的理论，与中医理论体系的整体观、辨证施治和"不治已病治未病"的预防观念等从学术指导思想和方法论上有着相似之处，因此，自然流产的基因调控与阴阳调节必然有着相通之处，有待于我们进一步研究和验证。实践证明，现代许多疾病的发生发展与基因结构、基因调控和表达异常有关。

20世纪以来，分子生物学迅猛发展，并已渗透到各个学科。随着基因诊断技术的开发与应用，中西医学之间产生了越来越多的交融点，中西医学在理论上的相互渗透、验证、破译、启迪和创新，由此揭示和验证了中医学的一些"奥秘"，说明了其科学性和先进性的实质。这不仅推动了中医药现代化的发展，也使中医药学得到了世界的认同。杨老从基因调控和阴阳调节两方面来探讨自然流产的发病机理，并将中医学中有关流产的论述与现代医学妊娠与细胞凋亡的关系的研究进展密切结合，其研究思路与结果，为后续医家对该类问题的研究奠定了基础，也将为今后妊娠疾病的防治提供新的思路和广阔的途径。

舌诊在妇科临床的应用

舌诊是中医望诊中的重要内容，也是中医诊法的一大特色。通过望舌可以测知气血之盛衰、病变之寒热、病位之深浅、病势之进退、预后之良恶，有时甚至可以作为诊断疾病的重要依据。《望诊遵经》曰："舌者心之外候也，是以望舌，而可测其脏腑、经络、寒热、虚实也，约而言之，大纲有五，一曰形容、二曰气色、三曰胎垢、四曰津液、五曰部位。"

杨老指出："舌诊的重要性不亚于脉诊，因舌诊望之可见，直观性强，较易掌握。"正如曹炳章《辨舌指南》曰："辨舌较脉诊为确。因脉夹皮内，而舌则亲切显露，且脉随寒热变化，真假无定，而苔则不乱丝毫。"故舌诊对诊断妇科疾病的重要性不容忽视。

1. 舌诊的临床意义

古人认为，舌为心之苗，脾之窍，肾之本，五脏六腑无不通过经络与舌直接或间接相联系。《灵枢·经脉》曰："手少阴之别……循经入于心中，系舌本。"又云："肝者，筋之合也，筋者，聚于阴气，而脉络于舌本也。""足太阴之脉，连舌本，散舌下""肾足少阴之脉，入肺中，循喉咙、夹舌本"。《望诊遵经》曰："手少阴通舌本，足少阴夹舌本，足厥阴络舌本，足太阴连舌本，散舌下。"可见五脏都与舌息息相通。杨老认为：由于五脏六腑均直接或间接与舌相联系，故五脏六腑之精气可上营于舌，而五脏六腑之病变也可上应于舌，故舌诊对临床有指导意义。

杨老望舌，将舌分为舌质与舌苔两部分。舌质又包括舌色和舌体。正常舌质应呈淡红色，不深不浅十分润泽；而舌体又包括舌体的神气、舌体的形态以及舌面的变化3个方面：即从舌体的荣枯老嫩来查神气；从舌体的肿胀、瘦瘪、痿软、强硬、偏歪、颤动、伸缩观形态；又从舌面的点刺、裂纹、光滑等显变化。

舌苔，即舌面上所成之苔。杨老认为，舌苔之所以形成，是由于胃中生气所表现。正如《伤寒论本旨·辨舌苔》曰："舌苔由胃中生气所现，而胃气由心脾发生，故无病之人常有薄苔，是胃中之生气，如地上之微草也，若不毛之地，则土无生气矣。"杨老常说：所谓胃中生气，"即胃的生理功能，如果脾胃的生理功能发生了改变，种种病变的苔亦由之而生"。因此在诊舌时，不仅要察舌质，还要看舌苔。《形色外诊简摩·舌质舌苔辨》曰："苔乃胃气之熏蒸，五脏皆禀气于胃，故可借以诊五脏之寒热虚实也。"杨老在长期的临床实践中，总结出"气病察苔，血病察质""舌脉不符，应去伪存真"等宝贵经验。

2. 妇科舌诊的特点

杨老认为舌诊对妇科疾病的诊断具有特殊的意义，正如《临证验舌法》曰："妇女幼稚之病，往往闻之无息，问之无声，而惟有舌可验。"杨老除重视舌体、舌质、舌苔的变化外，还特别注意舌下络脉的变化，告诫我们"舌下络脉粗大青紫"是诊断血瘀的重要指标；远在数百年前的《诸病源候论》中就有关于妇科舌诊的专篇记载。如《诸病源候论·妊娠胎动候》云："胎动不安者……候其母面赤舌青者，儿死母活……母面青舌赤，口中沫出，母死子活。"又《诸病源候论·产难子死腹中候》云："……候其产妇舌青黑，及胎上冷者，子已死也。"杨老在临床中就发现过期流产或死胎的患者常常为青紫舌。杨老认为女性的生理特点是各生殖器官受内分泌的影响，有周期性变化，舌与月经的来潮有密切关系。一般经前舌色轻度鲜红，经行则多重度鲜红或暗红，经后则暗红渐变成浅红直至正常。

《望诊遵经》曰："夫胎因病生，病以胎著，察色而不观胎，究难辨其虚实，观胎而不察色，安能测其盛衰。"杨老对舌淡苔白而厚腻，月经淋沥不断夹有水泻的患者，常用升阳除湿法而获效。如舌红、少苔，伴有腹痛的胎动不安，多为阴虚有热，治宜养阴清热安胎。如杨老曾根据舌诊治一妇人疑难病例，疗效满意。其人经行浮肿二年余，曾经多方诊治未效，杨老认真询问病情，仔细诊察后，发现该患者舌隐青，舌下脉络粗大，认为其病因是血瘀，影响气机的运行，造成水湿停留，投以活血化瘀行气之药数剂，诸症悉除。

杨老在治疗妇科病中，观察舌的变化，用以指导临床治疗，屡起沉疴。

介类潜阳与轻灵透达

杨老临床用药的特点之一，就是介类潜阳与轻灵透达。现将其理论基础与应用原则介绍如下。

1. 介类潜阳法和轻灵透达法的理论基础

人体内存在着"升降出入"的运动形式，它是推动"生长壮老已"的根本运动形式，是完成机体新陈代谢的根本的运动形式。如果这一运动停止，生命就告结束。《内经》提出："出入废，则神机化灭；升降息，则气立孤危。故非出入，则无以生长壮老已；非升降，则无以生长化收藏。是以升降出入，无器不有。故器者，生化之宇，器散则分之，生化息矣。故无不出入，无不升降。"疾病的发生，则由于机体内在环境的动静失调，阴阳失去相对平衡所造成。这些机能的太过不及，产生相侮相乘，就要发生疾病，即所谓内伤诸证。内伤诸证也与六气有关。如《素问·气交变大论》说："岁木太过，风气流行，脾土受邪，民病飧泄食减……岁木不及，燥乃大行，生气失应……民病中清，胠胁痛，少腹痛，肠鸣溏泻。"所谓岁木太过，岁木不及，就是肝经风热偏盛，脾土被克；或肝的生发之气不足，受肃杀之气的克伐时所表现的病理征象。《素问·天元纪大论》说："有余而往，不足随之；不足而往，有余从之。"风动太过，又常伴随着湿痰的郁闭，而湿痰郁闭，又可因郁致亢，使气机阻滞，不得潜降，反而自成郁结，加重病情。故处理这类疾病时，既要介类潜阳，平息肝风，又要轻灵透达，化痰除湿，宣通郁结。孰轻孰重，则当根据"气有多少，形有盛衰；化有大小，期有远近"等具体情况之不同因人而异。轻灵透达即理气疏郁、化痰除湿，治其"静"；介类潜阳是平肝息风，潜镇肝阳，治其"动"。故轻灵透达、介类潜阳是调节机体内在环境的动静失调，使之阴平阳秘的一种治疗大法。

天有六气，即风寒暑湿燥火。人生活在自然界中，如六气太过不及，超过了人体的适应能力，就会产生疾病，使体内适应六气的机能活动失调。《内经》说:"风以动之,火以温之,暑以蒸之,湿以润之,燥以干之,寒以坚之。"六气所表现的动、温、蒸、润、干、坚六种规律,既是自然现象的表现,亦是人体内部生理活动、病理变化的反应。在这种情况下,治疗时既要潜降,又要透达。

2. 介类潜阳的应用原则

介类潜阳是抑阳的太过。常用珍珠母、石决明、玳瑁、牡蛎、紫贝齿、龟板、鳖甲等潜镇肝阳,平息肝风,抑少阳之太过,具有"阳明所至为介化"之性。

肝属厥阴,为风木之脏,内寄相火,体阴而用阳。主要功能是温煦生发、疏泄条达。肝与各脏的关系是:肾水以涵之,心血以濡之,肺金清肃之气以承之(风位之下,金气承之),中宫稼穑之气以培之。

肝经风阳火热偏盛,即可耗伤肝阴,造成肾水不足;而肾水不足,心血亏耗,或肺经清肃之令不足,亦可导致肝经风阳火热偏亢。故介类潜阳又常与育阴药同用。所谓"育阴潜阳"为标本同治法。介类药物虽属潜降之类,但无苦寒清降之弊。

历代医家,善用介类潜阳镇肝法的大有人在。自明代喻嘉言创"畜鱼置介"论后,清代以来,各家应用此法更为广泛。我们在临床中,使用介类潜降法治疗因肝经风阳火热偏亢,乘土侮金,上扰神明,或窜犯经络所致之胃痛、呕逆、咳喘、头痛、眩晕、不寐、心悸怔忡、水肿、泄泻、痹症等,常常获得较好的疗效。

3. 轻灵透达的应用原则

轻灵透达属"轻可去实""宣可去壅""通可行滞"之法,采用气味俱薄药物以宣通郁滞、透达气机,达到"通"的目的。前人王孟英常用此法治疗许多大证,仅就水肿病来说,如不属于心脏性或肾炎性的浮肿,常可用理气解郁、化湿通络、宣通气机之"轻灵透达"法而获效。

《素问·阴阳应象大论》说:"味厚者为阴,薄为阴之阳;气厚者为阳,薄为阳之阴。味厚则泄,薄则通。气薄则发泄,厚则发热。"轻灵透达正是本此理论,采用桑叶、橘叶、佛手、陈皮、紫苏、炒神曲、炒麦芽、炒茵陈、竹茹、桑枝、茯苓、扁豆、木瓜、菖蒲、猪苓、泽泻、滑石、西瓜翠衣、丝瓜络等气味俱薄之品,以宣通郁滞、透达气机。我们在临证之中,遇清瘦之人,量其寒热,酌加酸苦之品,如黄芩、连翘、山栀、丹皮、白芍、龙胆草之类。

分经养胎法在妊娠调理和疾病治疗中的作用

分经养胎说源自秦至西汉初期，是运气学说与胎养学说的结合，是脏腑、经络、气血、阴阳、五行、运气、月令学说在胎孕理论中的具体运用。胎养学说是中医学胎孕理论的一部分，而分经养胎又是胎养学说的一部分，是胎儿逐月发育与母体脏腑功能互相协调的统一，为临床药物保胎、纠正胎儿及母体脏腑功能失调提供了辨证施治和预防保健的依据。分经养胎学说，历经千年，至今不衰，其理论散见于《黄帝内经》《金匮要略》等早期医学文献。19世纪70年代出土的马王堆汉墓帛书《胎产书》亦有胎孕理论的论述，并有胎儿逐月发育的记载，足以证实分经养胎说是中医学早期理论的一部分。北齐徐之才在分经养胎说的基础上，根据妊娠月份、胎儿逐月发育过程、孕妇脏腑功能、临床病理特点，补充了按月养胎之方药，使分经养胎说从言理到临床论治日臻完善，并命名为《徐之才逐月养胎方》。

杨老习岐黄之术，理《河图》学说，对妊娠胎养理论有独到见解。

分经养胎的理论基础，其曰："妊娠一月名胚，足厥阴肝脉养之；二月名始膏，足少阳胆脉养之；三月名始胞，手少阴心主包络脉养之；四月始受水精以成血脉，手少阳三焦脉养之；五月始受火精以成其气，足太阴脾脉养之；六月始受金精之气以成其筋，足阳明胃脉养之；七月始受木精之气以成其骨，手太阴肺脉养之；八月始受土精之气以成肤革，手阳明大肠脉养之；九月始受石精以成毛发，足少阴肾脉养之；十月五脏六腑皆俱，俟时而生。"

上述分经养胎理论，历代医家对此虽褒贬不一，但杨老师承马志教授，认为其理论源于《河图》学说，其曰："天一生水，地六成之；地二生火，天七成之；天三生木，地八成之；地四生金，天九成之；天五生土，地十成之。"天为阳，地为阴，生是指生数，成是指成数。杨老指出：古人把天地、阴阳、奇偶、生成的自然现象，巧妙地以河图形式配成五行，运用于胎养理论，即胎儿发育的不同阶段，生、长、壮、老、已，至十月怀胎，成熟而分娩，与自然界的生、长、化、收、藏结合起来，以木、火、土、金、水五行形式表现出来。故分经养胎理论对孕妇调养和治疗妊娠病有重要意义。

妊娠1～2月在五行上属木，脏腑属肝胆，经络上属足厥阴肝经、足少阳胆经；妊娠3～4月在五行上属火，脏腑属心包、三焦，在经络上属手厥阴心包经、手少阳三焦经；妊娠5～6月，在五行上属土，脏腑属脾胃，在经络上属足太阴脾经、足阳明胃经；妊娠7～8月，在五行上属金，脏腑属肺、大肠，在经络上属手太阴肺经、手阳明大肠经；妊娠9～10月在五行上属水，脏腑属肾、膀胱，在经络属足少阴肾经、足太阳膀胱经。

《素问·六元正纪大论》曰："太过者暴，不及者徐，暴者为病甚，徐者为病持。太过者其数成，不及者其数生，土常以生也。"不及之病其数生，生数是指一二三四五；太过之病其数成，成数是六七八九十。所以说妊娠十月，逐月养胎论有其理论根据，木、火、土、金、水五行配五脏，每一脏都有太过和不及。《医学入门》云："各经气血多少虚实不调，则胎孕不安，逐月依经调之，免堕胎患，大忌男女交合。"杨老指出：妊娠前4个月肝、胆、心包络、三焦经养，木火之气当令，温养胎元生长，因此妊娠早期体内木火之气偏旺。如素体阴亏，火热伤阴，就会导致胎动不安；如素体阳虚，阳虚失于温煦，也会导致滑胎。杨老的研究生曾做过妊娠不同月份神阙穴温度的变化，其曲线表现为妊娠早期较高到妊娠中晚期温度逐渐下降，这种温度变化趋势符合孕初四个月木火温煦之气，温养胎元生长，如温度低的孕妇易导致滑胎、堕胎。而孕中晚期湿土、燥金、寒水当令，多水湿为患，如《沈氏女科辑要》曰："妊妇腹过胀满，或一身及手足面目俱浮……不外有形之水病与无形之气病而已。何则？胎碍藏府，机括不灵。肾者胃之关也，或关门不利，因而聚水；或脾不能散精行肺，或肺不能水精四布，此有形之水病也。又腹中增一物，则大气升降之道窒塞，此无形之气病也。"虽《丹溪心法》有"产前安胎，白术、黄芩为妙药也"之说，但杨老指出：芩、术为安胎圣药，不局限于芩术二味药本身，也非指二者一定同用，而是分别代表了一类药物，黄芩代表了清泻血中伏热的苦寒类药物，白术代表了健脾燥湿的甘温之品，由此概括了胎前病治疗大法，应当活用。如对于相火偏旺之人，尤其是孕4个月前，重用黄芩以清热安胎，每治滑胎者而收殊效。妊娠5个月后，水湿为患多见而重用白术，健脾除湿安胎。

杨老在临证时，依据分经养胎学说治疗妊娠恶阻、胎漏、子肿等多种妊娠疾病。

妊娠1~2月肝胆养胎，木火之气偏亢。故妊娠早期常出现恶心、呕吐、厌食、嗜酸。《内经》云"诸逆冲上，皆属于火"。妊娠以后血聚养胎，肝肾阴亏，相火偏亢，冲脉之气上逆则恶心、呕吐、嗜酸，酸为肝之性。杨老认为：顺其性为补，逆其性为泻，故治疗妊娠恶阻喜用桑叶、竹茹、丝瓜络养血柔肝而息风，用黄芩苦寒以清热，用乌梅酸收以泻肝，乌梅收敛逆肝之性，则为泻。《丹溪心法》曰："怀妊爱物乃一脏之虚，假如肝脏之虚，肝气止能生胎无余用也。"又云："不能荣其肝，肝虚故爱酸物。"

妊娠3~4月，为心包、三焦经养胎，火之气当令，滑胎常发生在孕3月。《证治准绳》云："今妇人堕胎在三月五月七月者多，在二、四、六月者少：三月属心、五月属脾、七月属肺，皆属脏，脏为阴，阴常不足，故多堕耳。如在三月堕者，后孕至三月仍堕，以心脉受伤也。"妊娠以后血聚于下以养胎元，阴血不足，肾水亏涸，不能上济心火，制火无权，龙雷火旺，更加耗伤阴血。《内经》曰："亢则害，承乃制。"血者阴也，虚则阳亢，亢则害。故腹痛胎坠。杨老研究生对40例胎漏、胎动不安病人进行了临床研究，发现这种病人血中HCG明显低于正常同月妊娠妇女，特别是肝肾阴虚型更为明显，用补肾安胎药物治疗后，血中HCG有明显升高，腰痛及腹痛等自觉症状消失。

《丹溪心法》曰："阳施阴化，胎孕乃成，血气虚损，不足荣养其胎则自堕。譬如枝枯则果落，藤萎则花堕。"杨老常用女贞子、菟丝子、桑寄生、生地黄、山药、川断补肾水以济心火，治疗胎漏、胎动不安，屡屡获效。

妊娠5~6月，为脾、胃养胎。《傅青主女科》曰："妊妇有至五个月，肢体倦怠，饮食无味，先两足肿，渐至遍身头面俱肿，人以为湿气使然也，谁知是脾肺气虚乎！"杨老指出，妊娠赖阴血养胎，脾为血之化源，肺为肾之母，如脾气虚则运化无权，肺气虚则无以布津，脾肺失职，则气血两虚，导致饮食难消，精微不化，湿邪即乘虚之处，而成浮肿。《内经》云"诸湿肿满，皆属于脾"。杨老体会：对子肿、子满等病，采用健脾利湿顺气的方法，常用四苓散、五皮饮合方化裁，每收良效。

妊娠7~8月，为肺、大肠养胎。《金匮要略·妊娠病脉证并治》曰："妇

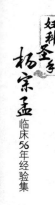

人伤胎，怀身腹满，不得小便，从腰以下重，如有水气状，怀身七月，太阴当养不养，此心气实……小便微利则愈。"杨老对妊娠7～8月，出现子肿，伴咳嗽或出现羊水过多者，培土生金以治本，因为肺主气化，肺不养胎则胞中之气化阻而水不行，故羊水过多矣。

妊娠9～10月，为肾、膀胱养胎。《内经》曰："人有重身，九月而喑，此为何也？岐伯曰：胞之络脉绝也。帝曰：何以言之？岐伯曰：胞络者，系于肾，少阴之脉，贯肾系舌本，故不能言。"从这一段原文我们可以看出，如妊娠末期出现音哑，当责之于肾，以滋肾水。

"分经养胎"学说贯穿于妊娠的始终，并为我们治疗妊娠疾病提出了理论依据，但并不是绝对的，杨老指出，分经养胎学说历经千年，至今不衰，是中医学把阴阳、五行、脏腑、经络学说灵活运用于妊娠养胎的一大发明，在提倡优生优育的今天，我们有必要科学地认识分经养胎学说，并发扬、灵活运用于妇产科领域。

女子不孕不育与中药人工周期疗法

不孕、不育症是妇科的疑难杂症。根据其受孕史可分为原发性不孕和继发性不孕，原发性不孕是指女子婚后夫妇同居2年以上、配偶生殖功能正常、未避孕而未受孕者，《千金要方》称"全不产"，《脉经》称"无子"；继发性不孕是指曾受孕生育或流产过、夫妇同居未避孕而又2年以上未受孕者，《千金要方》称为"断绪"。依其不孕的原因，又可分为功能性不孕和器质性不孕，功能性不孕是指生殖器官无器质性病变，不孕是因功能失调而致，如无排卵型功血；器质性不孕是指生殖器官有器质性病变，如子宫肌瘤等。按其预后的结果，不孕症又分为绝对不孕和相对不孕，绝对不孕是指不孕的原因无法去除或去除后也不能受孕者，如先天性生殖器官畸形者；相对不孕是指不孕的原因去除后能够受孕的。目前临床诊治的不孕症，以相对不孕为主。

不孕症有男女双方的原因，此处专谈女子不孕、不育。

不育症，是指已婚妇女受孕后，因流产、早产、死产或新生儿死亡而未能获得活婴者。故不孕症的发生在于受精障碍，不育症的发生其原因在于孕卵着床后胚胎或胎儿发育障碍。

不孕症是全世界关注的人类自身生殖健康问题。近年来世界卫生组织（WHO）将不孕期限缩短为1年。即婚后1年未孕，或曾有生育或流产史，又历经1年未能再次受孕者，即应进行系统检查治疗，以免延误病情，以达到早期诊断、早期治疗的目的。

杨老总结自己多年治疗不孕不育症的经验，归纳如下。

一、正常受孕机理

受孕是一个复杂的生理过程，必须男女生殖功能正常。正如叶天士在

《女科正宗》中所云："男精壮而女经调，有子之道也。"

男精壮：常指男子精液常规检查各项指标均正常。包括精液量、pH值、总精子数、精子密度、活动力、畸形率等。

女经调：女子月经的期（周期、经期）、量、色、质等方面均正常。

要达此指标必须在肾气充盛、天癸泌至、任通冲盛的基础上，女子月事以时下，男子精气溢泄，此时于氤氲期男女交接，使两精相合始能媾成胎孕。但其中又以肾气盛为关键。正如《难经·三十六难》中云，肾在"男子以藏精，女子以系胞"。肾上通于脑，下连冲任二脉，藏精而系胞宫。傅青主说："夫妇人受妊，本于肾之旺也，肾旺是以摄精"（《傅青主女科·妊娠恶阻》）。张锡纯亦说："男女生育，全赖肾脏作强。肾旺自能荫胎也"（《医学衷中参西录·治女科方·寿胎丸》）。这里均强调了肾气充盛的重要性，故肾气盛是孕育的根本。

现代医学认为，受孕是一个复杂的生理过程，必须具备四个条件。其一，卵巢功能正常，能够提供成熟的卵子；其二，男性生殖功能正常，能够提供成熟的精子；其三，输卵管通畅及蠕动功能正常，使精子、卵子能在输卵管内相遇，结合成受精卵并将其送达到宫腔；其四，子宫内膜必须做好充分的准备，功能正常，方可使孕卵在宫腔内发育生长。

二、病因病机

不孕症是一个极为复杂的疾病，它的发病与多种因素有关。如神经内分泌功能失调、女性生殖系统炎症、肿瘤以及遗传、免疫等。此外，其他脏器功能失调：如甲状腺、肾上腺皮质功能失调以及肝炎、肾炎、高血压、糖尿病、肺结核等均可通过各种直接或间接的因素影响卵巢功能导致月经失调而致不孕、不育。现代西医妇产科教材将其发病原因归纳为：卵巢因素、输卵管因素、子宫因素、宫颈因素、外阴及阴道因素等五个方面。其中又以卵巢因素及输卵管因素为常见原因。卵巢因素中又以排卵障碍或黄体功能不健为最常见。输卵管因素则多因输卵管慢性炎症导致输卵管粘连、梗阻、积水、扭曲或闭锁，使输卵管丧失输送精子、卵子和受精卵的功能，使精卵不能结合而致不孕、不育。故以中医理论亦将其发病原因归纳为以下四个方面。

1. 肾气虚衰——生精、排卵障碍

女性不孕主要与肾虚有关。虽临证也有肝郁、血瘀、痰湿等证，但总以肾虚为本。"肾主生殖"理论是中医脏象学说对人体生殖功能生理病理的基本认识。肾藏精是"肾主生殖"的基础。肾为先天之本，元气之根，主藏精气，既藏先天之精，又藏后天水谷之精，为生殖发育之本源。肾精壮盛、充足则生殖能力强，肾精虚衰、不足则生殖能力弱。受孕之前，有赖于父母肾精之旺盛、强壮而结合成形；受精之后，又借助母体肾气充盛的支持、滋养而生长发育。《素问·六节脏象论》说："肾者主蛰，封藏之本，精之处也。"胎孕形成后，肾主封藏、主蛰的作用表现在对胞胎及冲任的固摄作用。肾藏精，精化血，胚胎及胎儿的发育主要靠气血滋养，气载胎、血养胎，肾气盛，肾精旺，故能系胎载胎，即"胞胎由肾所系"。

如因先后天各种因素戕伐肾气，使肾气虚衰，则天癸匮乏，冲任亏损，生精、排卵障碍，导致不孕、不育。

2. 通合受阻

精、卵正常，还必须在输卵管通畅、功能正常的基础上才能得以结合形成受精卵。

王冰注释《内经》说："阴静海满而去血，阳动应合而泄精，二者通合，故能有子。"这里强调了"二者通合"的重要性。如因各种因素导致输卵管粘连、闭锁、阻塞等使通合受阻，则影响精、卵结合而致不孕。临床常见的肝郁气滞、湿热壅盛或寒凝、血瘀、痰湿等所致之不孕、不育症多属此类。

3. 胞宫内阴阳二气不调和

胞宫，又名子宫，也称女子胞，是女性重要的内生殖器官，既主月经，又能孕育胎儿，而又以孕育胎儿为其主要功能。《类经·藏象类·奇恒脏腑藏泄不同》中记载："女子之胞，子宫是也。亦以出纳精气，而形成胎孕者为奇。"月经按月周期性来潮，也是为了孕育胎儿准备必要的条件。由于它具有这种特殊的功能，所以《内经》称其为"奇恒之府"，说明它的功能不同于一般的脏腑。胞宫形体类似腑，而功能类似脏，非脏非腑，亦藏亦腑，胞宫在非月经期、妊娠期类似脏，符合《内经》"五脏者，藏精气而不泻也，故满而不能实"，在月经期、分娩期类似腑，符合《内经》"六腑者，传化物而不藏也，故实而不能满"的理论。当然，在这里提到的"精气""化物"

并不等于胚胎、月经。但胚胎为精气所化生，月经为水谷所形成。所以，胞宫能藏能泻，是一个具有脏腑双重功能的独特器官，而其"藏""泻"的功能又各依其特定条件而互相转化。朱丹溪说："阴阳交媾，胎孕乃凝，所藏之处，名曰子宫。"《景岳全书·妇人规》也强调指出了子宫是孕育胎儿的场所。

周敦颐《太极图说》有"无极之真，二五之精，妙合而凝"。这里虽然说的是无极而太极，太极生两仪，两仪生四象，四象生八卦的八卦学说，但同时也指出了自然界一切生物体的形成均有赖阴阳二气的作用，使之不断发生"生、长、壮、老、已"的新陈代谢变化。"二"是指阴阳二气，"五"是指五行。五行——木、火、土、金、水也代表了生、长、壮、老、已五个阶段的变化。北齐徐之才的"分经养胎说"就是五行学说在临床的具体运用。其云："女子怀胎，一月之时足厥阴脉养，二月足少阳脉养，三月手心包脉养，四月手少阳脉养，五月足太阴脉养，六月足阳明脉养，七月手太阴脉养，八月手阳明脉养，九月足少阴脉养，十月足太阳脉养。……手太阳少阴不养者，下主月水，上为乳汁，活儿养母。"如养胎经脉气血亏虚，致胎失所养，胞失提系，发为不孕、不育。或早孕期间木、火之气太旺，阴虚血热，耗伤营阴，内扰冲任；或脾肾气虚，或命门火衰，不能温养脾土，脾气不摄，坎离失泰，则生发之气不足均可使胞宫藏泻失职，胎元不固，致交而不孕，孕而不育，发为不孕、不育症。

《内经》云："阴平阳密，精神乃治。"受精卵在胞宫内如阴阳调和，经养周全，则不断发生生、长、壮、老、已的新陈代谢变化，逐渐发育成熟，最后形成一个新的形体——胎儿，足月分娩。如果胞宫内阴阳二气不调（过寒、过热或有瘀血、痰湿等）或胞宫的藏泻失职，再加上经养不周，将影响胎儿的生长发育，导致不孕或不育。正如《医宗金鉴·妇科心法》中所云："不孕之故伤任冲，不调带下经漏崩，或因积血胞寒热，痰饮脂膜病子宫。"《傅青主女科·种子篇》亦云："夫寒冰之地，不生草木，重阴之渊，不长鱼龙。今胞宫既寒，何能受孕。"又云："夫寒阴之地，固不生物，而干旱之田，岂能长养。"都强调了子宫的病理因素。

4. 阴阳不合，互相排斥

朱丹溪说："人之育胎，阳精之施也，阴血能摄之。精成其子，血成其胞，胎孕乃成。"（见《女科经纶·嗣育门》引朱丹溪之说）说明阳精之施化，必须阴血能摄纳。如果阴阳不合，精卵间因为某种因素互相排斥，亦难以形成胎孕。这与现代医学中所提出的免疫性不孕症有相似之处。

总之，不孕的原因虽多，但总不外乎以上四方面，而四者又常交错混合存在，而且不孕症涉及男女双方，正如王宇泰说："大抵无子之故，不独在女，亦多由男。"因此，在临床应将不孕夫妇视为一个生物单元来进行全面、系统的检查，找出原因，进行辨证施治。正如《妇人大全良方·求嗣门》中云："凡欲求子，当先察夫妇有无劳伤，痼害之属，依方调治，使内外和平，则妇人乐有子矣。"那么，对于不孕症如何调治？下面仅就肾虚致生精、排卵障碍性不孕、不育症谈谈中药人工周期疗法。

三、调治

首先按月经周期的模拟形式，拟定中药人工周期疗法。

什么叫中药人工周期疗法？中药人工周期疗法是本太极阴阳运转规律，结合《内经》阴阳五行理论，按月经周期中各个不同时期的生理特点，分别对肾中阴阳进行调治，以达促排卵、调经种子目的，名为"中药人工周期疗法"。如下图所示：

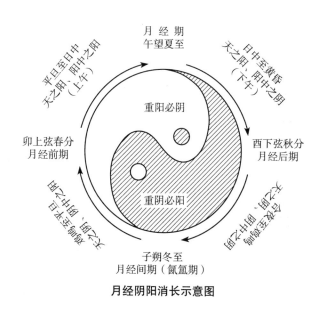

月经阴阳消长示意图

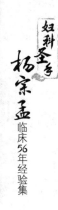

我们将一个月经周期分为：月经期、月经后期、月经间期（氤氲期）、月经前期四个时期。按太极阴阳运转规律是冬至一阳生，阳气渐盛，至夏至阳气盛极，"重阳必阴"，由阳转阴而夏至一阴生。从夏至起，阴气渐盛，至冬至阴气盛极，"重阴必阳"，冬至一阴生。这是天地四时阴阳消长规律。人体之阴阳消长与天地四时阴阳变化息息相关，月经也不例外，故在整个月经周期中，月经期与月经间期，相当于一日之子时与午时，一月之朔与望，四时之冬至与夏至，是阴阳交替之际，人体阴阳气血活动剧烈之时；月经前期与月经后期，相当于一日之卯时与酉时，一月之上弦与下弦，一年之春分与秋分，为阴阳相对平衡之时。

杨老将具体的调治方法总结如下：

1. 月经后期（卵泡期）

相当月经周期第 4～14 天。

此时经血排出，血海空虚，为阴精恢复和滋长期。胞宫在肾气、天癸的作用下行使"脏"的功能。"藏纳精气而不泻"。主要是藏纳肾之阴精，但也与肝之疏泄，脾之运化转输密切相关。肝、脾、肾三脏功能协调，使胞宫阴精充盛，"重阴必阳"，为转入氤氲期奠定良好的物质基础。现代医学认为经后期随着卵泡的不断发育成熟，雌激素水平也逐渐升高，使子宫内膜发生增生期改变。

治法：滋补肾阴，佐以温阳。

方药：六味地黄汤或养精种玉汤、左归饮等配合五子衍宗丸方加减化裁，以"阴得阳助则泉源不竭"。

2. 月经间期（氤氲期，又名"真机""的候"期、排卵期）

相当月经周期第 14～16 天。

氤氲期是肾中阴精的转化时期。肾中阴精经过月经后期的发展至月经间期已达盛极状态。"重阴必阳"，在天癸的推动下，由阴转阳，进入氤氲期。"氤氲"之名首见于《易经》。《周易系辞》中云："天地氤氲，万物化醇，男女构精，万物化生"，氤氲状态是描绘"气"的运动状态。故氤氲期是肾中阴阳的交替时期，是人体气血活动最为剧烈的时期。正如袁了凡说："天地生物，必有氤氲之时；万物化生，必有乐育之时。如猫犬至微，将受妊也，其雌必狂呼而奔跳，以氤氲乐育之气触之而不能自止耳。此天地之节候，生化之真机也。……凡妇人一月经行一度，必有一日氤氲之候，于一时辰间，气蒸而热，昏而闷，有欲交接不可忍之状，此的候也。于此时……顺而施之，则成胎矣。"所以，此时是种子怀胎的好时机。

治法：因势利导，补肾通络，促发排卵。

方药：促排卵汤（当归、香附、木香、赤芍、乌药、丹参、桃仁、红花、菟丝子、肉苁蓉、仙灵脾等）。或桃红四物汤送服长春毓麟丹（长春毓麟丹为长春中医药大学自制药），排卵前服四剂。

3. 月经前期（黄体期）

相当于月经周期第17～28天。

此时"阴充阳长"，肾之阳气渐旺，胞宫温暖待孕。现代医学认为，经前期排卵后卵巢内黄体主要分泌孕激素及一定量的雌激素。子宫内膜在雌孕激素的协调作用下由增生期转为分泌期，为受精卵着床做好充分准备。

治法：温阳补肾，益气养血助孕。

方药：促黄体汤（熟地黄、山药、山萸肉、茯苓、菟丝子、枸杞子、鹿角霜、仙灵脾、当归、白芍、香附、艾叶等）或用长春毓麟丹。

4. 月经期

月经周期第1～4天。

此时为新的月经周期开始之期。肾中阳气充盛，血海满盈，在肾阳的作用下，下泻排出，使经血来潮；同时新的经血又开始生长。此时胞宫体现了"腑"的功能，表现了"泻而不藏"，除旧生新，使旧血排净，为新血的"藏"创造了有利条件。

治法：行气活血调经。

方药：调经活血合剂（当归、赤芍、川芎、茺蔚子、泽兰叶、茯苓、香附等）。

杨老指出：月经期如果没有特殊不适症状者，可以不予治疗。顺其自然即可。

如素多抑郁，肝郁气滞，气郁血瘀，阻于子宫、冲任；或感受寒湿之邪，寒凝血瘀，客于冲任、胞宫；或湿热内蕴，下注冲任，蕴结胞中，发为痛经者，可选用膈下逐瘀汤（《医林改错》）加减，以行气化瘀止痛；或少腹逐瘀汤（《医林改错》）加减，以温经散寒、化瘀止痛；或清热调血汤（《古

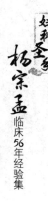

今医鉴》）加牛膝、车前子、败酱草、薏苡仁，以清热除湿，化瘀止痛。

如因肝郁气滞，气滞血行不畅发为"经行乳房胀痛"者，可用逍遥散（《太平惠民合剂局方》）加香附、郁金、香橼、麦芽、王不留行、路路通等，以疏肝理气，和胃通络。

如因肝郁化火，火热上冲，上扰清窍，发为"经行头痛"者，可予羚角钩藤汤（《重订通俗伤寒论》）加龙胆草、生石决，以平肝息风、清热泻火。

如因肝经郁火随冲气上逆，冲脉隶属于阳明而附于肝，血热气逆、络破血溢，迫血上溢，发为"经行吐衄"者，可予清肝引经汤（《中医妇科学》四版教材），以清肝火，调经止血。

如因肝经郁火夹冲气上逆，扰乱心神，神明逆乱，发为"经行情志异常"，可予丹栀逍遥散，或龙胆泻肝汤，以疏肝解郁，清热泻火。

如因脾肾气虚，水湿内蕴，下注大肠，则为"经行泄泻"；泛溢肌肤，则为"经行浮肿"。前者予以参苓白术散，或健固汤（《傅青主女科》），以健脾补肾，除湿止泻。后者可予金匮肾气丸（《金匮要略》）合苓桂术甘汤（《伤寒论》），以温肾健脾，化气行水。

总之，值此阴阳交替之际，人身气血活动剧烈之时，如因外邪侵袭，或七情内伤，正邪相搏，正不胜邪，气血逆乱，发为上述诸症时则本《内经》"随其所在而调之，以平为期"。中药人工周期疗法治疗女子肾虚不孕的方法，是以补肾为主，兼以调肝健脾，并根据月经周期的各阶段进行不同的治疗用药。但人体脏腑气血盛衰强弱不同，常出现不同的证候。因此，在治疗中不可墨守成规，应予辨证论治。即所谓"有定而无定，无定而有定者也"。

年谱

杨宗孟年谱

1927年12月26日,出生于江西省泰和县马家洲。

1935年至1941年,马古村南昌市实验小学读书。

1941年至1944年,江西吉安阳明中学读书。

1945年秋,进入江西医学院医疗系学习。

1951年5月,加入中国共产主义青年团。

1951年7月,以优异的成绩毕业于江西医学院。

1951年6月,参加中国人民志愿军,初始在志愿军总后勤部做行政工作,一年后转为战地防疫工作,预防敌人的细菌战,为广大官兵进行身体的防疫。

1955年8月,从志愿军转业到沈阳市第二人民医院,成为内科医生。

1956年8月,参加在天津举办的"全国第一届西学中研究班",从此开始了中医学习生涯。毕业时发表了《中医对麻疹合并肺炎的认识和治疗》一文,刊发在《中医杂志》1959年第11期,并获得优秀学员的光荣称号。

1959年9月,在南京中医学院附属医院妇科进修一年。

1960年9月,因随军转入黑龙江中医学院妇科教研室,进行门诊及妇科教学工作。

1961年2月,又因随军调转入长春中医学院妇科,进行临床及教学工作。

1963年,受组织派遣,离职到长春市铁南医院,拜长春四大名医之一中医妇科专家马志教授为师,随师学习3年,尽得其传。

1965年3月,论文《对脉诊的学习体会》刊发在《继承老年中医学术经验资料选编》。

1965年5月,论文《痹证165例的辨证施治的分析》,在吉林省卫生科技大会宣读。

1966年,拜师学习结束后,回到长春中医学院附属医院妇科工作。

1970年,主编了长春中医学院内部教材《中医妇科学讲义》。

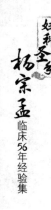

1973年，晋升为主治医师。

1978年12月，晋升为副教授。同年，被评为医院"先进工作者"。

1979年，论文《中药治疗功能性子宫出血的初步小结》，刊发于《长春中医学院1979年学术年会资料汇编》。

1978年，参加全国中医院校试用教材《中医妇科学》编写工作。

1980年，被评为医院"先进工作者"。

1982年，论文《漫谈月经机制》，刊发于《吉林省中医药学术年会论文汇编》。

1983年，被评为学院"优秀教师"。

1984年7月，论文《介类潜阳与轻灵透达》，刊发于《中医杂志》。

1985年，晋升为教授、主任医师。

1985年，被长春中医学院聘为"硕士生导师"。

1985年9月，研发的新药"女宝"，获吉林省科委颁发的"吉林省科学技术进步三等奖"。

1985年12月，加入中国共产党。

1985年，参加研制的院内制剂玉红膏、盆腔炎胶囊投入临床使用。

1986年6月，研发的新药"女宝"，获长春发明协会颁发的"发明与革新奖"。

1987年，研发的新药"女宝"，获第36届"国际尤里卡银奖"。

1988年，论文《清补化瘀皆治崩》，刊发于《当代名医临证精华·崩漏专辑》（中医古籍出版社）。

1989年，论文《〈傅青主女科〉治疗妇科急性出血性疾病用药规律初探》，发表于《中医药信息》。

1990年9月，被吉林省中医药管理局评为"吉林省医学教育战线优秀教师"。

1991年10月，在"止痛化瘀胶囊治疗慢性盆腔炎的研究"工作中，做出重大贡献，获得奖励。

1992年8月，论文《内外结合治疗女子肾虚不孕症150例》，刊发于《长春中医学院学报》。

1992年10月，获国务院颁发"政府特殊津贴"。

1993年1月，获吉林省委、吉林省政府颁发的"吉林英才奖章"。

1994年2月，主编的《女性不孕症诊疗问答》，由长春出版社出版。

1994年11月，由国家人事部、卫生部、中医药管理局确定为全国500名名老中医之一，为第一批继承老中医药专家学术经验指导老师。

1995年7月，被吉林省人事厅确定为"吉林省中医终身教授"。

1996年，参加研制的院内制剂毓麟胶囊、痛经平胶囊投入临床应用。

1998年，由国家人事部、卫生部、中医药管理局确定为第二批继承老中医药专家学术经验指导老师。

2000年12月，由国家人事部、卫生部、中医药管理局确定为第三批继承老中医药专家学术经验指导老师。

2000年，研发的"康乐宁片"作为院内制剂投入临床应用。

2003年3月，论文《自然流产的基因调控与阴阳调节》，刊发于《长春中医学院学报》。

2003年4月，由长春市卫生局确定为"长春资深名医"。

2005年12月，被吉林省中医药管理局确定为"吉林省中医药管理局专家库专家"。

2006年12月，获得中华中医药学会颁发的"中华中医药学会首届中医药传承特别贡献奖"。

2008年，由国家人事部、卫生部、中医药管理局确定为第四批继承老中医药专家学术经验指导老师。

2008年，成为首批由吉林省中医药管理局建设的名老中医传承工作室传承人之一。

2009年8月，主编的《杨宗孟妇科临床经验集》，由吉林科学技术出版社出版。

2010年，成为首批由国家人事部、卫生部、中医药管理局建设的名老中医传承工作室传承人之一。

2011年7月2日，因心脏病及肾功能衰竭逝去，终年84岁。